NURSING TEXTBOOK SERIES

母性看護学Ⅰ 概論

女性・家族に寄り添い健康を支えるウィメンズヘルスケアの追求

有森直子 編著

第2版

医歯薬出版株式会社

〈執筆者一覧〉

編集

有《あり》森《もり》直《なお》子《こ》　新潟大学大学院保健学研究科看護学分野　教授

執筆

有森直子　編集に同じ

五十嵐《いがらし》ゆかり　聖路加国際大学大学院ウィメンズ・ヘルス助産学専攻　教授

小《お》澤《ざわ》千《ち》恵《え》　埼玉医科大学総合医療センター看護部　看護師長

片《かた》岡《おか》弥《や》恵《え》子《こ》　聖路加国際大学大学院ウィメンズ・ヘルス助産学専攻　教授

辻《つじ》　恵《けい》子《こ》　慶應義塾大学看護医療学部　准教授

蛭《ひる》田《た》明《あき》子《こ》　湘南鎌倉医療大学看護学部　教授

藤《ふじ》井《い》ひろみ　大手前大学国際看護学部　教授

村《むら》田《た》美《み》里《さと》　元聖路加国際大学教育センター　助教

森《もり》　明《あき》子《こ》　湘南鎌倉医療大学看護学部　教授

This book is originally published in Japanese
under the title of :

NTS BOSEIKANGOGAKU I GAIRON
(Introduction to Maternity Nursing)

Editor :
ARIMORI, Naoko
Professor, School of Health Sciences Faculty of Medicine Niigata University

ISHIYAKU PUBLISHERS, INC.
7-10, Honkomagome 1 chome, Bunkyo-ku,
Tokyo 113-8612, Japan

はじめに

1994年から『母性看護学1　妊娠・分娩』（東野妙子，村本淳子，石原昌編），『母性看護学2　産褥・新生児』（今津ひとみ，加藤尚美，嶋崎千壽，深川ゆかり編），『母性看護学概論』（村本淳子，森明子編）の発行が始まりました．その後，それぞれ第2版が発行され，初版発行から20年以上にわたり母性看護を学ぶ多くの学生に読まれています．このたび，これらの書籍の優れた特徴を模範として，新しい書籍を編集，発行するに至りました．

今日，日本をはじめとした先進国では，人口構造の変化に伴い，超高齢社会に対応した社会経済構造を構築することが必須となっています．また，地球規模で自然環境が急速に悪化し，未曾有の大災害という言葉が用いられるような異常な事態が頻繁に引き起こされています．国際社会共通の目標としての「持続可能な開発目標（Sustainable Development Goals；SDGs）は，まさにこの課題に対する目標といえましょう．

このような21世紀を生き抜くためには，〈変化〉に対応できる〈基礎体力〉が必要であり，とくに保健医療分野の人材を育成するにはこの視点が重要であると考えます．そのためには，いまの知識を暗記する学習法は意味をなさず，知識を使える〈知恵と技術〉を習得することが求められます．また，市民も医療専門職と同じ速度で医療情報にアクセスできるこの時代においては，“質の高い知識と技術を選別する”能力が専門職に求められています．そして，日本では少子化に対するさまざまな取り組みが実施されているにもかかわらず少子化が進行し，人口減少の時代を迎えます．本当にそれでよいのか，人間らしい出産のあり方を市民とともに考え，未来に向けた方向性を共有する必要があります．

本書は，『概論』と『周産期各論』の2巻から構成しました．いずれも，時代の変化に対応でき，市民とともに考えられる看護職のための書籍となるよう編集しました．一般の人が読んでもわかりやすい，けれども各章をその分野の専門家が担当し，最新のエビデンスにもとづいた医療がまとめられています．

『概論』では，今日の周産期ケアがどのような考え方にもとづいて形成されたのかを，基盤となる理論を通して理解していただきたいと思います．いまのケアを鵜呑みにするのではなく，その歴史と背景から理解することによってこそ，次の時代のケアをつくることにつながると考えています．さらに，いわゆるマジョリティではない人びとや想定外の状況へのケアを紹介しています．マイノリティへのまなざしは，マジョリティへの本質的なケアに通じることを理解していただきたいと思います．すなわち，正常／異常という区別ではない，多様性（ダイバーシティ）を理解できる専門職がいままさに求められています．

改訂第2版では，とくにセクシュアリティの内容を充実させてリニューアルを図りました．セクシュアリティに関して，看護の視点から系統的にくわしく最新の内容でまとめられたものになっていると思います．また，本書の執筆者お一人おひとりの看護哲学が垣間見られる文章も堪能いただけますと幸いに存じます．

最後になりましたが，冒頭に記した長い歴史をもつ書籍の編者と執筆者に最大限の敬意を表しますとともに，執筆をお引き受けいただきました諸先生方，監修の労をおとりいただきました先生方，そして，きめ細やかなご配慮と静かな情熱をもってご支援いただきました医歯薬出版編集部に深謝いたします．

2020年1月　有森直子

contents

第3節　周産期に子どもを亡くした女性と家族への看護　143

（蛭田明子）

第4節　メンタルヘルスに問題をかかえる女性と家族の支援　151

（小澤千恵）

第5節　ドメスティック・バイオレンス被害者と性暴力被害者への支援　158

（片岡弥恵子）

母性看護学の学習に向けて

本書における「母性看護学」には，看護師国家試験出題基準（平成 30 年度版）にもとづき，〈リプロダクティブ・ヘルスに関する看護〉〈ウィメンズヘルスに関する看護〉，そして〈妊娠・分娩・産褥期および早期新生児期における看護〉つまり〈周産期看護〉の内容が含まれている．

『母性看護学Ⅰ　概論』には，〈リプロダクティブ・ヘルスに関する看護〉〈ウィメンズヘルスに関する看護〉に必要な基礎知識，そして〈周産期看護〉で活用する概念，周産期医療のシステムや母子保健施策について解説している．そして，『母性看護学Ⅱ　周産期各論』では，〈周産期看護〉でのアセスメントとケアを行うために必須となる知識や看護技術を具体的に説明している．母性看護学において〈リプロダクティブ・ヘルスに関する看護〉〈ウィメンズヘルスに関する看護〉〈周産期看護〉は密接に関係しているため，すべてを統合して学ぶ必要がある．

とくに〈周産期看護〉は，英語の maternity care nursing と対応しており，母性看護学の中心的な領域である．妊娠，出産は，女性と家族にとって重要なライフイベントであり，その後の人生に大きな影響を及ぼす．看護者は，妊娠，出産という生理的な変化のなかでより良い健康をめざすウェルネスの視点をもち，妊産婦とその家族のセルフケアの支援を行う．これには，疾患をもつ患者への看護とは異なった側面があり，新たな学びとなるだろう．周産期看護における看護者の役割は“黒子になって女性と家族を支える”と表現するのが適している．妊産婦とその家族に「自分たちの力で達成した」と感じてもらうことが目標といえる．

〈リプロダクティブ・ヘルス〉は，性と生殖の健康と訳されており，「人間の生殖システム，その機能と活動のすべての側面において，単純に疾病，障害がないというばかりでなく，身体的，精神的，社会的に完全に良好な状態であること」と定義されている．〈リプロダクティブ・ヘルスに関する看護〉では，リプロダクティブ・ヘルスに関する概念に加え，リプロダクティブ・ヘルスに関する倫理的課題をふまえた援助方法について学ぶ．人工妊娠中絶，生殖補助医療，出生前診断など，看護者の倫理的な葛藤を引き起こす課題についてどのように考え，援助するのかについて考察できるとよい．ここでは，セクシュアリティとジェンダーの概念，ジェンダーの多様性についても理解してほしい．また，リプロダクティブ・ヘルスに関する課題は，日本国内のみならず，世界の動きに目を向けグローバルに考えていく必要がある．

〈ウィメンズヘルスに関する看護〉では，女性のライフサイクル各期における看護について示されている．思春期，成熟期，更年期，老年期にある女性の特徴，健康課題について学ぶ．ここでは，女性の生涯を視野に入れた健康の考え方について解説している．ウィメンズヘルスでは，ジェンダーバイアス（男女格差）への意識を高め，DV や性暴力についても説明している．看護の基盤として，女性を中心としたケア（women-centered care）を実践できるよう学習を進める．

以上のように，母性看護学では〈リプロダクティブ・ヘルスに関する看護〉〈ウィメンズヘルスに関する看護〉〈周産期看護〉と盛りだくさんの内容となっているが，それぞれを関連づけて学んでほしい．

第 1 章

リプロダクティブ・ヘルスの基礎

第1節
リプロダクティブ・ヘルスにかかわる概念

学習のねらい

❶ 母性看護学の中心概念であるリプロダクティブ・ヘルス / ライツについて理解する
❷ 性（セクシュアリティ）の構成概念について理解する
❸ 人びとが性の多様性を健康に維持するために，母性看護学が果たせる役割について考える

1 性と生殖に関する健康と権利

1）リプロダクティブ・ヘルス / ライツとは

母性看護にかかわる最も重要な概念のひとつに，リプロダクティブ・ヘルス / ライツ（reproductive health/right），すなわち性と生殖に関する健康と権利がある．リプロダクティブ・ヘルスの定義は，人間の生殖システム，その機能と（活動）過程のすべての側面において，単に疾病や障害がないというばかりでなく，身体的，精神的，社会的に完全な良好な状態（well-being）にあることである．人びとが安全で満ち足りた性生活を営むことができ，生殖能力をもち，子どもを産むか産まないか，いつ産むか，何人産むかなどを決める自由をもつことを意味している．

リプロダクティブ・ヘルス / ライツと併記することにとって，健康と権利とが不可分な関係にあることがわかる．その基本的要素は，

・女性自らが受胎を調節し，抑制できること（不妊治療も含む）
・すべての女性が安全な妊娠と出産を享受できること
・すべての新生児が健康な小児期を享受できること
・性感染症の恐れなしに性的関係をもつことができること

である．

2）リプロダクティブ・ヘルス / ライツをめぐる動向と諸概念

リプロダクティブ・ヘルス / ライツが最初に提唱されたのは，1994年に国際連合が主催しエジプトのカイロ市で開かれた国際人口開発会議（International Conference on Population and Development；ICPD）である[1)]．1994 年当時，人口問題は出生率管理を主眼とした家族計画などの介入による解決が想定されるものであった．しかし ICPD は，性と生殖に関する健康を女性やそのパートナー，家族の権利として位置づけ，性と生殖に関する権利やジェンダー（p5 を参照）間の平等といった人権や個人の尊重，とくに女性のエンパワメント（empowerment）が，人口問題や開発政策の中心であることを示した．また世界保健機関（World Health Organization；WHO）は，リプロダクティブ・ヘルスは性と生殖に関する健康の一部であるとして，セクシュアル・リプロダクティブ・ヘルス/ライツ（sexual reproductive health/right；SRHR）を提唱している．

その後，国連は，2000 年にミレニアム開発目標（Millennium Development Goals；MDGS），2015 年には「持続可能な開発のための 2030 アジェンダ」において持続可能な開発目標（Sustainable Development Goals；SDGs）を掲げた[2)]．SDGs は持続可能な世界を実現するための 17 のゴール，169 のターゲット，244 の指標で構成され，「(地球上の）誰一人取り残さない（No one will be left behind)」ことを目指している（**図 1-1-1**）．このうち，SRHR はとくに目標 3（健康）および目標 5（ジェンダー平等）に関連しているが，それぞれのゴールは 2030 年の世界像において関連し合っていることを忘れてはならない．つまり，人間の生殖システムや性生活などは目標 1（貧困），2（栄養），4（教育）などによって目指されている世界の一部であり，性・セクシュアリティだけが特別に存在することはできない．リプロダクティブ・ヘルス（性と生殖に関する健康）を促進する母性看護を実践するためには，看護が人権と個人を尊重するものであること，そして，看護師自身も世界の一員として，それぞれの看護行為が世界の経済・環境・社会の課題解決につながっているかを自問する必要がある．

また，リプロダクティブ・ヘルスにかかわる看護を理解するうえでは，対象である女性に対するウーマン・センタード・ケア[3)]（woman centered care，女性中心のケア）が重要である．ウーマン・センタード・ケアの基盤は，女性の自己決定の尊重，女性とのパートナーシップである．

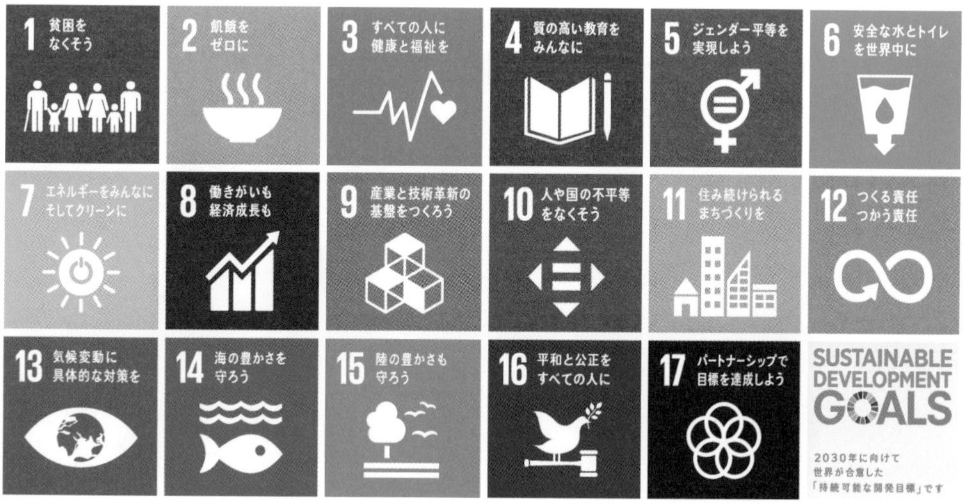

図 1-1-1 SDG グローバル指標（SDG Indicators）
（https://www.mofa.go.jp/mofaj/gaiko/oda/sdgs/statistics/index.html）

2 性（セクシュアリティ）

セクシュアリティ（sexuality）とは，性行動やセックス（性行為），性的な関心やその受容といった広い意味がある．日本語の「性」は，単に性別や性行為を表す以外に，セクシュアリティの訳語としても用いられ，その場合には人間の性的なありよう全体を含意している．本節でもこれらの意味を統合して性（セクシュアリティ）とした[4)]．性（セクシュアリティ）は誰もがもつものであり，人間が生きるうえで大きな活力となりうるものである．

(1)生殖性・快楽性・連帯性

性（セクシュアリティ）には３つの側面がある．３側面とは，生殖性，快楽性，連帯性である（**図 1-1-2**）．生殖性とは，性が妊娠や出産につながり，次世代を生み出す人間という種の存続につながる側面があることをさす．快楽性とは，性による身体的，精神的快感や，エロティシズム，喜び，快感を得ようとする姿勢などをさす．連帯性は，性によって他者とつながることや，つながり，絆，親密性などを感じられることである．

(2)性的指向・性自認・性表現・性的特徴

また，性（セクシュアリティ）は，性的指向（sexual orientation，セクシュアル・オリエンテーション），性自認（gender identity，ジェンダー・アイデンティティ），性表現（gender expression，ジェンダー・エクスプレッション），性的特徴（sexual character，セクシュアル・キャラクター）などから成っている[5)]．これらの要素の全体性と多様性を説明する際に用いられる図を下に示す（**図 1-1-3**）[6)]．

性的指向は，恋愛や性的な関心・興味が自分と同性または異性あるいは両性に向いているかどうかのことで，同性愛，異性愛，両性愛指向とに区分される．性自認とは，自分の性別についての本人の感覚や同一性のことで，出生時に付与された性別に対して違和感がある場合を性別不合という．性表現とは，自分の性自認を表現することで，たとえば，性別トイレの場合，どちらの性別のところを選んで入るのかなどの行動も含まれる．また，性的特徴とは，性器などの身体的特徴のことをさす．

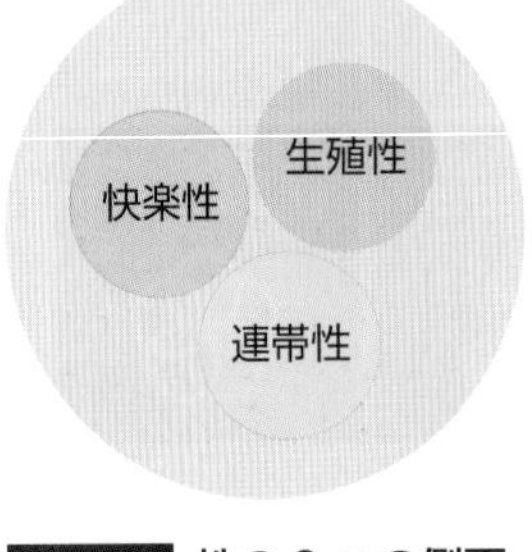

図 1-1-2 性の３つの側面

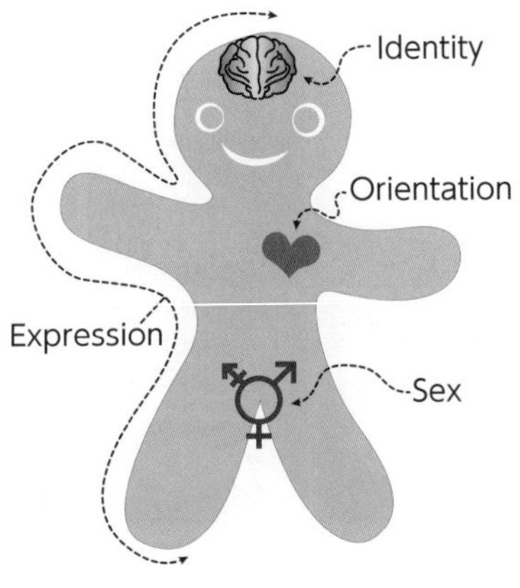

図 1-1-3 ジェンダー・ブレッド・パーソン

表 1-1-1　性の権利宣言

① 平等と差別されない権利
② 生命，自由，および身体の安全を守る権利
③ 自律性と身体保全に関する権利
④ 拷問及び残酷な非人道的なまたは品位を傷つける取扱いから自由でいる権利
⑤ あらゆる暴力や強制・強要から自由でいる権利
⑥ プライバシーの権利
⑦ 楽しめて満足できかつ安全な性的経験をする可能性のある，性の健康を含む，望みうる最高の性の健康を享受する権利
⑧ 科学の進歩と応用の恩恵を享受する権利
⑨ 情報の権利
⑩ 教育を受ける権利，包括的な性教育を受ける権利
⑪ 平等かつ十分かつ自由な同意に基づいた婚姻関係または他の類する形態を始め，築き，解消する権利
⑫ 子どもを持つか持たないか，子どもの人数や出産間隔を決定し，それを実践するための情報と手段を有する権利
⑬ 思想，意見，表現の自由に関する権利
⑭ 結社と平等的な集会の自由に関する権利
⑮ 公的・政治的生活に参画する権利
⑯ 正義，善後策および救済を求める権利

(世界性科学会 (2014)：性の権利宣言．2014 年改訂版．)

性的指向や性自認は，生来的な個性と，生育歴や社会の規範などの要素によって後天的に獲得されたものが統合され，表現されたものであるとする説がある．性的指向や性自認は生涯にわたって変化しない場合もあれば，何らかの要因で変化する人もいる．いずれにせよ，人の性的指向や性自認は，自発的に変化する以外に，他者から変えられるものではない．

こうした要素をふまえながら，性（セクシュアリティ）は，さらに生物学的，心理的，社会的，経済的，政治的，文化的，法的，歴史的，宗教的，スピリチュアルな要因に影響され，成人だけではなく，小児期から老年期まで生涯にわたって人間の中心的側面となる．また，性（セクシュアリティ）は，人口問題の解決や性暴力，性に関する偏見・差別などの社会的課題とも密接に関係している．1999 年以降，世界性科学会は性の権利宣言（表 1-1-1）を明らかにし，性（セクシュアリティ）の権利は人権であると明言している．

3 セックスとジェンダー

1）ジェンダーとは

国際連合教育科学文化機関（UNESCO）は国際セクシュアリティ教育ガイダンスにおいて，セクシャリティは，ジェンダー（gender）との関連なしには理解することができないと指摘している．ジェンダーとは，身体的性や性別であるセックスに対し，社会的性といえる．genus（産む，種族，起源）という語から派生した共通の語源をもつと考えられる言葉としては他に，gene（遺伝子），genital（生殖の），genre（ジャンル）などがある．

2）ジェンダーと社会・文化

人間の社会や文化には，性別に関する規範がみられる[7]．女性 / 男性であるかどうかによって，その性別にふさわしいと認められるふるまいが異なり，その性別の人間であればこうあるべき（女らしさ / 男らしさ）とされる規範である．そうした規範を内面化した他者から，その規範に従ったふるまいのほうをより多く承認されるといった社会的経験を積むなかで，自然に自らもその規範を内面化し，女らしさ / 男らしさを身につけていく．人は自身が属する社会に規範づけられたジェンダーの影響を受けて生きることになる．このため，出生時に付与された性別（女児か男児か）と同一のジェンダーを，自らのアイデンティティとして自認することが多いが，そうでない場合もある．

セックス，すなわち身体的性差は，男女を劣位なものと優位なもの，あるいは庇護が必要なものと庇護を与えるものというように二分することの科学的根拠として利用されてきた歴史がある[8]．女性の人権が男性よりも制限されてきた結果，現在でも，経済状況をはじめとした男女間の社会的状況に大きな差が残っている．各国の男女間の社会的格差を経済，教育，健康，政治の 4 つの分野のデータから数値化しようとする試みがジェンダー・ギャップ指数である．日本は 149 カ国中 110 位（2018 年度）と低位にあり，女性の社会的状態の改善が不十分な状態である．

ジェンダー間の格差が改善されている理想状態，もしくはそれを指向することを，ジェンダー平等（gender equality，ジェンダー・イコーリティ）という．女性が経済的に自立できること，そして，社会の意思決定の場で男女が同数になることが，長らく望まれている．1986 年には男女雇用機会均等法（雇用の分野における男女の均等な機会及び待遇の確保等女子労働者の福祉の増進に関する法律）が，2016 年には女性活躍推進法（女性の職業生活における活躍の推進に関する法律）が施行された．現在，女性活躍推進法により，国・地方公共団体，301 人以上の大企業は，組織内の女性活躍の状況把握と課題解決に向けた行動計画策定と届出や周知，情報の公開などを行わなければならない．

COLUMN　わが国における男女間賃金格差

独立行政法人労働政策研究・研修機構の 2018 年度長期労働統計「男女間賃金格差」によれば，男性 100 に対し女性 73.3 である．

4　性的特徴（セクシュアル・キャラクター）

1）性分化発達の障害と違い

人間の性分化（性分化については，本章第 2 節で詳述する）は胎児期に生じるが，何らかの原因により，出生時に外性器の外観では性別を判別しにくい状態で生まれる新生児がいる．こうした新生児の状態を性分化疾患あるいは性分化発達障害（disorders（あるいは differences）of sex development；DSDs）という．染色体，生殖器，性ホルモン分泌などの性の特徴が非定型的であり，性別の特定に専門医の診察を要する状態をいう．

性分化発達障害の状態に対しては，「インターセックス」や，かつては「両性具有」「半陰陽」などの語が用いられることがあったが，これらの語がスティグマ（社会的負の烙印）を与え，医学的状態の理解を妨げたり，当事者にとって生活しづらさを増強させたりする懸念があることから，現在ではDSDsが用いられることが増えている．また，近年はDSDsをdifferences of sex developmentと記すものもある[9)]．性分化発達の障害を，違いや個性，多様性として理解する視点が重視されている．

2）性的特徴の多様性と医療的かかわり

外性器の外観では性別を判別しにくい状態で生まれる新生児は2,000〜4,500人に1人とされている．母性看護学では，人間の身体において性的特徴はさまざまであり，典型的な男女の性徴にも幅があることを念頭に置く必要がある．そのなかには，DSDsのように約70以上ものさまざまな疾患が原因となって生じ，出生時に対応を要する場合がある（表1-1-2）．外性器上で性別判定が難しい場合，その後の精密検査によって身体上の性別は男女のいずれかに判定される．経験豊富な施設への転院を考慮し，生命予後に直結する疾患がないかを鑑別しながら，外性器や性腺の状態，ホルモン検査，生化学検査，染色体検査，

表1-1-2 性分化疾患の初期対応（出生時）

診断・治療	・生命予後に直結する疾患の鑑別（副腎疾患等） ・外科的疾患への対応 ・早産児への対応 ・診察：外性器の形態（陰茎 / 陰核長，尿道口 / 膣口の開口と位置など），性腺を触知するか ・血液・尿検査：17-OHP（濾紙血も）
医療者間	・性分化疾患にかかわる医療者の招集 / 専門家へのコンサルト開始 ・施設内における保護者への説明内容の統一（説明者を決めたほうがよい） ・経験豊富な施設へのコンサルト・転院も考慮（小児内分泌学会ウェブサイト参照） ・心理的介入開始が望ましい

[保護者への対応]

説明時の表現（提案）・しておきたいこと	・「外性器の成熟が遅れています．性分化疾患が疑われます」 ・「性分化疾患とは，卵巣・精巣や性器の発育が非典型的となるものです」 ・「性別については，検査をして判断しましょう」 ・診断までの期間等初期の見通しを説明する．「検査の結果が出るまでには1週間以上必要です．追加検査が必要になることもあります．2週間以内に結果を出せるように計画しますが，必ずすべての結果が揃うとはかぎりません」 ・説明時には，両親がいる場合は，両親が揃っていること ・祖父母への対応：児の状態の理解と両親への支援を促す ・児の問題点が性の分化にかかわることだけであれば（副腎・腎等の合併症がなければ），他は健常であることを積極的に伝える ・家族内で誰の責任である，という議論にならないように，とくに産褥期の母親のメンタリティに配慮し，責められることがないように十分に説明する
避けたい表現・行動	・「男の子か女の子かわからない」 ・「不完全」「異常」という言葉は使わない． ・その場で最も可能性のある性を安易に告げない

（日本小児内分泌学会（2011）：性分化疾患初期対応の手引き．より抜粋）

遺伝子検査などを行う．保護者に対して安易に性別を告知することは避け，出生届の提出を急がせないようにするなどの対応が必要である[10)]．

性に関することはプライバシーであり，性別も例外ではない．DSDsの診断経験が豊富な医療チームによる評価前に性別にかかわる予断を伝えてはならない．また，DSDsの状態は，外性器や性腺の状態が多様であり，ホルモン値が女性（あるいは男性）の標準域から外れている場合など，個別性が大きい．しかし，これは男女の性徴の多様性を示すものであり，「どちらでもない身体的性」などという表現は当事者の混乱を招くおそれがある．新生児期の初期対応は，対象者とその家族がDSDsの状態を受け入れ理解していく過程において非常に重要である．2006年の小児内分泌学関係者らによる国際学会で「シカゴコンセンサス」が発せられて以降，各国で診療指針の策定がなされるようになった．日本でも初期対応や小児期対応を標準化，集約化することが目指されている．すべての人（新生児）が，男女いずれかの性別判定を受ける権利をもっており，さまざまな性的特徴をもつ人のそうした権利を尊重することが重要である[11)]．

5 性の多様性

性的指向・性自認（p4を参照，その頭文字をとってSOGI）によっては，歴史的にタブーや異常とされてきたスティグマを負ってきた人びとがいる．たとえば同性愛者は，宗教によっては同性愛を禁じており，医療においても異常とされた歴史をもつ．また，戦時下では迫害・虐殺され，現在でも同性愛行為を違法とし死刑すら課す国もあることが，国際社会で深刻な人権問題となっている[12)]．このように，異性愛以外の人びとや，出生時に男・女として生まれながらその性と異なる性自認をもつ人びとを性的少数者といい，集団として差別，虐待や社会的排除が公然となされてきた歴史的経緯がある．そのため，現在でも多数派の人びとから恐怖や憎悪の対象とされ（同性愛嫌悪homo phobia，トランスフォビアtrans phobia），憎悪犯罪（hate crime）の対象になるなど，健康と人権がおかされやすい[13)]．日本では，性的少数者の人口割合を約3%とする研究や，約8%とする民間調査がある[14)]．SDGsではこうした性的少数者が活躍できる社会を目指している．性的指向や性自認は誰もがもつものであり，人間という種のなかの多様性を示す性の多様性は社会の活力のひとつとみなされている．

レズビアン（lesbian），ゲイ（gay），バイセクシュアル（bisexual），トランスジェンダー（transgender）の頭文字をとり，LGBTという用語が広く使われるようになっている．レズビアンは女性の同性愛者，ゲイは男性の同性者，バイセクシュアルは両性愛者である．トランスジェンダーとは，出生時に付与された性別と自らの性自認が合致せず，本来の自らの性自認に沿って別の性別へと変えていこうとする人をさす．この場合，身体的特徴をホルモン療法や手術（性別適合手術，sex reassignment surgery；SRS）で性自認に沿った外観に変えることを望む人もあれば，医療介入を望まない人もいる[15)]．前者をトランス・セクシュアル，後者をジェンダー・クイアという場合がある．クイアという言葉は，性的少数者を侮蔑する意味で長く使われてきた言葉であるが，当事者があえてプライドをもった言葉として解釈を変えて用いるようになった．

表 1-1-3 性の諸相図

性の諸相	性のグラデーション	
性別 Sex	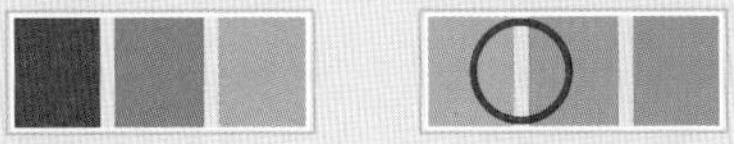 男　女	男女いずれかの性別に指定されるが，それぞれの外性器・内性器・性腺・性染色体の状態に多様性
性自認 gender identity	 男　女	出生時の性別，身体的性に違和感がある（トランスジェンダー，性別不合）
性別表現 gender expression	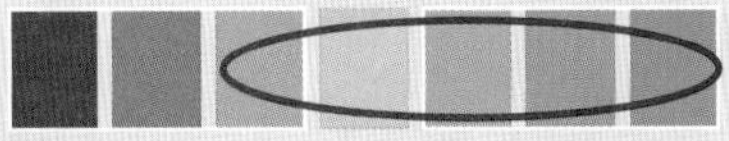 男　女	性別表現とは，個人の話し方やふるまい，髪型・服装等がどのように表現されているかをさす．出生時の性別とは必ずしも一致しない場合がある．
性的指向 sexual orientation	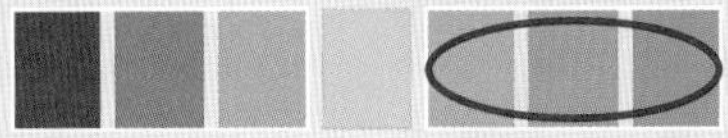 男　女	同性に向く場合：同性愛的（homo sexual） 異性に向く場合：異性愛的（hetero sexual） 両性に向く場合：両性愛的（bi sexual）

図中の円と楕円は，性の多様性が表現される諸相の一例．

また，生まれつきの性別は女性で，性自認が男性で，好きになる相手は女性という場合は，その人はレズビアンではなく異性愛者という．性的指向は，自らの性自認と相手の性自認が同性であれば同性愛，異性であれば異性愛である．戸籍や届出上の性別からみれば同性でも，性自認上異性という関係は，個人にとっては異性愛関係だが，社会的には同性愛関係とみなされる．

性の多様性の背景となる諸相を表 1-1-3 に示す．

6 性的少数者と家族への母性看護

1）性的指向に関する世界と日本の動向

世界の性的指向に関する法の状況は**図 1-1-4** のとおり，国と地域によってさまざまである．

日本では，2003 年の「性同一性障害者の性別の取扱いに関する法律（GID 特例法）」成立により，一定の基準を満たせば，法的な性別の変更が可能となった．「生まれつきの性別は女性で，性自認が男性で，好きになる相手は女性」という前述の例では，性別変更がなされれば，法的，社会的にも異性同士となり，結婚も可能である．こうしたカップルでは，生殖補助医療によって子どもを産み育てる夫婦もある．

ただし，GID 特例法の要件のなかで，手術等によって「生殖腺がないこと又は生殖腺の機能を永続的に欠く状態にあること」を定めており，これがトランスジェンダーに対する不妊手術の強制にあたるとして，国際的な批判を受けている．また，本人の希望や合併症があって手術ができない人は，性別変更ができず，性自認に沿った社会生活が送りにくい．性別変更要件からこうした手術要件を除外する国際的潮流があるなか，日本の動向が注目されている．

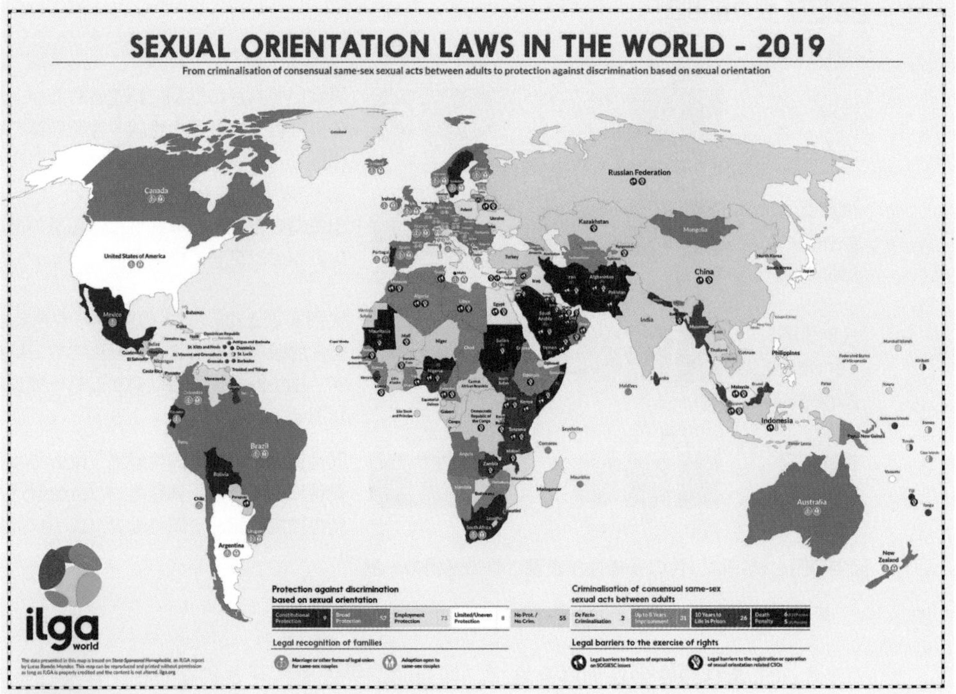

図 1-1-4　世界の性的指向に関する法の状況（ILGA，2019）
（https://ilga.org/downloads/ILGA_Sexual_Orientation_Laws_Map_2019.pdf［2020/1/10 閲覧］）

一方，日本では同性婚が認められていないため，上記のような例では，性自認上は男性，相手が女性であっても，性別変更できなければ法的には結婚できない．そのため，同性婚は同性愛者だけでなく，SOGI の多様な人びとの自由意志にもとづく結婚の平等を保障するものとして，各国で同性婚が法制化されている．現在，28 の国・地域で同性婚が成立しており，先進国（G8）をみると，何ら法的保障がないのは日本とロシアである．

同性婚が成立した国々では，養子縁組で子を育てるカップルや，生殖補助医療で妊娠・出産するレズビアン・カップルなど，多様な家族に日常的に出会う．同性カップルに養育された子どもたちが，他の家庭の子どもと比べ有意な差なく育っているとの報告もある[16]．家族の多様性という点では，日本国内でも，夫婦と 2 人の子からなる世帯は全体のおよそ 15％で，単身世帯が 34％（2015 年）と社会の多数を占めるようになった[17]．こうした家族構造の変化を背景に，一部の自治体では同性カップルの認証制度を始めた．認証を受けた同性カップルは自治体内の公的・民間住居に家族として入居することや，保険などの受取人指定，公立病院での看護・医療権が認められるようになった．しかし，これらは一部の自治体での実施にとどまっており，権利保障も部分的である．こうしたなか，2019 年 2 月には日本で初めて，全国の同性カップルが，同性婚を認めない民法や戸籍法の規定は婚姻の自由を保障した憲法に反するとして，国家賠償を求め提訴した．

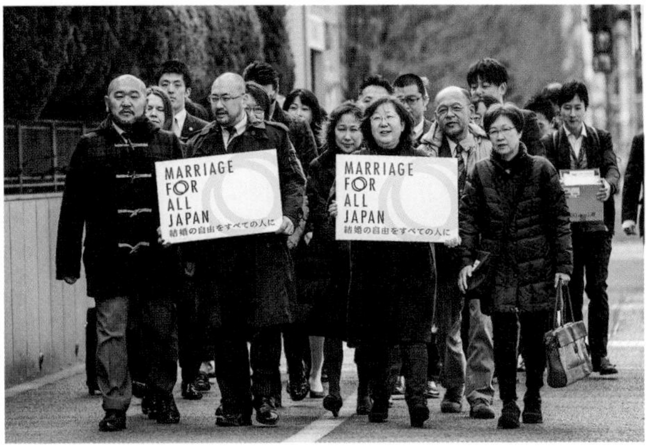

写真　同性婚訴訟の原告ら
（ハフポスト日本版　坪池　順　撮影・提供／
https://www.huffingtonpost.jp/entry/same-sex-world_
jp_5c64d33fe4b0aec93d3b0fdc［2020/1/10 閲覧］）

2）性的指向と看護師の倫理

性的少数者の家族形成は，医療や看護を超えて，人口学，法学，家族社会学，政治・行政学など学際的なテーマとなっている[18]．看護者は，国内外の社会構造の変化と人権に対する深い理解にもとづいて，性的少数者の自己決定を支援していく必要がある．2001 年には国際看護師協会（ICN）が，そして 2003 年には日本看護協会が，その倫理綱領のなかに性的指向の概念を取り入れ，性的指向の多様性を認め，平等な看護を提供することを看護師の倫理として明記した．すなわち，看護者は，国籍，人種・民族，宗教，信条，年齢，性別および性的指向，社会的地位，経済的状態，ライフスタイル，健康問題の性質にかかわらず，対象となる人びとに平等に看護を提供するということである．また 2006 年には，日本助産師会が「助産師は，女性と子どもおよび家族に対して，国籍，人種，宗教，社会的地位，ライフスタイル，性的指向などによる何らの差別を設けずに，平等にケアを提供する」との声明を示した．

3）性的指向と性自認の脱疾病化

性的指向・性自認と医療・看護とのかかわりは，1973 年に米国精神医学会が，精神障害の診断・統計マニュアル（DSM）から同性愛を削除したことに始まり，1991 年に WHO が，いかなる意味でも同性愛は疾患ではないとして国際疾病分類（ICD）から削除したこと，そして日本では，1995 年に日本精神神経学会が WHO の見解を支持したことなどがあげられる．また，性自認と出生時の身体的性別との不一致に関しては，同じく米国精神医学会が 2014 年発行の DSM-5 で「性同一性障害」の名称を廃止し，「性別違和」という名称を使用することとした．また WHO は 2018 年の ICD-11 で，性自認と身体的性別との不一致を「性別不合（gender incongruence）」とし，疾患ではなく性の健康に関連する状態（condition related to sexual health）に位置づけた（**表 1-1-4**）．

このような動向が意味するのは，性的指向や性自認の多様性の脱疾病化であり，性に関

表 1-1-4 性の多様性をめぐる医療・看護の動向

1969 年	性転換手術を行なった日本の医師が優生保護法違反で逮捕
1973 年	アメリカ精神医学会「同性愛は精神障害として扱わない」
1990 年	アメリカ精神医学会 DSM-IV から同性愛削除 世界保健機関（WHO）ICD-1 から同性愛削除
1994 年	日本の厚生省が WHO の見解を踏襲（文部省も指導書の性非行の項目から同性愛を除外）
1995 年	日本精神神経学会が WHO の見解を尊重すると表明
1996 年	埼玉医科大学倫理委員会が性同一性障害の手術療法を承認
1997 年	日本精神神経学会が性同一性障害の診断と治療のガイドラインを公表（以後改定）
1998 年	日本初の性別再指定手術，埼玉医科大学で実施
2003 年	世界看護師連盟、日本看護協会が性的指向に関し平等なケアを倫理綱領に明記
2006 年	日本助産師会が性的指向によらない平等なケアを倫理綱領に明記
2013 年	アメリカ精神医学会 DSM-5 で性同一性障害を「性別違和」に変更
2016 年	性同一性障害学会が専門医制度導入
2018 年	性別再指定手術の一部に保険適用 WHO の ICD-11 で性同一性障害を「性別不合」に変更

する権利と健康の重要性である．一方で，性的少数者の健康状態の低さ，脆弱性，医療機関へのアクセシビリティの障害については種々の報告があり[19]，性的少数者の性的健康の改善は，母性看護の対象のひとつといえる．

COLUMN　SOGIハラとアウティングの対策

2019 年 5 月国会で，労働施策総合推進法，男女雇用機会均等法，女性活躍推進法，育児・介護休業法などのパワハラ関連法において，「職場において行われる優越的な関係を背景とした言動」をパワーハラスメントの定義とし，パワハラ対策指針では，「性的指向・性自認に関するハラスメント（SOGI ハラ）及び性的指向・性自認の望まぬ暴露であるいわゆるアウティングを念頭においたプライバシー保護を講ずること」を，明記することが承認された．これにより，性的指向・性自認の多様な人が職場でカミングアウト（性的個人情報の公表）をした際，安全が守られやすくなると期待されている[20]．

〈文　献〉

1）国際人口基金，アジア人口・開発協会（1994）：国際人口・開発会議行動計画要旨．
https://drive.google.com/file/d/16PYPqgnwqipzARZgXOxAz_MzamMq8Jo5/view［2020/1/10 閲覧］

2）外務省ウェブサイト：JAPAN SDGs Action Platform.
https://www.mofa.go.jp/mofaj/gaiko/oda/sdgs/statistics/index.html［2020/1/10 閲覧］

3）堀内成子，他（2019）：助産学講座 5　助産診断技術学Ⅰ．医学書院．

4）大井けい子，他（2002）：性　セクシュアリティの看護　QOL の実現を目指して．建帛社．

5）加納直美（2019）：大人になる前に知る命のこと．ぺりかん社．

6）The Genderbread Person（website）.
https://www.genderbread.org［2020/1/10 閲覧］

7）江原由美子（2001）：ジェンダー秩序．勁草書房．

8）河口和也（2003）：クイア・スタディーズ．岩波書店．

9）日本性分化疾患患者家族会連絡会ネクス DSD ジャパン ウェブサイト：ライフストーリーズ．
https://www.nexdsd.com［2020/1/10 閲覧］

10）日本小児内分泌学会性分化委員会厚生労働科学研究費補助金難治性疾患克服研究事業性分化疾患に関する研究班（2011）：性分化疾患対応の手引き（小児期）．
http://jspe.umin.jp/files/dsd_ver7.pdf［2020/1/10 閲覧］

11）Lee PA, et al（2006）：Consensus statement on management of intersex disorders．International Consensus Conference on Intersex. Pediatrics, 118(2)：e488–500.

12）山下 梓（2015）：レズビアン，バイセクシュアル女性，トランスジェンダーの人々から見た暴力　性的指向・性別自認・性表現を理由とした暴力の経験に関する 50 人の LBT へのインタビューから．女も男も，(125)：13–19.

13）Amnesty International（2001），アムネスティ・インターナショナル日本支部訳（2003）：セクシュアリティの多様性を踏みにじる暴力と虐待　差別と沈黙のはざまで．現代人文社，pp19–26.

14）釜野さおり，他（2019）：大阪市民の働き方と暮らしの多様性と共生にかんするアンケート結果速報．
https://osaka-chosa.jp/files/preliminaryresults190425pub.pdf［2020/1/10 閲覧］

15）平田俊明（2014）：レズビアン，ゲイ，バイセクシュアル支援のための基本知識．「セクシュアル・マイノリティへの心理的支援」．播磨克己，平田俊明編，岩崎学術出版社，pp26–38.

16）Schaffer HR（1998），無藤　隆，佐藤恵理子訳（2001）：子どもの養育に心理学がいえること　発達と家族環境．新曜社．

17）総務省統計局（2019）：家族類型別一般世帯．

18）LGBT 法連合会（2019）：日本と世界の LGBT の現状と課題．かもがわ出版．

19）藤井ひろみ（2008）：女性と性交渉を持つ女性の産婦人科受診の経験．論叢クイア，1：99–119.

20）なくそう SOGI ハラ実行委員会（2019）：はじめよう SOGI ハラのない学校・職場づくり　性の多様性に関するいじめ・ハラスメントをなくすために．大月書店．

第2節
ヒトの発生のメカニズム

学習のねらい

❶ 遺伝情報，ゲノム情報の違い，また，その取り扱い上の配慮点について理解する
❷ 遺伝的多様性，遺伝的多様体（バリアント）について理解する
❸ ヒトの発生における性分化のメカニズム，配偶子の形成について理解する

性と生殖について学ぶ母性看護学では，ヒトの発生に関する知識が欠かせない．本節では，ヒトの発生に関連する事項のうち，リプロダクティブ・ヘルスの基礎として，妊娠の成立，性分化のメカニズム，細胞の分裂，遺伝的多様性に焦点をあてて述べることとする．

1 性周期と妊娠の成立

1）性周期

男性にはない，女性特有の生殖能力として性周期がある．性周期は「月経期，卵胞期，黄体期の繰り返しからなる周期的変化」[1] と定義されている．性周期のメカニズムと女性の身体，心理への影響については，本書の第2章第2節「女性のライフステージと心身の健康」(p24)，ならびに第2巻の第1章第1節「妊娠経過のアセスメントに必要な知識と技術」で述べているので参照のこと．

2）妊娠の成立

妊娠とは，卵子と精子が結合（受精）してできた受精卵から発育する胎芽，胎児および胎児付属物を女性の体内に保有している状態をさす．精子が受精能力を有するのは射精後24〜48時間，卵子は排卵後約24時間であり，妊娠のタイミングを図るとしたら排卵日2日前の性交がベストということになる[2]．妊娠の成立については，別巻の『母性看護学II 周産期各論』でも詳述している．

ヒトの発生は受精に始まり，妊娠10週未満（胎齢第9週未満）を胎芽期とよぶ．胎芽期は器官形成も不十分な器官形成期であり，ヒトの胎児としての特徴が十分備わっていないため，この時期の胎児をとくに胎芽という．妊娠10週以降では，ヒトとしての特徴を

備えはじめることから胎児とよぶ．

また，おもな臓器や器官は，妊娠 4 週に発生，分化する（器官形成期）．器官形成期は細胞分裂が盛んで，薬物などの催奇形性因子によって先天異常を生じやすい．このような時期を臨界期（critical period）とよび，各臓器・器官によって障害を受けやすい時期が異なる．

2 性分化のメカニズム

性分化とは，男女それぞれに特徴的な内性器と外性器が作られる過程，すなわち生物学的性が決定されていくことをさす．性分化には，染色体，性腺，内性器，外性器の過程がある（**図 1-2-3**）．

遺伝的性は，受精時の染色体（性染色体）によって決定される．XX 構成の場合は遺伝的女性であり，XY 構成の場合は遺伝的男性である．

性腺は，胎生（発生）6 週頃まで男性，女性のどちらへも分化できる（未分化性腺）．遺伝的男性（XY）の Y 染色体には性決定遺伝子（sex-determining region Y；SRY）が存在し，その作用により未分化性腺は精巣へと分化する．一方，SRY が作用しない遺伝的女性（XX）の未分化性腺は卵巣へと分化する．また，未分化性腺の近傍には，男性の内

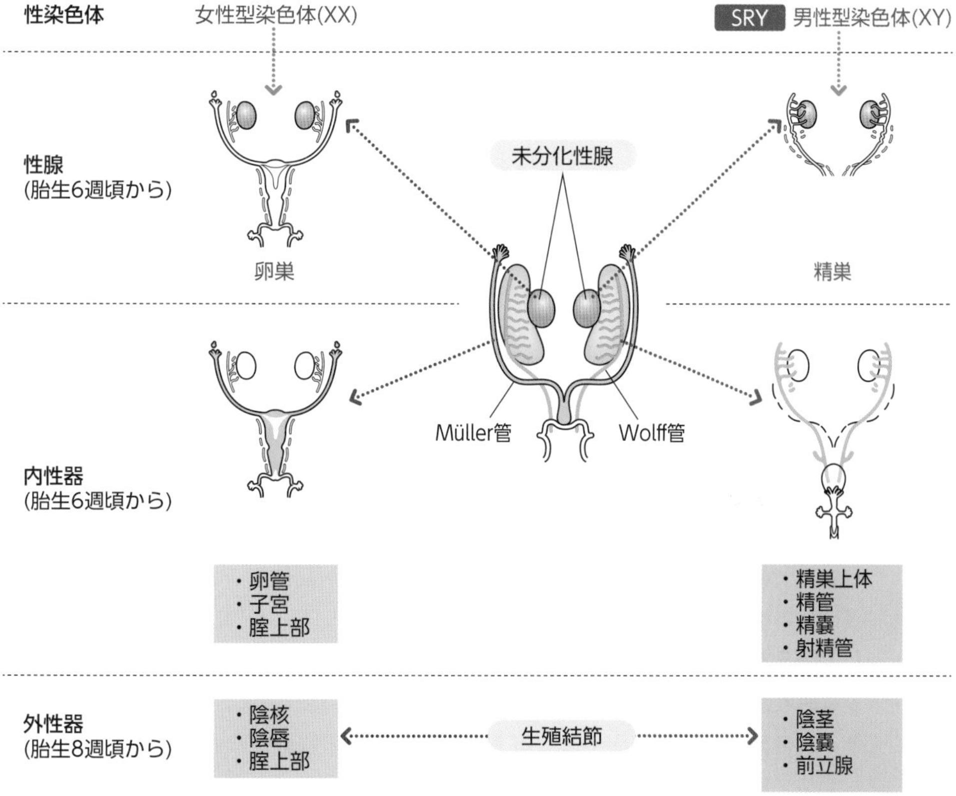

図 1-2-3 性分化の過程

COLUMN　性分化疾患

性分化疾患（DSDs）は，染色体，生殖器，性ホルモン分泌などの性の特徴が非典型的である状態をさす．性分化発達障害ともいう．臨床的には男女を判別しにくい外性器異常を呈することが多く，性別の特定に専門医の診察を要する．疾患の特徴や医療的なかかわりについては，本章第 1 節も参照のこと．

性器に分化する Wolff 管と，女性の内性器に分化する Müller 管がある．

外性器は，性腺の分化に合わせて，胎生 8 週頃から性差が生じはじめる．遺伝的女性（XX）では，生殖結節はほとんど発達せずに陰核となり，外陰部は女性化する．遺伝的男性（XY）では，精巣からの分泌物の作用により，生殖結節が陰茎を形成し，外陰部は男性化する．

第 1 節で述べたように，性別を考えるうえでは，生物学的性別（遺伝的性，性腺の性，性器の性）のみならず，性自認（ジェンダー・アイデンティティ）も考慮する必要がある．

3　細胞分裂と染色体異常

ヒトの体の中では，絶えず細胞の分裂が繰り返されている．ここでは，精子と卵子を形成する細胞分裂の際に生じうる染色体異常について述べる．

1）細胞の分裂

1 個の細胞（母細胞）が 2 個以上の娘細胞に分裂するとき，染色体を構成する DNA は完全に複製され，そのコピーが娘細胞に分配される．これによって，母細胞のゲノム情報が娘細胞に維持・継承される．

細胞の分裂には，減数分裂と体細胞分裂がある（**図 1-2-4**）．このうち減数分裂は，配偶子（精子または卵子）の形成でのみ起こり，受精時に卵子と精子から一組ずつ染色体が供給されることで，再び 1 セットの染色体をもつ受精卵となる．また，乗り換えが起こることで遺伝的多様性が生まれる．

2）減数分裂と染色体異常

減数分裂は，遺伝的多様性を生むうえで重要であるが，遺伝性疾患につながる染色体異常の原因にもなる．染色体異常には，染色体の数が変化する数的異常と，形が変わる構造異常がある．

(1)数的異常

数的異常には，それぞれの染色体が倍数となった倍数性，ペアである染色体が 1 本になるモノソミー，同じく 3 本になるトリソミーなどの異数性などがある．

トリソミーはダウン症候群の原因ともなる数的異常であり，染色体不分離によって起こる場合が多い．染色体不分離は，母親の第 1 減数分裂時に起こる可能性が高い（**図 1-2-**

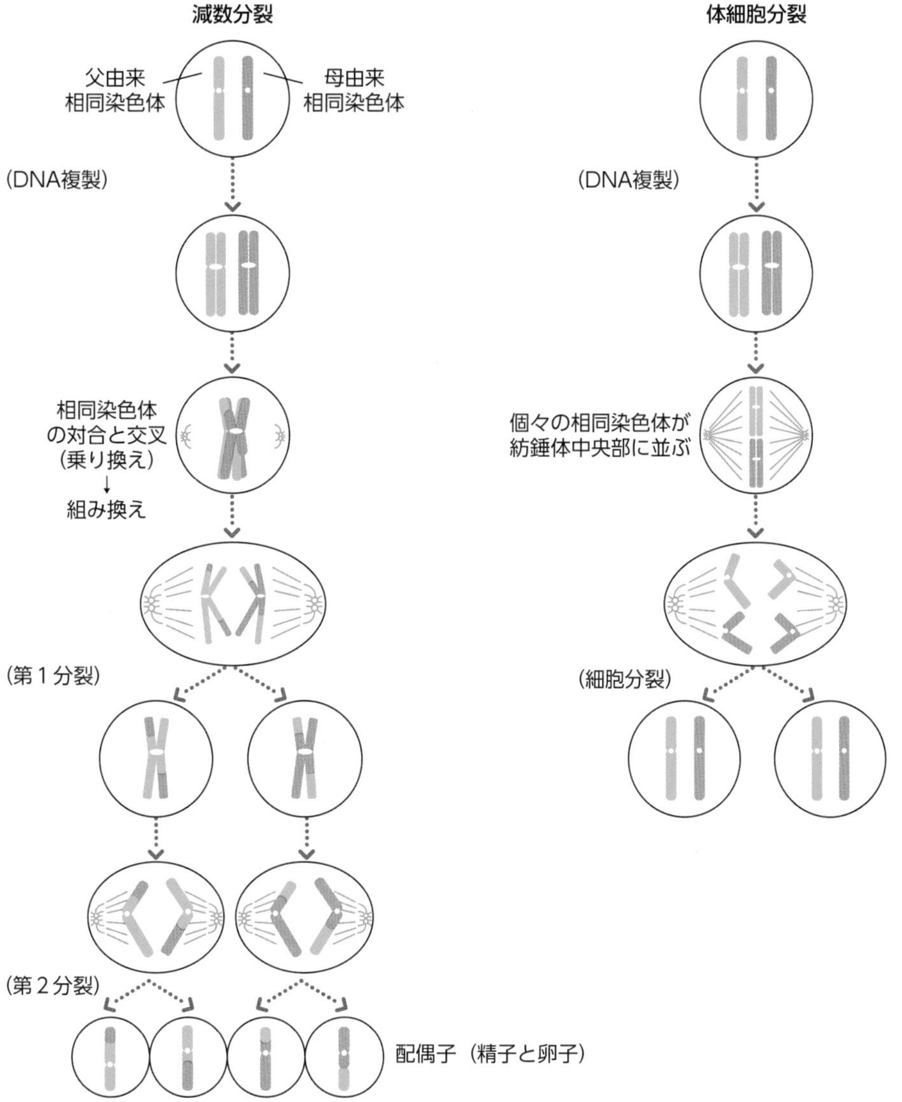

図 1-2-4　減数分裂と体細胞分裂

（新川詔夫（2014）：遺伝医学への招待．南江堂，p33．を参考に作成）

5）とされているが，精子形成の過程でも起こりうる．また，排卵年齢が上がるとトリソミー出生の確率が高まることが知られているが，実際にはどの年齢にも起こり，高齢妊娠に限ったものではない．

(2) 構造異常

構造異常は，染色体の切断や再結合を伴う異常である（**図 1-2-6**）．

構造異常により染色体の形が変化したとしても，遺伝子量に変化がなければ（均衡型異常），表現型（遺伝子によってその固体が実際に見せている形質）には影響を及ぼさず，症状も出現しない．そのため，構造異常では，変化した遺伝子の量に注目しなければならない．

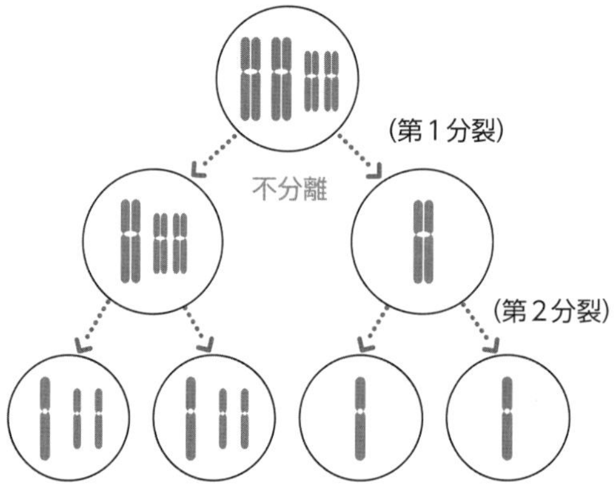

図 1-2-5 第 1 減数分裂時に起こった染色体不分離

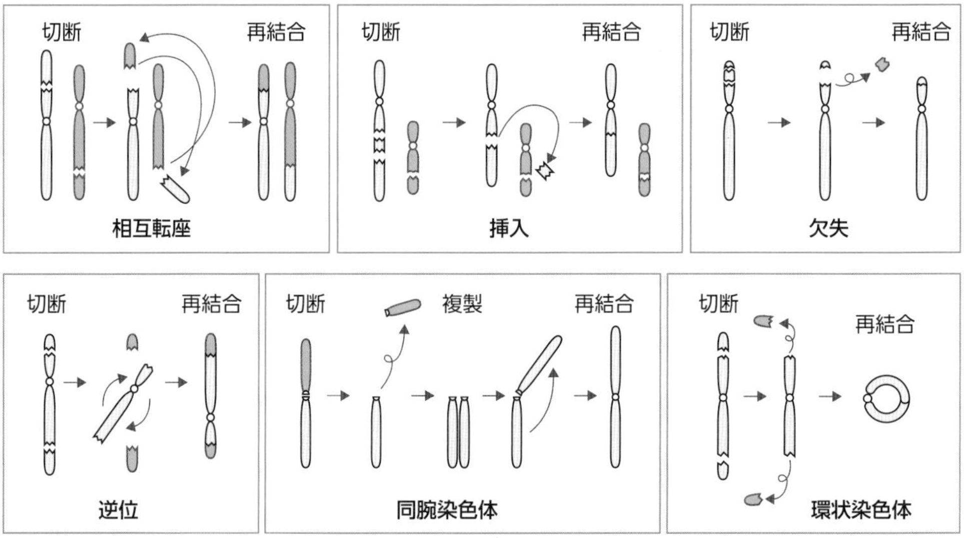

図 1-2-6 染色体の構造異常　（新川詔夫（2014）：遺伝医学への招待．南江堂，p43．を参考に作成）

親本人に症状が出現していないとしても，その子には症状が出現する可能性がある．なぜならば，構造異常をきたしている親の染色体が，減数分裂時の染色体分配により子に維持・継承されることで，子の遺伝子量が変化するためである（不均衡型異常）．不育症（2 回以上の流産）があるカップルの 5%は，片方に均衡型の構造異常があるとされている．

このような原因による遺伝性疾患に対する看護師としての役割について，また，遺伝相談・カウンセリングについては，「第 5 章　リプロダクティブ・ヘルスにおける倫理」「第 6 章第 2 節　先天異常をもつ子どもを出産した女性と家族への看護」で詳述する．

4 生物多様性と遺伝的多様性

1）生物多様性と生物が備えもつ特徴

生物多様性とは，生態系における生命活動の豊かさを総合的に表すものである．生物は次にあげる特徴を備えもっており[3]，ヒトも例外ではない．

- 細胞からできている
- エネルギー利用による物質の合成（代謝）を行っている
- 生物の形質は，その生物のもつ遺伝情報をもとにつくられるタンパク質により決められており，その遺伝情報の本体はDNA（デオキシリボ核酸）である
- 生物は，自分と同じ構造をもつ個体をつくり，形質を子孫に伝える遺伝の仕組みをもつ．生命を維持する仕組みがあっても一個体の寿命には限りがあるため，生物は，自分と同じ構造をもつ個体をつくる自己増殖能力をもっている
- 生物は体外の環境変化にもかかわらず，体内の状態を一定に保つ仕組み（恒常性）をもっている．地球上には，多様な特徴をもつさまざまな生物が生存している

2）遺伝情報と遺伝的多様性

生物のもつ形や性質などの特徴を形質といい，子や孫に伝わることを遺伝（heredity）という．また，親から子に伝わる情報を遺伝情報という．遺伝情報であるDNA塩基配列は一卵性双生児を除いて一人ひとり異なり，個人を識別できる．また，それによって，身長，皮膚や目の色など，ヒトの遺伝的多様性（genetic variation）が現れる．

改正個人情報保護法は，遺伝情報にかかわる用語を**図 1-2-7**のように整理している．なお，ゲノム情報と遺伝情報は「要配慮個人情報」とされ，慎重な取扱いが求められる．

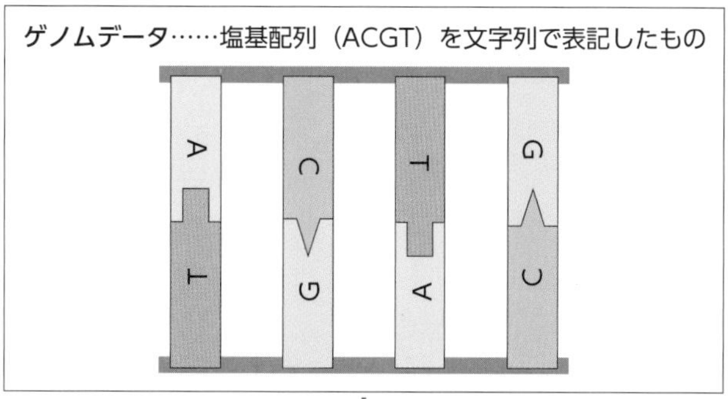

↓ 解釈を付加

ゲノム情報（遺伝情報を含む）……ゲノムの配列データのなかで意味を有するもの
- 生殖細胞系の遺伝子変異
- 体細胞系の遺伝子変異（がん組織の遺伝子変異など）など

遺伝情報……ゲノム情報のなかで子孫へ受け継がれるもの
- 生殖細胞系の遺伝子変異 など

図 1-2-7 ゲノム情報・遺伝情報に関連する用語の整理
（厚生労働省ゲノム情報を用いた医療等の実用化推進タスクフォース（2016）：本TFにおける用語の整理．）

また，ヒトの遺伝情報であるヒトゲノムは約 30 億塩基対から構成され，「国際ヒトゲノム参照配列」にその標準的塩基配列が示されている．その参照配列と比較して差があるゲノムの変化を多様体（バリアント）とよぶ．従来は，1％以上の頻度で起こる変化を多型，1％未満の変化を変異とよんでいたが，それらの種類や頻度の分布には集団や人種の差があり，個人群（同一種の個体の全体）にもゲノムの多様性があることを考慮し，多様体（バリアント）と総称するようになった．また最近では，頻度よりも，ゲノムの変化によるタンパク質の機能への影響，すなわち病的意義との関連が重要視されている[4)]．

〈文献〉

1）日本産科婦人科学会（2018）：産科婦人科用語集・用語解説集．改訂第 4 版．

2）Dunson DB, et al（2002）：Changes with age in the level and duration of fertility in the menstrual cycle. Hum Reprod, 17(5)：1399-1403.

3）（文部科学省検定済教科書）改訂　生物基礎．東京書籍．

4）中込さと子（2019）：基礎から学ぶ遺伝看護学．羊土社，p14.

第 2 章

ウィメンズヘルスの基礎

第 1 節
女性のライフサイクルとライフステージ

学習のねらい

❶ 女性のライフサイクル・ライフステージのとらえ方について理解する.
❷ 女性の健康をサポートする事業等を知る.

1 女性のライフサイクル

ライフサイクルとは，人が一生の間にたどる生活周期のことである．女性のライフサイクルは一般に，小児期，思春期，成人期（性成熟期)，更年期，老年期の各ライフステージに分類される（**図 2-1-1**）．母性看護は，子どもの誕生という大きなライフイベントとなる時期（生殖のプロセスであるマタニティサイクル；妊娠期，分娩期，産褥期）にある子ども，親，家族を対象にして，その家族の希望する出産への支援をおもに探究していくが，広義には，女性の一生涯にわたる健康を支援することも母性看護も含まれる.

また，人が生涯のうちにたどる軌跡をライフコースという．現代女性は，就労率の上昇，結婚年齢・第一子出産年齢の上昇，出産数の減少，長寿命化などを背景に，そのライフコースは実に多様なものとなっている.

2 各ライフステージの特徴

本章で取りあげる女性のライフステージは，性・生殖機能の成熟開始から衰退・消退までとし，小児期の特徴は他書に譲る.

- **思春期** 性成熟が開始し，完成に至る 8 歳から 18 歳頃までとする
- **成人期** 生殖期（性成熟期）ととらえ，18 歳から 45 歳頃までとする．生殖のプロセスであるマタニティサイクル（妊娠期，分娩期，産褥期）と，その間の健康問題については『第 2 巻　周産期各論』で扱うこととし，本章では非妊期を中心に取りあげる
- **更年期** 加齢に伴う生殖期から非生殖期への移行とされ，日本では閉経前後 5 年の合

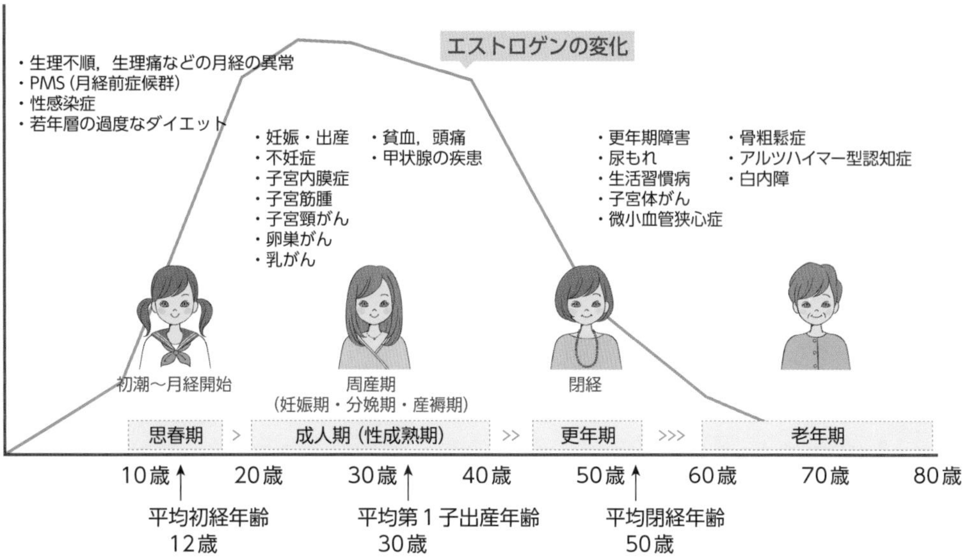

図 2-1-1 女性のライフサイクルと健康

計 10 年間と定義されるため，40 歳代後半から 50 歳代後半頃までの 10 年間とする

- **老年期**　更年期以降，加齢が進行する状態において，生殖機能の消退による健康への影響が大きくなる期間ととらえる

第 2 節以降では，各ステージの心身の特徴と比較的よくみられる性・生殖器系の健康問題に焦点をあてる．

3 女性の健康をサポートする諸事業

国は，1996 年から「生涯を通じた女性の健康支援事業」を開始し，女性センターや保健所における一般健康相談と，不妊専門相談センターにおける相談事業を行ってきた．また，2008 年には「新健康フロンティア戦略」を根拠に女性の健康づくりの国民運動として，「女性の健康週間」を毎年 3 月 1～8 日と定め，国や各自治体，関連団体などが互いに協力し，啓発事業や行事をするよう通知している．各ライフステージにある女性を対象とした講演会や展示会，健康教室，健康相談などが行われている．

これまで，女性の生涯にわたる健康を包括的な視点でサポートするための法律がなかったため，「女性の健康の包括的支援に関する法律案」が 2014 年 6 月に国会に提出されたが，以後，本法案に関する審議は行われていない．2015 年 10 月には女性の健康の包括的支援に関する課題を解決する目的で女性の健康推進室が設置され，女性の健康の包括的支援実用化研究事業がスタートしたり，女性の健康推進室ヘルスケアラボによる情報発信の基盤整備が進められている．

第2節
女性のライフステージと心身の健康の特徴

学習のねらい

❶ 女性の性と生殖の健康をサポートするために，思春期女性の心身の健康の特徴や健康問題，性の健康教育について理解する．
❷ 女性の性と生殖の健康をサポートするために，成人期女性の心身の健康の特徴や健康問題，家族計画と受胎調整法について理解する．
❸ 女性の性と生殖の健康をサポートするために，更年期女性の心身の健康の特徴や健康問題，更年期に適したセルフケアについて理解する．
❹ 女性の性と生殖の健康をサポートするために，老年期女性の心身の健康の特徴や健康問題，老年期に適した生活支援について理解する．

1 思春期の女性

1）思春期における心身の特徴

思春期は，性的成熟に向かう劇的な身体的変化に始まる．心理的自立および自己同一性の獲得を発達課題とする．思春期女子は自己同一性が確立していくことで身体の健康を自覚できるようになるという[1)]．

思春期には男女それぞれに性ホルモン動態の変化による身体発育がみられ，これを第二次性徴とよぶ．女子では8〜9歳で開始し，身長の伸びの加速現象，乳房の発達，陰毛・腋毛の発達，初経の発来の順でみられることが多い．近年，日本女性の初経は平均12.6歳である[2)]．思春期の性成熟の進行段階を表し，評価指標として活用されるものに性成熟度分類（タナーの分類）がある（**表2-2-1**）．学童期の頃とは，ボディイメージ，性意識，親や友達仲間，異性や同性との対人関係が大きく変わっていく．

一般に思春期は年代と心身の発達レベルから3段階に分けられる（**表2-2-2**）．

2）思春期の性行動

青少年の性行動全国調査（2017年実施）の結果を**図2-2-1**に示す．デート経験率（女子）は，中学生29.2%，高校生59.1%，大学生69.3%である．キス経験率（女子）は，中学生12.6%，高校生40.7%，大学生54.3%である．性交経験率（女子）は，中学生4.5%，高校生19.3%，大学生36.7%となっている．

表 2-2-1 乳房および恥毛発育の 5 段階区分（Tanner《タナー》による分類）

	乳房		恥毛	
Ⅰ	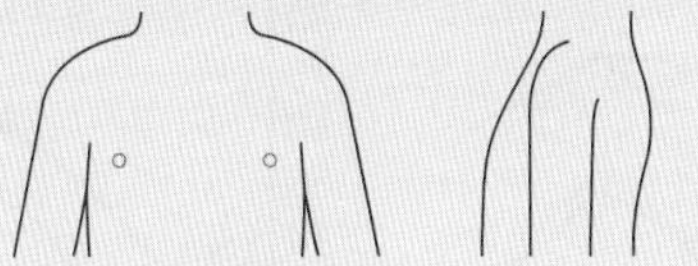	思春期前	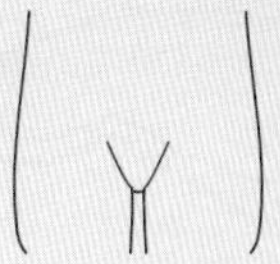	思春期前
Ⅱ	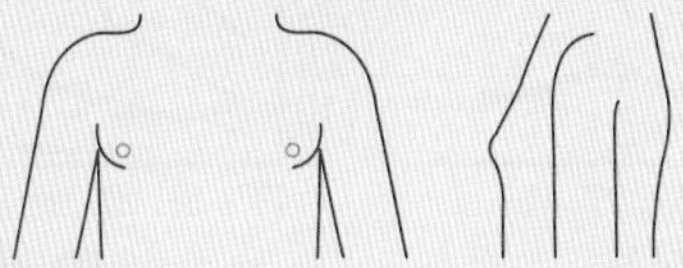	乳輪下の脂肪組織の蓄積．“つぼみの時期”	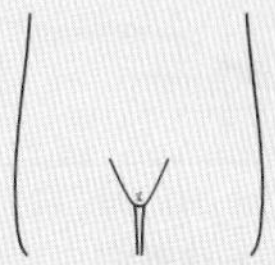	大陰唇にわずかに発毛
Ⅲ	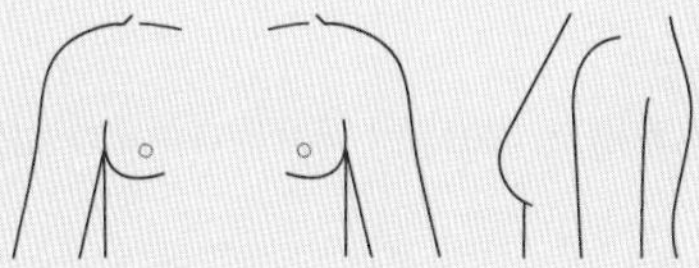	乳房の隆起	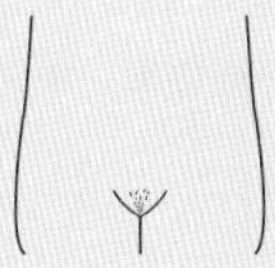	恥丘にも発毛が広がる
Ⅳ	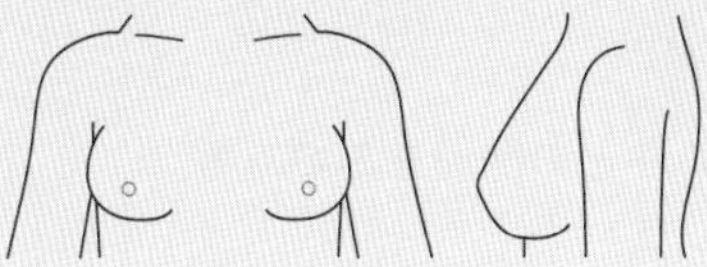	乳房の隆起	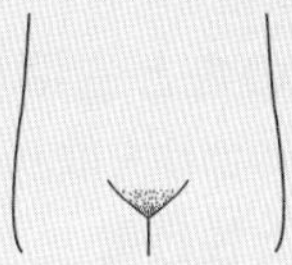	ほぼ成人型だが範囲が狭い
Ⅴ	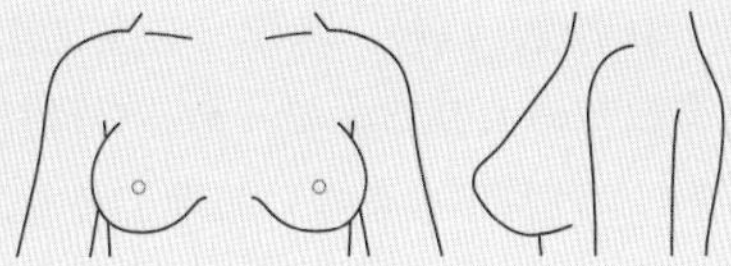	成人輪郭	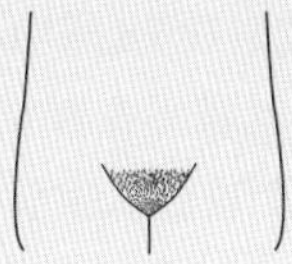	大腿内側の発毛もあり．成人型

表 2-2-2 思春期の 3 段階

思春期前期（10 歳～14 歳）	小学校高学年から中学校時代に該当する．第二次性徴とともに始まる．まだ具体的思考が中心の時期である．身体の変化にとらわれ，セクシュアリティに対し自己中心的であり，不安定である．性的関心が高まり，マスターベーションの開始や同性あるいは異性の性的パートナーとの性行動がありうる．
思春期中期（15 歳～18 歳）	高等学校時代に該当する．身体の変化は完了する．特定あるいは複数のパートナーができたとしても，関係は長く続かず短期に終わる．まだ自分のことがよくわかっていないため，薬物に手を出してしまう，無防備な性行動を行うなど，リスクを伴う行動をとることもある．
思春期後期（18 歳以上）	大学時代に該当する．社会的スキルや共感，リスクの理解が成熟する．抽象的思考ができるようになる．身体的自己，性役割，性指向，性行動に対しても成熟した見方ができるようになる．親密で真面目な関係を築けるようになる．

（Forcier M, Garofalo R：Adolescent sexuality. Up to date. を参考に作成）

これら経験率を 6 年前の結果と比較すると，大学生では減少している．また，中学生と高校生は多少増減があるものの，ほぼ横ばいである．

デート経験率，キス経験率，性交経験率のいずれにも大きな男女差はなく 40 年間推移している．しかし，思春期の段階別にみてみると，男女に差がみられる．大学生の経験率は，デートもキスも性交も男子が女子を上回っている．しかし，高校生の経験率は，デートもキスも性交も女子が男子を上回っている．中学生の経験率においても，すべて女子が男子を上回っている．性行動に関しては低学年ほど女子が活発な印象を受ける．

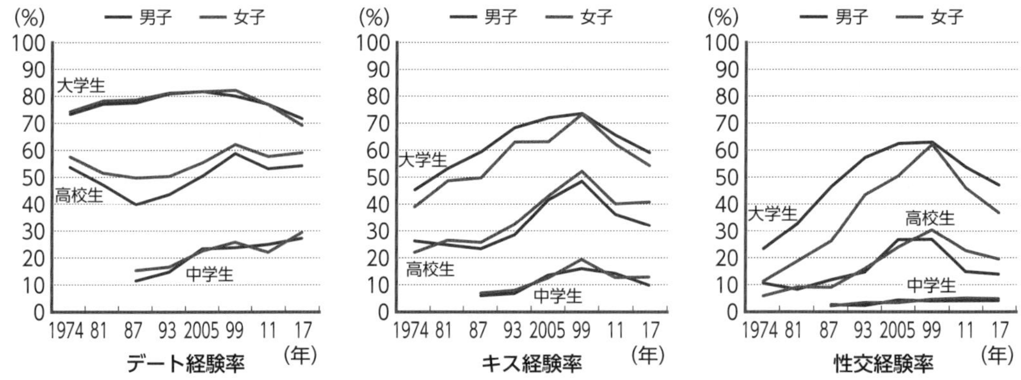

図 2-2-1 デート経験率，キス経験率，性交経験率の推移

（日本性教育協会（2017）：第 8 回青少年の性行動全国調査.）

3） 思春期の性と生活環境

思春期の女性を取り巻く昨今の生活環境から性との関連をみてみる.

(1) 学業と性行動

8〜9 歳から 18 歳頃までの間には，小学校，中学校，高校，大学での生活が含まれる．なかには就職する者もいる．義務教育から高等教育の入り口まで，あるいは社会人へと，学校受験，就職試験など，複数の試練を乗り越えなければならない時期である.

全国学力・学習状況調査（2013 年実施）では，保護者の子どもに対する教育の意識と行動や教育投資，学校の問題意識と取り組みが，子どもの学力，学歴を左右することが明らかになっている．一方，性行動と学業達成との関連を明らかにした研究は少ないといわれている．青少年の性行動全国調査（2011 年実施）の結果によると，男女とも複数の性交相手がいる者は休日の勉強時間が 0 分という者が多かった．ただし，男子では複数の性交相手がいる者のなかに 3 時間以上勉強する者も多く存在しており，女子の傾向とは異なっていた[3]．

男女ともに恋人はいるが性交はしない者が学校の授業に楽しいイメージをもっとも多くもっていた．複数の性交相手がいる男子に学校の授業に楽しいイメージをもっている者はいなかった．女子は性交相手が 1 人でも複数でも同様に学校の授業に楽しいイメージをもっている者は少なかった．女子は男子と異なり，性行動と学業との関連が大きいのではないかと推察される.

(2) 性情報と入手手段

性交に関する情報源は，男女ともに友達が圧倒的に多い．一方，避妊に関する情報源は，男女ともに学校（教師，授業・教科書）が圧倒的に多い．情報源として他に利用されているのは，インターネット，マンガや雑誌である.

高校生・大学生の男子では，インターネットを多く利用しており，ネット配信されている動画が，従来のポルノ視聴やアダルトビデオに代わってきている.

一方，中学生女子は，マンガや雑誌が身近なようである．また，性に関する情報源へのアクセスは性経験や性的好奇心があるほど多い．高校生女子は性交経験をもつようになると，友人・先輩，パートナーを情報源として頼るようになる[4]．

スマートフォンなどから気軽にインターネットに接続できるようになったことで，子どもの性情報環境も大きな影響を受けている[5)]．性暴力やポルノへの暴露，出会い系サイトなどを介した性犯罪，ネット自殺のリスクにつながる[6)]．また，電子メディアの長時間使用は，思春期女子の身体疲労を増加させるという報告もある[7)]．

(3)性に関する悩みや行動と仲間や親との関係

思春期前期の子どもの二次性徴に関する悩みは，男女ともに友人よりも親に相談しており，その相手はとくに父親よりも母親であるという．相談した子どもは，相談しなかった子どもと比べ，親子関係の評価が高かった．親との間に愛着があり，親に受容され，尊重されていると評価している子どもほど相談していた[8)]．

母親の就労と思春期の子どもの性交経験率の間には関連があることがわかっている．母親が専業主婦の場合，中学生女子と高校生男子は性交経験率が低かった．また，親と同居する大学生男子は１人暮らしの場合より性交経験率が低かった．親がそばにいる，一緒にいることは，性交経験から遠ざける一定の歯止めになることはあるようだ．しかし，性行動に伴うリスクとの関連については，親がそばにいるか，一緒にいるかどうかよりも，家庭内での会話の充実や家庭が楽しいと思えるかどうかが影響するという．高校生女子は家庭に楽しいイメージをもっていない場合に著しく性交経験率が高く，性的誘惑被害が多かった．家庭を楽しいと感じられない女子は他者とつながりたいという欲求を高めて街へ出ていき，その過程で性的経験，性被害に遭遇すると指摘されている[9)]．

4）性に関する思春期保健，健康教育の理論　――海外の取り組みから

フォルシェ（Forcier M）らは，思春期の子どもと性に関する話をするとき，医療者が活用すべき原理原則をあげている（**表 2-2-3**）．

また，カナダの「性の健康教育に関するガイドライン」は，性の健康教育を効果的に導く理論モデルとして，社会認知理論，移行理論モデル，合理的行為理論と計画的行動理論，情報・動機づけ・行動的スキル（IMB）モデルをあげている（**図 2-2-2**）．IMB モデルは，個人が性的リスク行動を減らし，性の健康を高めるのを助けるとされる．

情報（Ｉ）には，直接リスク行動やその結果発生する問題に関する情報，そのような情報についてより幅広く深く知るためのリソースに関する情報，具体的な行動・実践と結び

表 2-2-3　思春期の子どもと性に関する話をするときに医療者が活用すべき原理原則

- 秘密を厳守する
- 人に聞いたり話したりしてよいことなのだということが伝わる言動で対応する
- 尊重する
- 決めつけない．とくに性自認，性指向，性に関する意味や理解度について
- 明確な質問をする．的確で具体的な質問であること
- 返答によく耳を傾ける．言語的・非言語的な反応どちらもみること
- 医学専門用語を使わない．思春期の発達状況に合った言葉を使う
- 思春期の子どもが性的なリスクをとることと自分の生活の他の側面とのつながりを認識できるよう助ける
- 予防について考える．予防について子どもとディスカッションすること
- 地域の資源を知っている．子どもが知らないリソースやサービスの存在を知らせること

（Forcier M, Garofalo R：Adolescent sexuality. Up to date. を参考に作成）

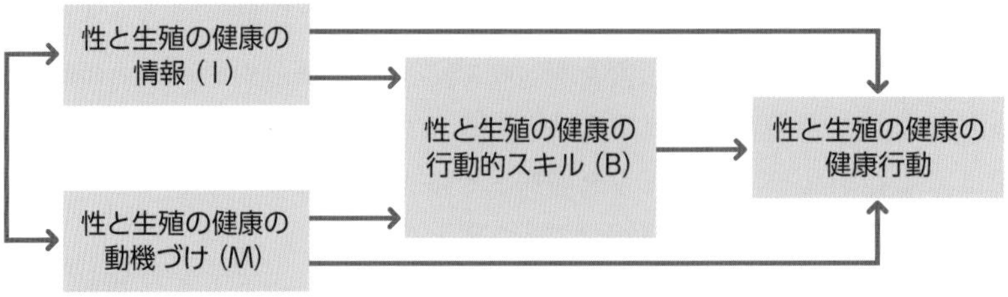

図 2-2-2 IMB モデル
（Canadian Federation for Sexual Health（2008）：Canadian Guideline for Sexual Health Education.）

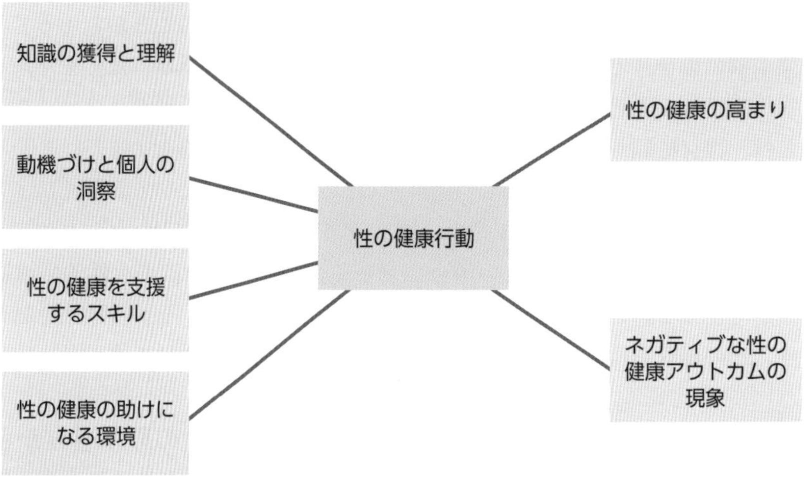

図 2-2-3 性の健康教育の要素

表 2-2-4 HIV/STD，若年での意図しない妊娠を予防するためのエビデンスにもとづく指針

- ・初めての性交（初交）経験を遅らせること
- ・性的パートナーの数を減らすこと
- ・無防備なセックスの回数を減らすこと
- ・性的に活発な子どもには，幅広く，効果的な避妊方法を提供すること
- ・コンドームの使用を増やすこと

（CDC（2011）：Adolescent and School Health.）

ついた情報，年齢やジェンダー，文化など個人の背景に合った情報が含まれる必要がある．動機づけ（M）には，感情などの情緒的なもの，信念や態度などの考え方が背景となっているもの，社会規範や社会資源など個人の反応や行動に影響するものを検討する必要がある．行動的スキル（B）には，交渉スキルや自己効力などが知られている．ガイドラインでは，このような理論モデルにもとづき，性の健康行動のための教育の要素を**図 2-2-3** のようにあげている．

米国疾病予防管理センター（Centers for Disease Control and Prevention；CDC）の思春期と学校保健部門（Division of Adolescent and School Health；DASH）は，「HIV/STD，若年での意図しない妊娠を予防するためのエビデンスにもとづく指針」を示している（**表 2-2-4**）．

そして，予防効果の高い教育プログラムには，訓練された教師が教育している，年齢に合っている，学校の環境のなかでスキルを構築し保健行動を支援している，親たちを巻き込んでいるなどの傾向があるとしている．つまり，学校で家庭と連携しながら専門的に計画実施される性教育に効果があるのである．

5）思春期にみられる健康問題

思春期の10～19歳女性の受療率は，入院・外来ともに他の年代の割合と比較して低い[10)]．基本的には病気にかかりにくく，健康に過ごすことができるライフステージである．しかし，第二次性徴からの性成熟の過程，身体の成長発達が著しい時期であるがゆえに発生する健康問題もある．

ここではリプロダクティブ・ヘルスとかかわりのあるおもな健康障害を取りあげる．なお，定義・概念および治療法については，「産婦人科診療ガイドライン 婦人科外来編2017」（日本産科婦人科学会，日本産婦人科医会編）に準拠する．

●月経異常

月経周期日数の正常範囲は25～38日の間にあり，その変動が6日以内である．

初経後1年間は性周期の80％が無排卵周期であるといわれ，排卵を伴う性周期が確立するまで2～3年を要する．しかし，日本女性に対する調査によると，5年以上経っても規則的な月経にならない人の割合が近年，増えている（1930年代生まれで約10％に対し，1980年代生まれでは約20％）[11)]．初経開始後は，すべての女子が自分自身で月経周期を正確に把握する習慣を身につけることが大切である．周期異常がある場合は，その原因を検索し，必要に応じてホルモン療法を行う．

月経困難症は，月経期間中に月経に随伴して起こる病的症状である．下腹痛，腰痛，腹部膨満感，嘔気，頭痛，疲労・脱力感，食欲不振，いらいら，下痢および憂うつの順に多くみられる．器質的疾患のない機能性月経困難症は，無排卵性月経では通常みられず，初経後2～3年から始まる．治療には鎮痛薬，低用量ピル，漢方薬，鎮痙薬を用いる．一方，思春期中期・後期の月経困難症には子宮内膜症が原因となっていることがある．子宮内膜症啓発会議によると，月経痛で受診した女子の26.7％は子宮内膜症であるとし，思春期の月経困難症を子宮内膜症の予備軍として位置づけている．強い症状が継続する場合には，機能性なのか器質性なのか，診断を受けることが重要であり，思春期の女子や保護者を啓発する必要がある．

Menstrual Distress Questionnaire（MDQ）を用いた月経随伴症状に関する思春期中期の女子高校生を対象とした調査では，先行研究と比較して，随伴症状が強くなっていること，さらに随伴症状が強いと月経の不安や悩みを増加させることがわかっている[12)]．また，高校1年生に比べ2・3年生は随伴症状が有意に高率であること，生活上のストレス感や健康状態不良，冷えの自覚，食習慣の乱れが随伴症状に関連していることがわかった[13)]．高校生には月経随伴症状の理解と生活習慣の改善とストレス緩和，月経異常に対する受診行動を意識づける必要がある．

●やせ

思春期のやせは続発性無月経との関連が重要である．体重減少が5 kg以上または10 kg以上になると無月経に至るといわれる．無月経が持続するとエストロゲンの不足を招き，骨吸収が進んで骨粗鬆症を引き起こす．運動選手にみられる運動性のやせ，ダイエット，神経性食欲不振症などは，思春期の正常な女性ホルモン環境を阻害してしまうことがある．治療としては，体重を回復し，それによって月経周期の回復を図る．必要時ホルモン療法，骨粗鬆症や甲状腺機能低下症などの合併症の治療を行う[14]．

●若年妊娠

思春期女子の続発性無月経に対しては，妊娠のルールアウトが重要だといわれる[15]．若年妊娠は，望まない妊娠であることも多いことから，人工妊娠中絶につながりやすい．20歳未満の中絶は初診が遅れ，中期中絶の割合が高いことが報告されている[16]．2018年度の国の調査によると，20歳未満の人工妊娠中絶率は，15〜49歳女子人口1000対4.7となっており，ピークである2001年の13.0から漸減の途を辿っている[17]．

妊娠を継続し出産した場合は，成熟期である20歳代に比べ，周産期死亡率は高く，とくに15歳未満では，低出生体重児出生率が高いなど，医学的リスクが高い．未婚率が高く，経済的困窮者が多い，心理的・精神的にも未熟で母親としての自覚に欠けるなど，心理社会的にもハイリスク状況である[18]．時には，医療者が立ち合わない出産や，その後の乳児遺棄などの事件に至ることさえある．

思春期の望まない妊娠を予防することが求められている．そのため，日頃の家庭生活における親子のコミュニケーションやかかわりの質を高めること，ノーセックスの奨励，コンドーム法と低用量経口避妊薬（OC）などによる確実な避妊と性感染症の二重防御，OCを無料で入手できる支援策，緊急避妊薬の使用，中絶手術直後からの避妊支援による反復中絶予防策などが提唱されている[19]．

●性感染症

感染症発生動向調査によると，2013年以降，男女ともに梅毒が急増している．20〜24歳の増加が顕著だが，15〜19歳においても増えている．病期が進行すると口腔や咽頭にも病変が起こり感染性も高いため，適切な診断・治療が求められる．

性器クラミジア感染症は，性器ヘルペス，尖圭コンジローマ，淋菌，梅毒などに比べ罹患者数が多い．20〜30歳代女子の罹患者数に比べれば，10〜14歳，15〜19歳女子では少なく，その動向にこの数年，顕著な増減はみられていない．2018年は，女子罹患者総数13,121人中，それぞれの年齢階級で16人，1,556人であった[20]．この2つの年齢階級間の数値の変化は，高校生，大学生と成長する段階で性交経験者が増えていくさまを物語っている．クラミジアは不顕性感染が多く，若年者は5〜10％の割合で感染しているとされる．婦人科受診者のなかで，帯下の増加を訴えた人の15.1％，月経痛を訴えた人の13.1％，下腹痛を訴えた人の12.3％が感染者であったという報告もある[21]．クラミジアは子宮頸管炎を起こし，上行感染により，子宮内膜炎，卵管炎，付属器炎，骨盤内感染症，肝周囲炎などを起こすこともある．治療は，抗菌薬の経口投与，点滴静注などを行う．

HPVも無症候で不顕性感染が多く，若年者の10〜20％が高リスクHPV感染を起こしているといわれる[22]．自然消退する場合もあるが，子宮頸部に持続感染した場合に5〜10年の時を経て子宮頸がんを発症させる．成熟期での発症は，妊娠・出産の可能性とかかわり，深刻な事態を招く可能性が出てくる．そこで，感染予防のため，日本では2009年からHPVワクチンが発売され，2010年から原則として中学1年から高校1年の女子に公費負担での接種が開始された．2013年にワクチン接種後にみられた諸症状とワクチンとの関係が問題となり，推奨することが停止された．ワクチンを接種した場合，子宮頸がんの発生を60〜70％抑制できるとされているが，100％ではないため，接種したとしても子宮頸がん検診が重要である．

HIVの感染陽性率は，若年男子でも0.1％未満，妊婦では0.005％とされ，思春期における頻度では，他の性感染症に比べ極めて少ないといえる．国立感染症研究所による2012〜13年の報告では，19歳以下の女子のHIV感染者は報告されていない．2014年以降も19歳以下では1〜2人で経過している．必要な支援は今後の動向次第といえよう．

2 成人期の女性

1）成人期における心身の特徴

思春期に発達した間脳–視床下部系の自律神経系および内分泌系，性・生殖器系の器官・機能が成熟し維持される．

(1)性周期

●性周期のメカニズム

視床下部から性腺刺激ホルモン放出ホルモン（GnRH）が分泌され，GnRHは下垂体前葉における2つの性腺刺激ホルモンである黄体形成ホルモン（LH）と卵胞刺激ホルモン（FSH）の分泌を調節する．卵巣の機能は，「卵胞の形成」と「エストロゲン，プロゲステロンの分泌」である．FSHは，卵巣において卵胞を成長させる（卵胞期）．LHサージとよばれるLHの多量分泌により排卵が起こり，FSHとともに黄体を形成させる（黄体期）．卵胞からはエストロゲンが，黄体からはプロゲステロンが分泌される．これらの変化はフィードバック機構によって調節されている．LHサージは，エストロゲンが極大値になったことによるポジティブフィードバック調節で生じるが，エストロゲンとプロゲステロンの高値が続き，受精が起こらなければネガティブフィードバック調節が視床下部に働き，GnRHを減少させる．

この調節は約28日間周期で営まれ，女性の内・外性器だけでなく，全身的な周期的変化をもたらす．この周期的変化は，妊娠中および授乳中の女性の一部ではみられない．

●性・生殖器の周期的変化

子宮内膜は，卵胞期に増殖し，排卵後に分泌し，妊娠が起こらなければ脱落（月経）を繰り返す．

頸管粘液は，卵胞期から排卵期にかけて量が増え，粘稠度が低下し，無色透明となる．排卵期には牽糸性，シダ状結晶がみられる．分泌期には量が減り粘稠度が高まり，不透明になる．牽糸性，シダ状結晶はみられない．

腟粘膜は，卵胞期には角化・肥厚し，黄体期には菲薄化する．

基礎体温は，卵胞期には低温相を示し，排卵を境に黄体期には高温相を示す．

(2)性周期や生殖機能に影響する要因

視床下部が情動やストレスなどの精神的影響を受けると，GnRHの分泌が抑制され，排卵や月経周期が不規則になる．また，加齢により，卵子の数的減少と質的変化が生じることによって，生殖機能は20歳代前半のピークを過ぎると徐々に低下しはじめ，30歳代後半から顕著に低下する．そして，体内のホルモン環境の変化を受け，生活習慣病や子宮筋腫，乳がんなどに罹患する人も現れてくる．

(3) 成人期の発達課題

成人期の発達課題について，エリクソン（Erikson EH）は若い成人期と成人期とに分けている[23]．

若い成人期の発達課題は〈親密〉対〈孤独〉である．自我が脅かされることなく，自己の同一性を他人のそれと融合させ親密な関係を結び，守り続けることができる成熟に達していることが成人の証と述べている．そして，この課題の達成が次の成人期の発達と関係する．

成人期の発達課題は〈生殖性〉対〈停滞〉である．生殖性は本来，次の世代を確立し導くことへの関心であると述べている．しかし，子どもを持つとか，子どもを欲しいと思う事実だけでは達成することができないという．一方，この関心を自分自身の子孫のために向けない人もいて，生殖性の概念は生産性や創造性のような同意語の概念をも包括するものであるとも述べている．しかし，それら同意語で生殖性の意味を代弁することはできないともいう．自分自身のことや自己の関心事にとどまることなく，人類に対する信頼，生きとし生けるものに対する世話や同胞愛への広がりが求められるのである．

2） 成人期の生活とリプロダクティブヘルス

(1) 性に対する関心と性行動

2002年から行われている「男女の生活と意識に関する調査」によると，セックスすることへの関心は，この10年間で，男女ともに若い年代の関心が低下していることがわかっている．また，性交経験者が50％を超える年齢は男性が20歳，女性が19歳である．20代後半には80％前後に増加し，以後はほとんど増えない．

1カ月間の性交回数は，2004年，1回（13.1％）から4回（10.1％）まで10％前後であったが，2016年では3回（5.9％），4回（5.6％）が10％を下回り減少している．1カ月間に性交をしなかった者も2004年に35.2％（既婚者では31.9％）であったのに対し，2016年では51.1％（既婚者では47.2％）となっていた（**図2-2-4**）．セックスレスは約1.5倍の増加である．2016年の「第3回ジェクス・ジャパン・セックスサーベイ」では既婚・単身・未婚に関わらず，男性36.8％，女性45.2％がセックスレスであった．

(2) 婚姻状況

2018年の「人口動態調査」によると，婚姻率（人口千対）は4.7である．この数年は減少傾向であり，前年度より0.2ポイント低下した．女性の平均初婚年齢は29.4歳（男性31.1歳）となっている．2015年の「第15回出生動向基本調査（結婚と出産に関する全国調査）」によると，女性が結婚相手と出会った年齢は24.8歳（男性26.3歳）で上昇傾向にあり，平均交際期間が4.3年と長期化している．つまり，晩婚化が進行している．また，夫婦の出会いは，見合い結婚5.3％に対し，恋愛結婚87.9％となっている．

(3) 就業状況

2017年の「労働力調査」によると，女性の就業者，雇用者ともに増加しており，労働力人口比率（15歳以上人口に占める労働力人口の割合）は51.1％，生産年齢（15〜64歳）についてみると69.4％である．女性の年齢階級別労働力率は，従来から25〜34歳と45〜

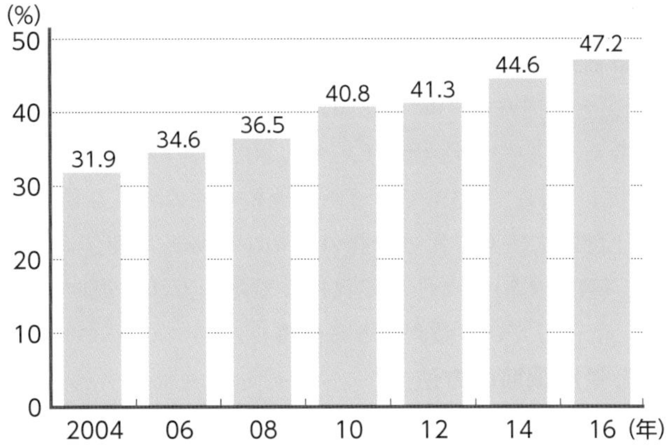

図 2-2-4 婚姻関係にあるカップルで進むセックスレス化
（日本家族計画協会（2017）：第 8 回男女の生活と意識に関する調査報告書（2016 年調査）．p.2.）

54 歳を左右のピークとして，出産・子育ての時期にあたる 25～34 歳，35～44 歳が陥凹するという M 字型カーブを描いてきた．しかし，年々この底が上昇してきている．2017 年は，25～34 歳が 78.5%，35～44 歳が 75.3% であり，どちらも前年度より増加している．

一方，女性の非正規雇用者は 68.2% にのぼり，そのうち 47.5% が 35～54 歳である．同じ年齢階級の男性の非正規雇用者は 19.3% であることと比較すると，働き盛りの女性に非正規雇用者が多いことがわかる．非正規雇用で働いている女性は 1,389 万人，週 35 時間以上働いている人の 44.3% は年収 100 万円未満，38.8% は 100～199 万円であり，また，2016 年時点の正社員・正職員と正社員・正職員以外の差は，年収ベースで 1.8 倍程度である．

このような女性雇用者にとって，妊娠・出産の意思決定が難しいことは想像に難くない．

3）家族計画と受胎調節

(1) 夫婦の出生力と子どもを持つことへの意識

1977 年から行われている「出生動向基本調査（結婚と出産に関する全国調査）」によると，2015 年まで，出生子ども数 2 人という夫婦の比率は 50% 強で変わりがない．しかし，出生子ども数 1 人の夫婦は 10% 前後で推移してきたが，この 5 年で 18.6% と急増していること，子どものいない夫婦の割合が 3.0% から 6.2% に倍増していること，出生子ども数 3 人以上の夫婦は 20% 強で推移してきたが，減少の途を辿り 17.9% を示したことなどがわかった．その結果として，完結出生児数（夫婦の最終的な出生子ども数）は 1.94 となり，この 10 年間で 2 人を下回った．

結婚年齢が遅かった夫婦ほど出生子ども数が少なく，晩婚では複数の子どもを持ちにくいといえる．

若い夫婦では，理想の子ども数，予定の子ども数ともに 2 人を超えており，その数に変化はみられない．しかし，それを実現するペースに遅れが指摘されている．理想・予定の子ども数の出産に至らない理由として，若い夫婦では経済的理由，30 歳以上では「欲しいけれどもできないから」「これ以上，育児の心理的・肉体的負担に耐えられないから」

などの年齢・身体的理由が多い．

(2)避妊実行率と避妊方法の選択

2016 年の「第 8 回男女の生活と意識に関する調査」によると，1 年間の避妊状況に大きな男女差はなく，「いつも避妊している」30.3%，「避妊したりしなかったりしている」15.6%，「避妊はしない」20.0%であった．既婚女性のおもな避妊方法は，男性用コンドームが 82.0%と圧倒的に多く，次いで腟外射精 19.5%，オギノ式避妊法 7.3%，経口避妊薬 4.2%であった（表 2-2-5）．女性の年代による選択方法の違いはあまり顕著でなく，男性用コンドームに依存している傾向がみられる．

(3)家族計画と受胎調節の方法

一般に女性の性行動が活発になり，計画外妊娠を避け，望むときに妊娠するという受胎調節に対するニーズがもっとも高い時期は成人期（生殖期）であるという観点から，本項に受胎調節の方法を記載する．しかし，性行動が思春期に始まる場合があり，更年期周辺期でも妊娠の可能性があるため，妊娠を望まない思春期，更年期女性にもニーズがあることをあらかじめ強調しておきたい．また，晩婚化が進んでいる現在では，結婚後すぐに妊娠したい女性も多く，避妊ではなく妊娠を望んでの受胎調節ニーズが大きい可能性もある．

「家族計画」は，カップルが健康や年齢，子どもの数や間隔，家庭の経済などを考えて，より良い状態のもとで，すべての子どもを待ち望まれた子として産むという理念をさす．「受胎調節」は，家族計画を実現するための具体的手段をさす．受胎調節は「避妊」とほぼ同義語だが，避妊は妊娠を避ける場合にのみ用いるのに対し，受胎調節は妊娠を望むときはその成立を助け，望まないときには避妊するという両方向の意味を含む．

避妊法を選ぶ女性をサポートするにあたり，避妊の目的は，単に妊娠を避けることではないという認識が必要である．その目的は，望まない計画外妊娠のリスクを心配することなく，パートナーとの性交渉を楽しむことにあるのである[24]．

女性はこれまでの成長過程において，文化・社会，あるいは経験の影響を受け，性(セックスおよびジェンダー)，性行動，避妊法などに関する知識や考え方をもち，価値観を形成している．そのなかには誤った理解やバイアスが存在することもあるであろう．どのような背景があり，現在どのような生活を送り，避妊についてどのような知識・理解・感情をもち，真のニーズは何か，女性に関心を寄せ，寄り添うことから始まる．

オックスフォードのハンドブックには，性と生殖に関する助言や指導をする際には，女性を〈受容すること〉〈秘密を守ること〉〈批判しないこと〉〈バイアスのないサポートおよび彼らの文化や彼らが信じる伝統を配慮したガイダンス〉が重要とある[25]．

問診のポイントを表 2-2-6 に示す．WHO は，医療者が女性と医学的に安全で適した方法について話し合うことができるように，系統的な問診を行いアセスメントするための医学的適格基準（medical eligibility criteria；MEC）を開発した（表 2-2-7）．イギリス，アメリカ，オーストラリアで利用されているとのことだが，医療者がエビデンスにもとづき，医学的な基準を明確にすることによって，女性にとっても納得のいく受胎調節法を選択することが可能となるだろう．欧米では生殖年齢の全女性に IUD や IUS などの持続性可逆的避妊法（long-acting reversible contraception；LARC）が推奨されている．各種受胎調節の方法と特徴を表 2-2-8 に示す．

表 2-2-5 わが国既婚女性の避妊法の選択（1950〜2012 年）

	現在実行している人を対象に													現在と前に実行している人を対象に			
	2012	2010	2008	2006	2004	2002	2000	1998	1996	1994	1992	1990	1988	1979	1969	1959	1950
男性用コンドーム	74.9	79.7	79.6	78.5	67.1	70.7	75.3	77.8	77.2	77.7	75.3	73.9	76.8	81.1	68.1	58.3	35.6
女性用コンドーム	–	–	0.4	0.4	0.5	0.4	–	–	–	–	–	–	–	–	–	–	–
性交中絶／腟外射精	21.7	17.2	16.7	17.8	17.3	17.5	26.6	7.4	9.6	7.1	7.6	6.5	4.9	5.2	6.9	11.5	12.7
オギノ式定期禁欲法	5.4	4.3	3.6	3.3	3.0	3.6	6.5	8.4	8.1	7.1	9.2	7.3	6.6	23.1	33.9	40.4	27.4
女性不妊手術	2.5	2.7	2.9	2.2	2.7	3.9	5.3	4.6	5.3	5.8	5.0	7.4	5.8	2.9	–	5.4	–
基礎体温法	1.0	2.3	1.5	4.4	4.6	2.5	9.8	8.2	8.9	6.8	7.3	8.0	9.7	–	–	6.1	–
子宮内避妊具（IUD）	1.0	1.6	1.1	1.5	1.6	2.1	2.7	3.1	3.8	3.7	4.9	4.7	5.3	8.3	7.2	–	–
洗浄法	–	–	–	–	–	–	0.4	1.1	0.5	0.5	0.9	1.2	0.6	1.6	1.0	2.1	4.9
ピル	3.4	2.3	2.2	1.1	1.1	0.7	1.5	1.1	1.3	0.6	1.3	1.0	1.7	3.2	1.7	–	–
男性不妊手術	–	0.8	1.1	0.4	0.3	0.4	1.1	1.2	1.2	1.2	1.2	2.4	1.6	1.1	–	0.9	–
避妊薬（錠剤，ゼリー，フィルム）	–	0.4	0.4	0.4	0.3	-	0.5	0.8	0.5	0.8	1.2	1.0	0.5	–	–	–	–
ペッサリー	–	–	–	–	–	–	–	–	–	0.2	0.1	0.3	–	1.1	4.3	7.4	7.8
ゼリー，フィルム	–	–	–	–	–	–	–	–	–	–	–	–	–	1.9	6.4	13.3	15.4
錠剤	–	–	–	–	–	–	–	–	–	–	–	–	–	2.3	7.8	7.2	14.2
スポンジ	–	–	–	–	–	–	–	–	–	–	–	–	–	–	0.3	1.5	–
無回答	–	–	–	–	–	–	2.4	2.6	2.6	3.1	2.2	2.5	2.7	1.2	3.8	4.2	10.7
その他（無回答）	4.4	3.1	2.5	3.0	14.0	7.9	–	–	–	–	–	–	–	1.2	3.8	1.1	4.3
不妊手術	2.5	*3.5	*4.0	*2.6	*3.0	*4.3	*6.4	*5.8	*6.5	*7.0	*6.2	*9.8	*7.4	*4.0	5.4	–	–

（*は再掲．1950〜2000 年は「毎日新聞社人口問題調査会：全国家族計画世論調査」，2002・04・06・08 年・10 年・12 年は「男女の生活と意識に関する調査」）

表 2-2-6　受胎調節相談における問診のポイント

1. 以前の妊娠と転帰
   望まない妊娠と，もし，していたとしたらその時の避妊方法
2. 過去に規則的なピル服用スケジュールの維持の困難さの有無，たとえばシフト性労働
3. 月経歴
4. 過去の婦人科的治療
5. 性感染症のリスク
6. 現在の性関係の状態
7. セックスの頻度
8. 医学的な問診：医学的適格基準（MEC）
9. 将来の妊娠の計画
10. 妊娠を予防する効果的な方法に価値を置いている程度
11. 受胎調節費用を払い，複数回にわたる通院が可能な能力
12. 受胎調節の使用を秘密にする必要性の有無
13. 不規則で持続する出血を秘密にする必要性の有無
14. 不意の出血や無月経に対処する能力

（Harvey C, et al（2013）：The contraceptive consultation. “Contraception A Casebook from Menarche to Menopoause”. Kovacs BP, Guillebaud J ed, Cambridge University Press, p68.）

表 2-2-7　受胎調節法の選択における医学的適格基準（MEC）

MEC カテゴリ	定義
1	受胎調節法の使用に関して，何の制限もない状態
2	通常使用している方法の利点が，理論的あるいは証明されたリスクにまさる状態
3	理論的あるいは証明されたリスクが，使用している方法の利点にまさる状態．リスクのある方法の供給は，エキスパートの臨床判断や専門家への照会を要する．なぜなら，その方法の使用はたいてい推奨されないからである．
4	その方法が使われている場合に，許容できないリスクがある状態

（Harvey C, et al（2013）：The contraceptive consultation. “Contraception a casebook from menarche to menopoause”. Kovacs BP, Guillebaud J ed, Cambridge University Press, p69.）

4）妊娠前ケア

妊娠前ケア（preconception care）とは，妊娠前に「リプロダクティブ・ヘルスのリスクをアセスメントし，明確にし，減少させる，組織化された包括的プログラム」をいう[26)]．妊娠に至る過程には，受精，着床があり，妊娠後は，母体，胎児双方の健康の側面がある．これらに影響を及ぼす要因のアセスメントを行い，マイナス要因をできるだけ排除するという考え方である（**図 2-2-5**）．すでに経験したリプロダクティブ・ヒストリーや遺伝要因など，変えられないものもあるが，生活習慣はセルフケアによって変えることができる．妊娠後の母体および胎児の健康に関しては，第 2 巻収載の「妊娠期の看護」に譲り，ここでは妊娠に至る過程に着目する．

表 2-2-9 に妊孕性への影響についてエビデンスが集積されている生活習慣を示す．このような情報は一般に意外と知られておらず，また，本来，性教育で教えるべき知識も多い．家族計画に関心をもつカップルに対しては，この妊娠前ケアの理念のもと，できるだけ早くアセスメントし，精査が必要な因子や，改善すべき生活習慣の有無を見つける必要がある．助産師は，周産期もしくは生殖医療チームのどちらの所属であっても，カップルの妊

表 2-2-8 各種受胎調節法と特徴

	NFP（natural family planning）			COC（combined oral contraception）	緊急避妊法	
	リズム法（カレンダー法）	基礎体温法	ビリングス法		LNG-ECP 法	ヤッペ法
原理（作用）	性周期を利用する方法．オギノ式はリズム法にあたる．「女性の排卵期は，月経周期の長短にかかわらず，次回月経開始前の 12 日から 16 日の 5 日間である」という荻野の排卵学説を避妊に応用し，精子の受精能力の保有期間 3 日を加え，「女性の受胎期は，月経周期の長短にかかわらず，次回月経開始前の 12 日から 19 日の 8 日間である」とし，この 8 日間を禁欲するか，他の避妊法を用いる．	基礎体温が排卵を境に 2 相性を示すことを利用して受胎調節に活用する方法．低体温期のすべてと，高温期に入って 3 日間を何らかの方法で避妊する．	月経周期により変化している頸管粘液の性状のリズムを利用して，排卵日を推定し，避妊に活用する方法．排卵期には，頸管粘液の量が増え，液状・透明，牽糸性が現れる（分泌法）．毎日腟内に指を挿入し，自分の頸管粘液を観察する．	エストロゲンとプロゲステロンの配合薬を服用することにより，FSH，LH の分泌抑制が生じ，①卵胞発育，排卵を抑制する．子宮内膜が薄い状態になることで②着床が阻止される．頸管粘液が固い粘土状の栓となることで③精子進入が阻止される．	レボノルゲストレル（黄体ホルモン）を性交後 72 時間以内に 2 錠を 1 回内服することで，排卵を抑え，妊娠を防ぐ．また，子宮に作用し，受精卵の着床を防いだり，子宮内に精子を入りにくくする．	高用量もしくは低用量の OC を性交後 72 時間以内に 1 回目内服，その 12 時間後に 2 回目を内服することで，排卵を抑え，妊娠を防ぐ
パール指数[※1]	リズム法（カレンダー法）完璧な使用 9% すべて組み合わせると 2%			通常の使用 8% 完璧な使用 0.3%	本邦 2.1%（4/194）	本邦 2.6%（6/232）
妊娠阻止率[※2]	NFP すべて組み合わせると， 通常の使用 75%，完璧な使用 95～97%			通常の使用 92% 完璧な使用 99%	85%	57%
安全性，リスク，副作用	副作用はない．			脳梗塞，静脈血栓塞栓症のリスクが高まる．長期服用により子宮頸がんのリスク上昇．乳がんは増加しない．	46%に月経時以外の性器からの出血	約 50%に吐き気，10～20%に嘔吐．制吐薬を処方することもある．
副効用，ベネフィット	自分の性周期とそれに伴う身体の変化がつかめる．			月経困難症，過多月経等の抑制効果．卵巣がん，子宮体がんのリスク減少		
性行動やパートナーとの関係	パートナーの協力が必要である（禁欲期間，コンドームの併用）．			性行為と無関係に避妊可能	性行為後の避妊可能	性行為後の避妊可能
使用可能条件	自分の過去の一定期間の月経記録が必要．月経周期異常がなく，安定していること	早朝起床時に連日，体温測定を記録ができること．月経周期異常がなく，二相性であること	自分で頸管粘液を観察することができること	原則的にすべての生殖年齢の女性に処方可能．骨成長が終了している，35 歳以上で 1 日 15 本以上の喫煙者ではない，産後 21 日以降の非授乳婦，産後 6 カ月を経た授乳婦，乳がん患者ではない，血栓性素因がない，重篤な高血圧症・肝障害がないなど．	性行為後 72 時間以内であること 第一選択法である．	性行為後 72 時間以内であること LNG-ECP 法が利用できない場合に限り用いる．
管理	自己管理のみ					
費用（診療費等は別）	費用はかからない．	婦人体温計購入費として 1,500～8,000 円程度	費用はかからない．	1 カ月 3,000 円程度	13,000 円前後	3,000 円程度

※1 パール指数：ある避妊法を 1 年間用いた場合に避妊に失敗する確率．100 人の女性が 1 年間避妊した場合の「100 婦人年」を用いる．
McVeigh E, et al（2008）：Oxford handbook of reproductive medicine and family planning. Oxford university press, p267.

※2 妊娠阻止率：WHO：Family planning Fact sheet N 351. Updated May 2013.［ウェブサイト］

表 2-2-8 のつづき

	子宮内避妊器具		コンドーム（男性）	ペッサリー	不妊手術	
	銅付加 IUD	ミレーナ			男性	女性
原理（作用）	銅付加 IUD を子宮内に挿入しておくことで， ①受精を阻止する ②精子の移動を阻止する ③卵子輸送を阻止する ④着床を阻止する	レボノルゲストレル（黄体ホルモン）放出型子宮内避妊具であり，頸管粘液を変化させることで，①精子の移動を阻止する．また，子宮内膜の増殖を抑制することで，②着床を阻止する．	ラテックスゴム製・ポリウレタン製のサックにより，ペニスを覆い（女性用は，腟内に袋状のポリウレタン製のコンドームを挿入することによって），精子が腟内および子宮内に進入することを阻止する	①子宮口を遮蔽するもの（ペッサリー）が後腟円蓋と恥骨結合の後ろのくぼみの間に完全に固定されれば，精子の子宮内への進入を防ぐ． ②子宮口が遮蔽されると頸管粘液が腟内に流れず，腟内は酸性に保たれ，酸に弱い精子は死滅する．	精管切除結紮法（vasectomy）．日本ではパイプカットともよばれる．陰嚢根部で精管を精索から剥離，2 cm 以上切除，各断端を焼却，結紮することで精巣から精子が精液中に進入するのを阻止する．	卵管圧挫結紮法（tubal ligation）．卵管をクリップやバンドで結紮することで，卵管の疎通性を失わせ，精子・卵子の移動を阻止する
パール指数※1	通常の使用 0.8% 完璧な使用 0.6%	通常の使用 0.1% 完璧な使用 0.1%	通常の使用 15% 完璧な使用 2%	通常の使用 16% 完璧な使用 6%	通常の使用 0.15% 完璧な使用 0.1%	通常の使用 0.5% 完璧な使用 0.5%
妊娠阻止率※2	99%以上	99%以上	通常の使用 85% 完璧な使用 98%	—	99%以上	99%以上
安全性，リスク，副作用	経血量の増加，過長月経，月経痛，0.1～0.5%脱出	78%に月経異常（過長月経，周期異常）	使用中に破れることがある．	性感染症の予防効果はない．避妊効果もあまり高くないため殺精子薬を併用するのが望ましい	永久的である（不可逆的）．しかし，再吻合術もある．	永久的である（不可逆的）．しかし，再吻合術もある．
副効用，ベネフィット			性感染症の予防効果がある．	パートナーの協力が得られない場合にも女性のみでコントロールできる．		卵巣がんが減少する（理由の説明は難しい）．
性行動やパートナーとの関係	性行為と無関係に避妊可能	性行為と無関係に避妊可能	性行為に対して侵入的．事前に手元に用意する必要がある．	性行為とは無関係に避妊可能であるが，事前に女性はペッサリーを装着しておく必要がある．また，事後はすぐに取り出さないこと	性行為と無関係に避妊可能	性行為と無関係に避妊可能
使用可能条件	銅アレルギー，銅代謝異常，子宮腔の形態異常，腫瘍，出血性素因，性感染症（12 カ月以内の既往も）がない，妊娠中もしくは妊娠の疑いがない，産後 6 週間を経ているなど	性器のがん，黄体ホルモン依存性腫瘍，子宮腔の形態異常，性感染症（3 カ月以内の既往も），PID，子宮外妊娠の既往がない，妊娠中もしくは妊娠の疑いがない，授乳中でない，産後 6 週間を経ているなど	ゴム製のものはラテックスアレルギーがないこと（アレルギーがあるときはポリウレタン製を使用）	自分の身体に合ったサイズのペッサリーを購入すること．自己装着が苦にならず，挿入方法を学習していること	すでに複数の子どもがいて，自分の年齢が若くないこと，性的な問題や夫婦間の問題を解決するためではないこと，ストレスや危機状態にないこと	すでに複数の子どもがいて，自分の年齢が若くないこと，夫婦間の関係が悪くないこと，妊娠中絶や帝王切開後，産後すぐの時期は後悔するという報告があるため，すすめられない．
管理	装着は月経開始後 10 日以内．装着後初回月経後・3 カ月後・6 カ月後・1 年後に定期検診．2 年ごとに除去・交換が必要	装着は月経開始後 7 日以内．装着後 3 カ月以内・1 年後・以降 1 年ごとに定期検診．5 年以内に除去・交換が必要	穴が開いたり，油性の物質と触れたりしないように適切に管理する必要がある．使用期限がある．	使用後は洗浄して干す．体型が変わったらサイズを見直す（体重の増減が 3 kg 以上あったとき）		
費用（診療費等は別）	装着時 30,000 円	装着時 70,000 円	1,000 円前後（12 個）	現在，国内に製造メーカーがないため購入できない．	100,000 円程度	200,000 円程度

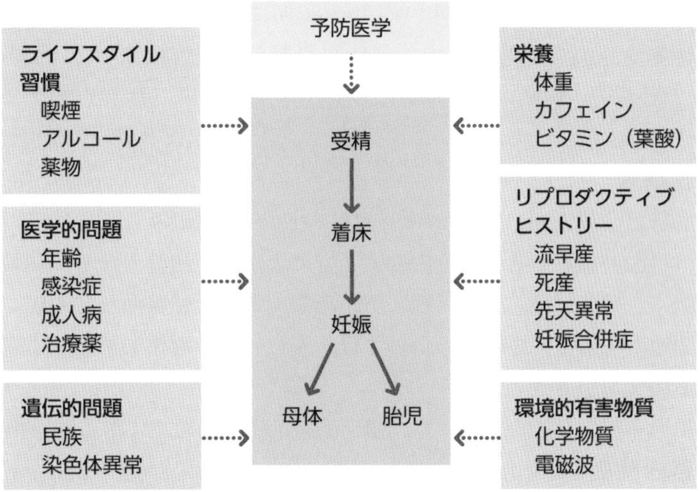

図 2-2-5 妊娠前ケア

表 2-2-9 妊孕性への影響についてエビデンスが集積されている生活習慣

- 男女ともに喫煙（女性では受動喫煙も含む）（妊孕性↓）
- 男性では過度な飲酒（妊孕性↓）
- 男女ともに BMI 29 以上の肥満，女性では BMI 19 以下のやせで不規則月経もしくは無月経があるとき（妊孕性↓）
- 2〜3 日おきの性交渉（妊娠のチャンスを高める）
- タイミングを計るならば，排卵前 2 日間の性交渉（妊娠のチャンスを高める）
- 従事する職業や使用中の薬のなかには，男女の妊孕性を害し減少させるものがある

(Institute for Health and Clinical Excellence（2013）：Fertility：Assessment and treatment for people with fertility problems（NICE clinical guideline 156）．pp13-17.)

娠前ケアに直接かかわりサポートする役割をもつ．

5）成人期にみられる健康問題

思春期同様に，ここではリプロダクティブ・ヘルスと関連するおもな健康障害について取りあげる．いわゆる不妊に関しては p126 に譲り，本項では触れない．

●性感染症

成人期の 20 歳代は，女性の生涯のなかで性感染症の罹患者数が最も多い年代である．2018 年の感染症発生動向調査では，性器クラミジア感染症，淋菌感染症，尖圭コンジローマ感染症，梅毒感染症は 20 歳代前半に，性器ヘルペス感染症は 20 歳代後半に多くみられている．

●月経前症候群

月経前症候群（premenstrual syndrome；PMS）は，月経前 3〜10 日間の黄体期に続く精神的あるいは身体的症状で，月経発来とともに減弱あるいは消失するものをいう．下腹部膨満感や下腹痛，腰痛，乳房痛，頭痛などの身体症状と，いらいら，怒りっぽさ，抑うつなどの精神症状とに分けられる．精神症状が強いものは，月経前不快気分障害とよぶ．原因は諸説あり，不明であるが，黄体ホルモンが関与し，その感受性が高いためではないかとされている．生殖年齢女性の約70～80％に月経前に何らかの症状があり，日常社会生活に困難をきたす中等度以上の症状の月経前症候群は5.4％，月経前不快気分障害は1.2％といわれる．治療は，カウンセリング・生活指導（食事やリラクセーションなど），薬物療法（対症療法）である．

●子宮筋腫

子宮筋腫は，成人期（30～40歳）女性の20～25％にみられる子宮の筋層に発生する良性腫瘍（平滑筋腫）である．位置や大きさによって症状は異なる．粘膜下筋腫がもっとも症状が重く，過多月経，過長月経，不正出血，鉄欠乏性貧血などを起こし，不妊症や不育症との関連が生じる．妊娠中の合併では，変性に伴う疼痛や切迫流早産など，妊娠経過に影響する問題を引き起こすこともある．位置や大きさ，症状による心身・生活への影響，年齢や挙児希望の有無などにより，個別的の治療方針を立てることが推奨されている．

●子宮内膜症

子宮内膜症は，成人期（20～40歳，ピークは30歳代前半）女性の10人に1人にみられ，その30～50％の女性が不妊症といわれる[27)]．何らかの原因で子宮内膜様組織が子宮腔内面以外（異所性）に生じた疾患である．発生機序は，子宮内膜移植説，体腔上皮化生説などの諸説があるが，いまだ解明されていない．

不妊症以外の問題点として疼痛がある．疼痛は90％の女性にあり，月経痛と月経時以外の疼痛（骨盤痛，性交痛，排便痛）も指摘されている．また，卵巣に内膜様組織が発生するとチョコレート嚢胞を作り，年齢と大きさによって卵巣がんが合併するリスクが高くなるため注意が必要である．生殖年齢の女性にとって罹病の頻度も高く，生活や人生への影響が大きい疾患である．英国では，子宮内膜症について女性たちに教育やサポートができるように訓練を受けた看護師（endometriosis specialist nurse）の養成が始まっている[28, 29)]．

●子宮頸がん

子宮頸がんは，成人期（20歳代後半から30～40歳，ピークは30歳代後半）に好発し，子宮頸部に発生する悪性腫瘍（多くが扁平上皮がん）である．早期発見のため，日本では，2年に1回の子宮頸部細胞診が推奨され，20歳，25歳，30歳，35歳，40歳の女性には，医療機関で検診を受けられる無料クーポンが配布されている．

もっとも一般的な初発症状は，接触出血（性交時の出血）などの不正出血とされる．症状を自覚することがなくとも，検診によって発見されることもある．患者の90％以上からヒトパピローマウィルス（HPV）が検出され，感染との関連が明らかにされている．

「1　思春期の女性」でも触れたとおり，現在，HPVワクチンの接種は推奨されていない．そのような状況をふまえると，看護ケアとして重要な点は，ワクチン接種の意思決定支援を行うことであり，とくに若い未成年者では本人と親のどちらに対しても支援が必要である．ワクチン接種の有無にかかわらず，定期的に性感染症と子宮頸がんの検診を受けるよう教育することも重要である．

また，検診率を高める啓発活動と同時に，検診結果の理解を促し，不要な不安を取り除く教育や情緒的サポートも必要である．細胞診の分類，子宮頸がんの進行度の分類，それらの区別などを一般女性が適切に理解することは難しく，不安が増大しパニックに陥ることもあるからである．

生殖年齢の女性の子宮頸がんの治療においては，手術適応の判断が難しいと指摘されつつも，腫瘍医療，生殖補助医療，周産期医療のチームワークによる妊孕性温存療法の考え方，実施が広まりつつある．

●良性卵巣腫瘍・卵巣囊胞

全生涯にわたり，女性の 4～7%に卵巣に囊胞が認められるとされる[30)]．囊胞の多くは良性の腫瘍や囊胞性に腫大してはいるが，真の腫瘍ではない類腫瘍であるといわれる．妊娠中に発生した黄体囊胞はヒト絨毛性ゴナドトロピン（hCG）による機能性のもので自然消失することが多いため，茎捻転や破裂がなければ経過観察する．腫瘍や囊胞が良性なのか悪性なのかを鑑別することが必要であり，悪性の場合は開腹手術，良性の場合は経過観察を続けることもありうる．腫瘍の超音波診断法による良悪鑑別の正診率は 90%程度であるが，手術後の摘出物の病理組織学的検査を行うことで最終的な鑑別診断となることを女性に知らせることが重要である．

●乳がん

2017 年の国立がん研究センターがん情報サービス「がん登録・統計」全国がん罹患データによると，女性では，乳がんの罹患者数が全がんの中で第 1 位となっている．年代別にみると，60 歳代前半と 40 歳代後半にピークがあり，生殖年齢女性に罹患数が多いわけではない．ただ，晩婚化，晩産化が進むなかで，また，がん治療および生殖補助医療の進歩，エビデンスの集積に伴い，妊娠後に乳がんに罹患していることが判明した女性の出産や，がん治療前に卵巣や卵子，受精卵を凍結し，将来の妊娠・出産に備える妊孕性温存を選択するケースなどもみられるようになってきた．

知識や情報がないために，乳がんのリスク因子を見逃す，検診を受けない，適切な治療の選択ができない，妊孕性を温存できる可能性を逃すなどのようなことがないように，女性に対する乳がんの予防・治療に関する啓発活動が重要である．早期発見のため，日本では，40 歳以上の女性に 2 年に 1 回，乳房 X 線検査（マンモグラフィ）による検診が推奨され，40 歳，45 歳，50 歳，55 歳，60 歳の女性には，医療機関で検診を受けられる無料クーポンが配布されている．

3 更年期の女性

1）更年期における心身の特徴

閉経は更年期と関連が深く，the Japan Nurses’ Health Study（JNHS）によると，日本女性の自然閉経年齢（中央値）は 52.1 歳である[31)]．その前後 10 年間が更年期とされる．閉経年齢に影響する因子も調べられており，喫煙歴があること，BMI＜18.5 であること，片側卵巣摘出術の既往があることは，閉経を早める要因であることが明らかになっている．

女性は，卵胞数の減少による影響が 40 歳代から顕著となる．卵巣機能の低下が始まり，エストロゲン，プロゲステロンの分泌が減少する．そのため，FSH，LH が上昇する（**図 2-2-6**）．卵巣機能の低下により月経周期が不規則となり，無排卵周期を繰り返して閉経する．45 歳以上の女性が他に生物学的および生理学的原因がなく，12 カ月間，無月経であれば，臨床的に閉経と判断するが，それ以上の診断はすすめられてはいない[32)]．

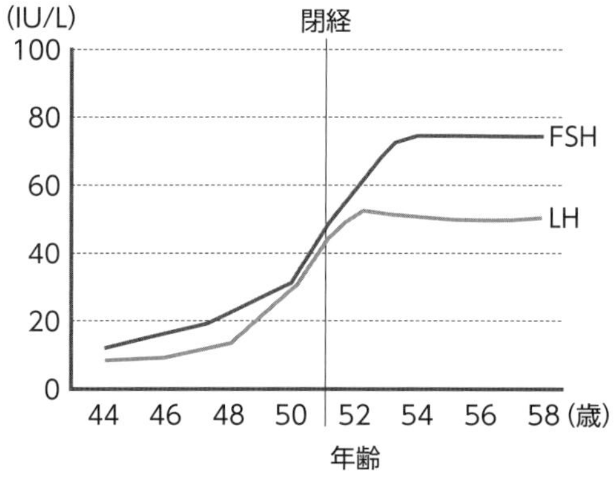

図 2-2-6 更年期における FSH，LH 分泌量の変化
（日本産科婦人科学会編（2016）：産婦人科研修の必修知識 2016-2018．p701．を参考に作成）

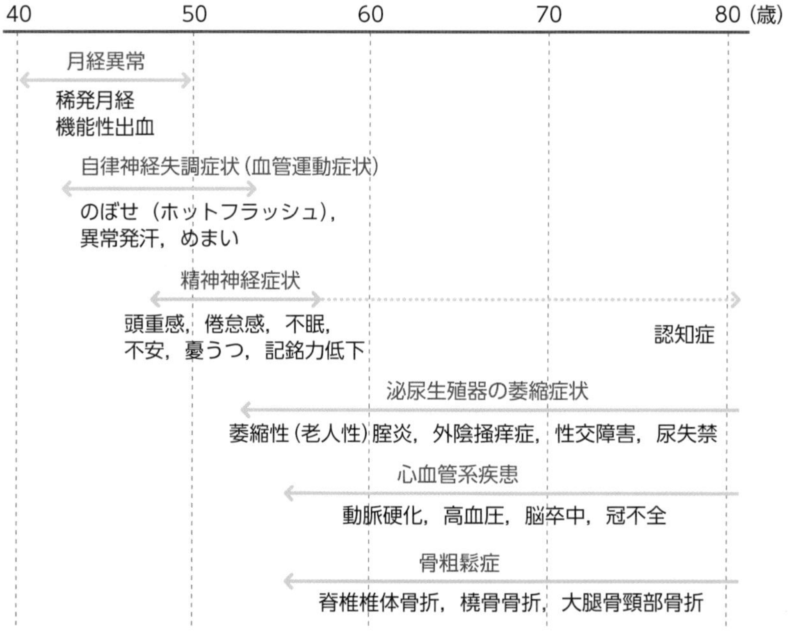

図 2-2-7 女性ホルモン動態の変化が女性の心身に及ぼす影響
（日本産科婦人科学会編（2016）：産婦人科研修の必修知識 2016-2018．p702.）

このような女性ホルモン動態の変化は，閉経のみならず，女性の心身に大きな影響を及ぼす．いわゆるホットフラッシュやめまい，異常発汗などのエストロゲン欠乏症状や，それに伴う標的臓器の機能的変化が起こる（**図 2-2-7**）．すなわち，泌尿生殖器の萎縮，骨量減少，脂質異常症，動脈硬化の進行である．エストロゲン欠乏症状には，頭重感，倦怠感，不眠，不安，憂うつ，記銘力低下などの精神神経症状もある．

さらに，更年期は，自身の老いの予感や自覚，子どもの自立（進学・就職・結婚など）による役割上の変化，配偶者との関係の不均衡化や配偶者そのものの喪失（主人在宅ストレス症候群，配偶者の病気や死など），老親の介護による生活ストレスなどの課題がある．

2）更年期の生活とヘルスケア

(1)疾病予防と健康の維持・増進

「更年期」という言葉のもつ「時がひと回りして，あらたまり，いれかわる，決まった時期」という意味をもとに，本来 change of life の時であり，「生活をあらためる時期」ととらえるべきだと指摘されている[33]．

それでは，実際にどのような生活が望ましいのであろうか．「高血圧治療ガイドライン」「糖尿病診療ガイドライン」「動脈硬化性疾患予防ガイドライン」などに，各検査値に異常がみられる人に対し，その人のもっているリスクの程度に応じた生活指導内容が示されているが，健康な更年期女性に対するものは見あたらない．一般の更年期女性にふさわしいライフスタイルとしては，欧米の保健医療専門家組織によって**表 2-2-10** のようなものが提供されている．

一方，骨粗鬆症の予防については「骨粗鬆症の予防と治療ガイドライン」があり，**表 2-2-11** のように示されている．

更年期女性が病気を早期発見するのに利用できる，国が実施を定める事業は，「乳がん及び大腸がん検診事業」「生活習慣病予防のための特定健康診査・特定保健指導事業」「骨粗鬆症検診」「歯周疾患検診」である．

(2)更年期女性の性の健康

更年期は，腟の乾燥や感染が起こりやすく，不快感，かゆみ，性交痛などが生じる．閉経前後を境に性交痛が増すことは知られている．更年期女性の性交痛の頻度にはばらつきがあるとされるが，大規模調査では 29％前後とのことである[34]．性交痛は女性にとって

表 2-2-10　更年期女性にふさわしいライフスタイル

・喫煙しない
・血圧を正常範囲に保つ
・コレステロール値を正常範囲に保つ
・トリグリセライドを正常範囲に保つ
・糖尿病を予防する
・継続的に運動する（ウォーキングなど，週に 150 分）
・健全な体重を保つ，体重が過剰であれば減量する（肥満の予防）
・栄養を改善する（低脂肪，未精製穀類，十分なたんぱく質，カルシウム他豊富なミネラルとビタミン）
・ストレスを減らす，リラックスする
・身体を涼しく保つ（衣類，室温，飲食物の工夫）
・睡眠を十分にとる（就寝時刻を一定に．就寝直前に運動しない．眠れなくても寝具の中でくよくよしない）

（The North American Menopause Society（NAMS）：Staying Healthy at Menopause and Beyond.／NHS Choices your health and your choices：Menopause：five self-help tips.）

表 2-2-11　骨粗鬆症の予防

運動	荷重負荷運動，散歩，閉眼片足起立運動の継続的な実施
食事	カルシウム，ビタミン D，ビタミン K を豊富に含む食品の摂取 （女性 15 歳以上のカルシウム摂取推奨量：650 mg/日）
嗜好品	喫煙と過度な飲酒はリスク因子となる． エタノール 24～30 g/日以上の摂取はリスクを高める．

性欲減退の大きな要因となる．性交痛の対処法として，腟の保湿クリームや潤滑剤の利用，局所エストロゲン療法がある．

実際の性生活は，2012年の調査によれば，「性交渉が1年間全くない」割合が40歳代28.1%に対し，50歳代46.2%と50歳代で5割近くに増える．12年前の50歳代が23.4%であったの対して倍増している．一方，マスターベーションを月2〜3回以上する割合は40歳代18%に対し50代11.3%と顕著な差はなく，12年前の50歳代4.8%より2倍以上に増加している[35]．性的欲求自体はさほど減少していないともいえる．しかし，性生活を重要でないと考える割合は50歳代55.3%と5割を超え，寝室を夫と別にしている割合は50歳代33.3%と3割を超えている．同年代の男性で性生活を重要でないと考える割合は45.3%であり，10%の開きがある．50歳代の女性は男性と比べ配偶者との性生活を望む人が少なく，その意向を反映し，性交渉をもたない人が増えているといえる．更年期症状からくる身体生理的な要因に加えて，夫婦関係などの心理社会的な要因も50歳代女性の性の健康に影響すると考える必要がある．

3）更年期にみられる健康問題

●更年期障害

更年期障害は，更年期症状のうち，日常生活に支障をきたす病態とすると定義されている．更年期症状は，更年期（閉経の前後5年間）に現れる多種多様な症状のなかで，器質的変化に起因しない症状をさす．

更年期障害は，自律神経失調症状，精神的症状，その他の症状の3つに大別される．その成因としては，おもにエストロゲンの欠乏による内分泌的要因，加齢による要因，社会環境的要因，心理的要因があるとされている．

●子宮体がん

子宮体がんの罹患者は，50歳代後半をピークとして，50〜60歳代に多い．更年期で注意が必要な疾患のひとつである．健康女性に対する検診の実施は，有効性と対費用効果のエビデンスがないため推奨はされていない．50歳以上もしくは閉経後で，最近6カ月以内に不正出血などの疑わしい症状がみられたり，リスク因子のある女性に対し，内膜細胞診が実施される．

●卵巣がん

卵巣がんの罹患者は，40歳代後半から増え，60歳代前半をピークとし，85歳を超えてもほぼ同率である．子宮体がんと同様に，更年期を迎える頃から注意が必要な疾患のひとつである．同じく，健康女性に対する検診の実施は，有効性と対費用効果のエビデンスがないため推奨はされていない．リスク因子があるなど，個別の判断によって，経腟超音波検査や腫瘍マーカーCA125の測定を組み合わせて実施される．

4 老年期の女性

1）老年期における心身の特徴

2018年の「簡易生命表」によると，女性の平均余命は，87.32歳（男性は81.25歳）となった．更年期以降，約 30 年という年月を過ごすことになり，老年期は，それまでの発達段階のどの時期よりも長いことになる．これは，生活環境の改善や保健医療の進展によって，人びとが命を永らえることができるようになった証でもあるが，健康寿命（健康上の問題で日常生活が制限されることなく生活できる期間）が延びなければ，不健康な期間が延びるだけで，人生の終章期の QOL を保つことができない．

QOL を保つためには，健康状態を良好に維持し，健康寿命を延ばすことがポイントとなる．厚生労働省が 2017 年に行った「国民健康・栄養調査」によると，女性は 50 歳代から BMI が適正範囲を超える人（肥満）が 20％を超える．60 歳代から糖尿病や高脂血症であると，医師に診断される人が増えている．このような生活習慣病は，脳血管障害，循環器疾患に発展する可能性がある．さらに，高齢女性に特徴的な身体的変化としては，骨粗鬆症（易骨折性）とロコモティブ症候群（運動器症候群：加齢により運動器の健全性が失われ，移動機能が低下した状態）があり，寝たきりになりやすい要因となっており，また，精神症状としては，うつ病と認知症が指摘されている[36]．女性は男性より長寿であるが，骨粗鬆症，骨折，転倒，関節疾患，認知症，アルツハイマー病などは女性のほうが多く，要介護状態になりやすい[37]．また，加齢に伴い，目，耳などの感覚器の異常や，歯・歯周などの病気による加療の必要性も増える．

一方，高齢女性を取り巻く社会情勢としては，独居者が増え，経済的不安，孤独死への不安をもつ人が増えている．所得の差が健康にも影を落とし，女性では低所得者ほど，朝食の摂取，野菜摂取量，運動の習慣が少なく，喫煙しており，肥満であり，睡眠の質が良くなかった．

エリクソンによる老年期の発達段階は，自我の〈統合〉対〈絶望〉である．〈統合〉の意味として「自我のなかに蓄積された確信」「経験としての愛」をあげ，これらを通じ，「自分の唯一の人生周期を，そうあらねばならなかったものとして，また，どうしても取りかえを許されないものとして，受け入れること」であるという．また，〈統合〉は，人生の最終段階を互いに分かち合い，認め合うことを可能にする他者との相互依存における情緒的統合も意味すると述べている．この自我の統合が欠如すると，死の恐怖や，もはややり直せないという焦りが〈絶望〉となって表現されるという．

2）老年期の生活とヘルスケア

(1) 疾病予防と健康の維持・増進

老年期女性が健康に歳をとっていくために適切な生活を**表 2-2-12** に示す．

老年期女性が病気を早期発見するのに利用できる，国が実施を定める事業は，「乳がん及び大腸がん検診事業」「生活習慣病予防のための特定健康診査・特定保健指導事業」「骨粗鬆症検診」「歯周疾患検診」である．75 歳以上もしくは一定の障害のある 65 歳以上で後期高齢者医療制度の被保険者は，「後期高齢者医療健康診査」を受けられる．

(2) 老年期女性の性の健康

老年期女性の実際の性生活は，2012 年の調査によると，「性交渉が 1 年間全くない」割合が 60 歳代 56.6％，70 歳代 71.4％と加齢とともに増えている．マスターベーションを月 2〜3 回以上する割合も 60 歳代 3.9％，70 歳代 1.4％と 50 歳代に比べ顕著に減少している[38]．老年期は性的欲求自体が低下するといえる．男性では加齢とともに射精障害が増

表 2-2-12　老年期女性が健康に歳をとっていくために適した生活

- ・継続的に運動する（ウォーキング，閉眼片足起立運動，スクワット，ストレッチ，ラジオ体操，関節の曲げ伸ばしなど）
- ・転倒を予防する（継続的な運動による）
- ・健康的な食事をとる（カロリー控えめ，十分な蛋白質，豊富なミネラルとビタミン）
- ・健全な体重を保つ，体重が過剰であれば減量する（肥満は生活習慣病や骨関節炎などのリスクを高める）
- ・適切に服薬管理をする（複数の疾患に罹患している人が多く，有害事象が起こりやすい薬も多く用いられるため，多剤投与による重複投与や副作用発現に注意を要する認知機能の低下，経済的事情など服薬管理を困難にする要因もある）
- ・社会的人間関係を大切にする（配偶者との死別など家族関係が変化するなかで，友人関係があることは健康の保持・増進にサポーティブに作用する）

（Cochrane BB, Young HM（2008）：Older women's Health. "Women's Health Care in advanced Practice Nursing". Fogel CI, Woods NF ed, Springer publishing Company, pp149-163. ／日本臨床整形外科学会（2009）：ロコモティブ症候群.）

える[39)]．しかし，さまざまな喪失に遭遇し，孤独感や寂寞感を深める老年期に「性交渉がなくなり，触れ合いもない」という状態に陥ることなく，スキンシップを活用することによって"安心感"や"信頼感"を確かめ，安らぎや癒しの時間を大切にすることの重要性が指摘されている[40)]．

3）老年期にみられる健康問題

更年期以降のエストロゲン低下に伴う問題がある．加齢に伴う心身の変化が徐々に進む．

●尿失禁

尿失禁とは，尿の無意識あるいは不随意な漏れが衛生的または社会的に問題となったものをいう．

咳やくしゃみ，運動などで腹圧が上昇した際に，膀胱の収縮と無関係に尿が漏れる「腹圧性尿失禁」，我慢できない突然の尿意とともに尿が漏れる「切迫性尿失禁」，腹圧性尿失禁と切迫性尿失禁が混在する「混合性尿失禁」，膀胱に尿が充満し，尿道から溢れ出る「溢流性尿失禁」がある．昼夜の頻尿があり，切迫性尿失禁を伴うこともあれば，伴わないこともあり，突然に強い尿意切迫感が起こる「過活動膀胱」もしばしば認められる．

妊娠・出産，加齢やエストロゲンの低下が，骨盤底の筋・筋膜などの支持組織の弛緩や尿道の萎縮をもたらし，尿失禁，頻尿，残尿感などの下部尿路症状を引き起こす．これらの症状は，女性のQOLへの影響が大きい．

治療には，行動療法（骨盤底筋訓練，バイオフィードバックなど），薬物療法（β_2交感神経刺激薬，エストロゲン），手術療法がある．

●萎縮性腟炎

萎縮性腟炎は，加齢に伴う卵巣機能の低下や卵巣摘出によるエストロゲン欠乏に起因する腟の萎縮性変化で，細菌性腟炎が生じやすいことをさす．

エストロゲンは，腟内のグリコーゲン産生を促し，自浄作用を担うデーデルライン桿菌の常在を保つように働く．更年期以降にエストロゲン濃度が低下すると，腟内の自浄作用が機能しなくなり，さまざまな雑菌によって感染を受けやすくなる．腟の乾燥感，性交痛，外陰部の疼痛や掻痒感などを背景に，黄色帯下や血液の混在した帯下がみられる．

治療には，エストリオール腟錠，エストロゲン製剤の内服，抗菌薬含有の腟錠などを用いる．

●骨盤臓器脱

骨盤臓器脱は，子宮の下垂・脱出と腟の弛緩・外翻の総称名である．

骨盤内臓器を支持する靭帯・筋膜組織の弛緩・破綻が要因となる．子宮単独の下垂・脱出はまれで，腟，膀胱，直腸など複数の臓器がさまざまな程度で下垂・脱出するとされる．下垂による下垂感，腟膨隆感，排尿・排便障害の症状の訴えにもとづき，診断・治療を開始する．

症状の程度や下垂に対する客観的な重症度のアルゴリズムによって，治療法を選択する．薬物療法（ワセリン，エストリオール製剤）や理学療法（骨盤底筋訓練），ペッサリー療法，手術療法がある．

●閉経後骨粗鬆症

閉経後骨粗鬆症は，原発性骨粗鬆症である．原発性骨粗鬆症は，低骨量をきたす骨粗鬆症以外の疾患または続発性骨粗鬆症を認めず，診断基準の一定の条件を満たす場合をいう．

骨粗鬆症については，骨折危険性を抑制しQOLの維持改善を図ることが重要であり，近年，骨密度以外に骨折危険因子の評価が行われている．日本でもWHO骨折リスク評価ツール（fracture risk assessment tool；FRAX）が用いられている．骨粗鬆症検診は，40〜70歳まで5歳おきに骨密度測定し，要精検，要指導者を選別する．「骨粗鬆症の予防と治療のガイドライン2015」（日本骨粗鬆症学会，他編）では，65歳以上の者および周閉経期以降65歳未満で骨折危険因子（過度のアルコール摂取，現在の喫煙，大腿骨近位部骨折の家族歴）を有する場合に，骨密度測定（腰椎および大腿骨近位部の2部位のDXA（dual energy x-ray absorptiometry）を実施することが推奨されている．骨密度，骨折危険因子の程度によって，薬物治療の開始が判断される．薬剤の選択に際しては，女性の健康状態や薬物の副作用等を考慮して行う．

〈文献〉

1）山本三奈，他（2006）：母親の更年期症状が思春期から青年期にある子どものアイデンティティ形成と心身の健康に与える影響．小児保健研究，65(3)：498-506.

2）Hosokawa M, et al（2012）：Secular trends in age at menarche and time to establish regular menstrual cycling in Japanese women born between 1930 and 1985. BMC Women's Health,(12)：19.

3）日本性教育協会（2011）：第7回青少年の性行動全国調査.

4）前掲3).

5）甲村弘子（2013）：知っていますか？　子どもの性行動と10代の妊娠．チャイルドヘルス，16(1)：36-39.

6）坂元　章（2005）：思春期におけるテレビゲームとインターネットの影響　ポルノ，プレデター，自殺．産婦人科治療，91(5)：477-481.

7）池田かよ子，他（2011）：電子メディアの暴露と女子高校生の疲労との関連．母性衛生，52(1)：91-100.

8）田川真理子，他（2001）：二次性徴の発現に伴う性の悩みと親子関係．母性衛生，42(1)：34-42.

9）前掲3).

10）厚生労働省（2018）：平成29年患者調査の概況..

11）前掲2).

12）蛯名智子，松浦和代（2010）：思春期女子における月経の実態と月経教育に関する調査研究．母性衛生，51(1)：111-118.

13）池田智子，他（2013）：高校生における月経随伴症状と生活習慣および冷えの自覚の関連．母性衛生，53(4)：487-496.
14）榊原秀也（2011）：思春期女子の体重減少と無月経．産婦人科治療，103(2)：163-167.
15）高橋幸子，北村邦夫（2011）：ティーンズ女子のよくある悩み 月経異常・若年妊娠．JIM，21(10)：804-807.
16）福本　環，他（2013）：阪南中央病院における過去 5 年間の人工妊娠中絶の実態　望まない妊娠を予防するための基礎資料．母性衛生，53(4)：583-591.
17）厚生労働省（2019）：平成 30 年度衛生行政報告例.
18）定月みゆき（2009）：若年妊娠・出産・育児への対応．母子保健情報，(60)：53-58.
19）北村邦夫（2009）：望まない妊娠 その効果的な防止対策への提言．母子保健情報，(60)：46-52.
20）厚生労働省（2018）：性感染症報告数.
21）家坂清子（2009）：思春期女子の性感染症．母子保健情報，(60)：28-32.
22）佐藤武幸（2011）：思春期の性感染と HPV ワクチン．小児感染免疫，23(1)：63-73.
23）Erikson EH（1950），仁科弥生訳（1977）：幼児期と社会 I．みすず書房，pp338-345.
24）RHW van Lunsen（2013）：Myths and misconceptions about sex and con（tra）ception. “Contraception A Casebook from Menarche to Menopoause”. Kovacs BP, Guillebaud J ed, pp8-17, Cambridge University Press.
25）Mcveigh E, et al（2008）：Oxford handbook of reproductive medicine and family planning. Oxford University Press, p276.
26）Jack B, Culpepper L（1990）：Preconception care. “New perspectives on prenatal care”. Merkatz IR，Thompson JE ed, Elsevier, pp69-80.
27）Rogers PA, et al（2009）：Priorities for endometriosis research：recommendations from an international consensus workshop. Reproductive Science, 16(4)：335-346.
28）BSGE：Requirements to be a BSGE Accredited Centre.［ウェブサイト］
29）Endometriosis UK：Nurse training 2013.［ウェブサイト］
30）杉山　徹，他編（2013）：EBM 婦人科疾患の治療 2013-2014．中外医学社，p90.
31）Yasui T, et al（2012）：Factors associated with premature ovarian failure, early menopause and earlier onset of menopause in Japanese women. Maturitas, 72(3)：249-255.
32）Casper RF（2014）：Clinical manifestations and diagnosis of menopause.
33）日本女性医学学会編（2019）：女性医学ガイドブック 更年期医療編 2019 年度版．金原出版，pp460-461.
34）前掲 33)，pp148-149.
35）荒木乳根子，他（2014）：中高年夫婦のセクシュアリティ　特にセックスレスについて　2000 年調査と 2012 年調査の比較から．日本性科学会雑誌，31(1)：27-36.
36）加藤明子，千葉太郎（2013）：高齢女性のあり方とメンタルケア．日本心療内科学会誌，17(2)：100-106.
37）秋下雅弘（2005）：加齢と性差．「性差医療 性差研究が医療を変える」．天野恵子編，真興交易医書出版部，pp65-74.
38）前掲 35).
39）大川玲子（2014）：性機能についての比較検討（特集 2012 年・中高年セクシュアリティ調査）．日本性科学会雑誌，32（Suppl）：47-56.
40）日本性科学会セクシュアリティ研究会編（2002）：カラダと気持ち ミドル・シニア版 40 ～ 70 代セクシュアリティ 1000 人調査．三五館，p133.

第3章

対象の理解と実践の基盤

第1節
親性・母性・父性とは

学習のねらい

❶ 母性，父性の概念と考え方について理解できる
❷ 親性の概念と考え方について理解できる

母性および父性は，おもに母親・父親となる人の“役割”や“特性”に着目した概念であり，周産期は，ライフサイクルにおける出産の“時期”を示している．いずれも，子どもの誕生というイベントを中心にしていることには変わりない．

1 母性と父性

子どもの誕生は，母親，父親，祖父母，叔母，叔父と，家族のなかにさまざまな役割の誕生をもたらす．今日，家族の定義自体も遺伝的情報の共有（血縁関係）のみに限定されてはいない．たとえば日本では，子どもと母親の親子関係は“分娩”の事実により認められているが，生殖補助技術により親子関係はより複雑となっている．

広辞苑は，母性を「女性が母として持っている性質，また，母たるもの」とし，母であれば当然もっているものとして説明している．また，父性も同様に「父として持つ性質」と示されている．しかし親は，子どもが誕生したからといって自然にその役割をとれるわけではなく，役割は徐々に獲得されていくものである．

世界保健機関（WHO）は，母性（motherhood）を「現に子どもを産み育てる者の他に，将来子どもを産み育てるべき存在，および過去においてその役割を果たしたもの」と出産の時期の前後も包含している．日本においては，乳幼児の健康診査および保健指導に関する実施要領に「母性保健はおおむね思春期から更年期にわたる年代のものを対象にし……」とあり[1)]，出産の時期に限定しない広い期間をさしている．

また，母子保健法の定義には「母性は，すべての児童が健やかに生まれ，かつ，育てられる基盤である（第二条）」とあり，子どもの成長に影響を及ぼす母性の重要性を強調している．

生物学的にも胎児の直接的な環境となる“母体”としての母親は，妊娠から出産まで直

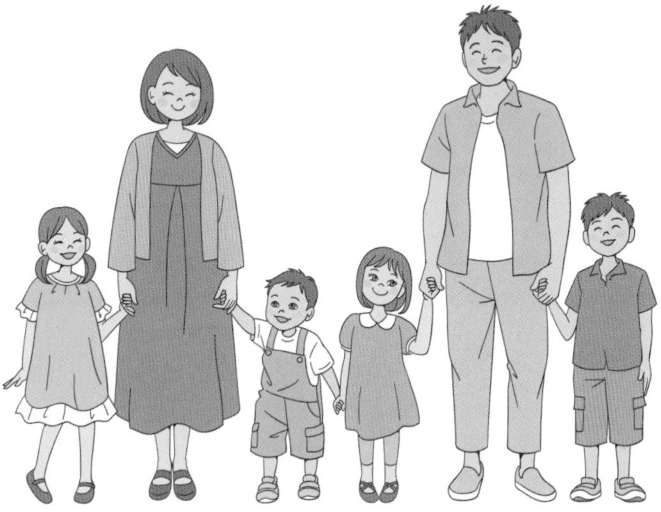

接的な影響を胎児にもたらす．しかし，子どもが健やかに生まれ育っていく基盤には，母親と父親の区別ではなく，両親の役割としての〈親性〉が重要である．

2 親性の定義

親性とは，性別役割による分業の考えにとらわれない，子どもの基本的欲求を満たす愛情・態度・能力のことを意味する[2]．また，親性は「生物学的な性差を認めた上で，父親，母親の区別なく，親になることで生じた様々な人格的・社会的行動変化を示し，親であることを自覚し子どもを育むために必要となる能力」とも定義されている[3]．育児において，子どもへの愛情として子どもへの慈しみやいたわりなど肯定的な気持ちをもち，親として子どもを養育する能力であるといえる．また，親性をプロセスとしてとらえ，親になることを「子どもを持ち，養育していく過程で役割や意識を獲得していくこと」ともとらえられている．

近年，核家族，少子社会において，コミュニティにて親性が十分に育まれないまま親になり，虐待などの原因になることが懸念される．親性を学ぶ環境が失われつつある現状のなか，親となるための態度や能力を学習または育成する必要があると考えられている．それは，親になる前に将来親になる準備をすることととらえ，「親性準備性」と示されている．

〈文献〉

1）厚生省児童家庭局長通知（1996）：母性，乳幼児に対する健康診査および保健指導の実施について．

2）日本助産学会（2018）：助産用語集．p53.
http://www.jyosan.jp/uploads/files/journal/josanyougo.pdf［2020/1/10 閲覧］

3）小笠原百恵（2010）：親になった男性の「親性」に関する文献研究．関西看護医療大学紀要，2（1）：11–22.

第2節
母子相互作用・愛着形成と親役割

学習のねらい

❶ 愛着に関連する理論・概念について理解できる
❷ 母親役割獲得に関する理論について理解できる

1 愛着に関する理論・概念

“愛着”に関連してはさまざまな概念や理論があり，その内容および解釈は大きく異なる．それは，理論や概念が時代の状況や背景のなかで構築されるためである．愛着に関する理論として，ボウルビイ[1)]ならびにクラウスとケネル[2)]を取りあげるが，これらの理論が「子どもが3歳になるまでは母親の手で育てられるべき」といった母性愛神話を形成したという批判もある[3)]．それぞれの理論の理解を深め，さらに現在の社会状況に即して，適用できる部分とできない部分を吟味し，議論する必要があるだろう．

1）フロイトの愛着に関する考え

親子の愛着を心の健康を決める最も根源的な要素として位置づけたのはフロイト（Freud S）である．フロイトの理論では，親の役割や機能を父親（男性性）と母親（女性性）ではっきりと区別した．子どもは同性の親と同一視を通して性道徳および性役割を含んだ人格を形成すること，息子が母親の愛をめぐって父親に対するエディプス葛藤をかかえることなどは，フロイト理論の重要な枠組みになっている．フロイトの理論は，父親は外で働き，母親は家事と育児に責任を負うという性役割が厳しく規定されていた時代背景にも大きく影響されていた．このなかで，母親の子どもへの愛情は，生物学的に賦与されたものであると信じられていた．

2）母性剥奪と愛着の概念

ボウルビイ（Bowlby J）は，幼少期に受けた養育体験が後の人格形成に及ぼす影響について研究した．母親との温かい安定した関係こそが，子どもの健全なパーソナリティの発達に不可欠であることを強調した．戦争や貧困のために施設に収容された乳幼児は，病気にかかりやすく，死亡率も高いことが問題になっており，さらに精神発達や人格形成にも影響することが示された．ボウルビイは，「乳幼児と母との人間関係が親密で継続性があること，両者が満足して幸福感に満たされるような状態であることが，乳幼児の性格発達や精神衛生の基礎である」と述べた．施設収容児の問題についてボウルビイは，母性剥奪（maternal deprivation）という概念で説明した．もちろんこの理論は，施設収容に限らず，望ましい育児に欠ける状況があればどのような児にも起こりうることを示している．

また，愛着行動とは，自分とは別の好ましい，一般的により強くて賢いと考えられる人に接近し，その関係を維持する種々の行動をさすとボウルビイは述べている．幼児期においてとくに顕著であるが，ライフサイクルの大部分を通して続き，人間存在を特徴づけるものと示している．ボウルビィは，愛着（アタッチメント，attachment）について，子どもが自分以外の特定の人物との間に築く，永続的な接近と接触を求める本能的に備わった強い傾向とした．愛着は人生のごく初期に形成されて内在化されることで，他者への信頼と自己信頼などの対人関係での葛藤を調節する能力の生涯にわたる基礎となる（内的ワーキングモデル）．よって，乳幼児期の母性的養育の剥奪は子どもの生涯にわたる発達に影響を及ぼすと考えた．

ボウルビイは，養育行動のなかで中心概念となるのは，両親による“心の安全基地（a secure base）”の提供であることを強調している．子どもは，その安全基地があるからこそ，外の世界に出ていくことができ，戻ってきたときには喜んで迎えられると確信して帰還することができる．身体的にも心理的にも糧を得ることができ，励ましや慰め，そして安心が得られる安全基地の存在によって周囲を探索する行動へと広がっていく．

3）母子のきずなの概念

クラウス（Klaus MH）とケネル（Kennell JH）は，著書『母と子のきずな』で，愛着（attachment）がどのような性質のものかを明らかにするために，その源泉ともいうべき母子のきずな（mother-infant bonding）について示した．愛着とは，「2人の間に成立する特有で，かつ時とともに変わらないユニークな関係」と定義づけ，愛着の成立過程の決定的な7つの要素を示した（**表3-2-1**）．

表3-2-1 愛着の成立過程の7つの要素

①	生後数分から数時間の間に感受期が存在し，その後，子どもが理想的な発達をするためには，この期間に親が生まれたばかりの子どもと親密に接触する必要がある
②	母親・父親は，最初に自分の子どもを手渡されると，その子どもに対して特有の反応を表出する
③	愛着の成立する過程は，母親・父親が一時に一人の子どもにだけ，最も理想的な形で愛着を抱くように形づくられている
④	母親が自分の子どもに対して愛着をつくりあげる過程においては，子ども側から体や眼の運動といった何らかの合図によって母親に反応することが必要である
⑤	分娩に立会った人は，生まれた子どもに強い愛着を感じるようになる
⑥	大人でも人によっては愛着と分離の過程を同時に経験することは困難である．すなわち，ある人に愛着を成立させながら同一の人または他の人の死やその危険を嘆き悲しむということはできない
⑦	初期に起こる出来事は，時には長期にわたり影響を与える

(Klaus MH, Kennell JH (1976)，竹内　徹，柏木哲夫訳 (1979)：母と子のきずな　母子関係の原点を探る．医学書院，p17．を参考に作成)

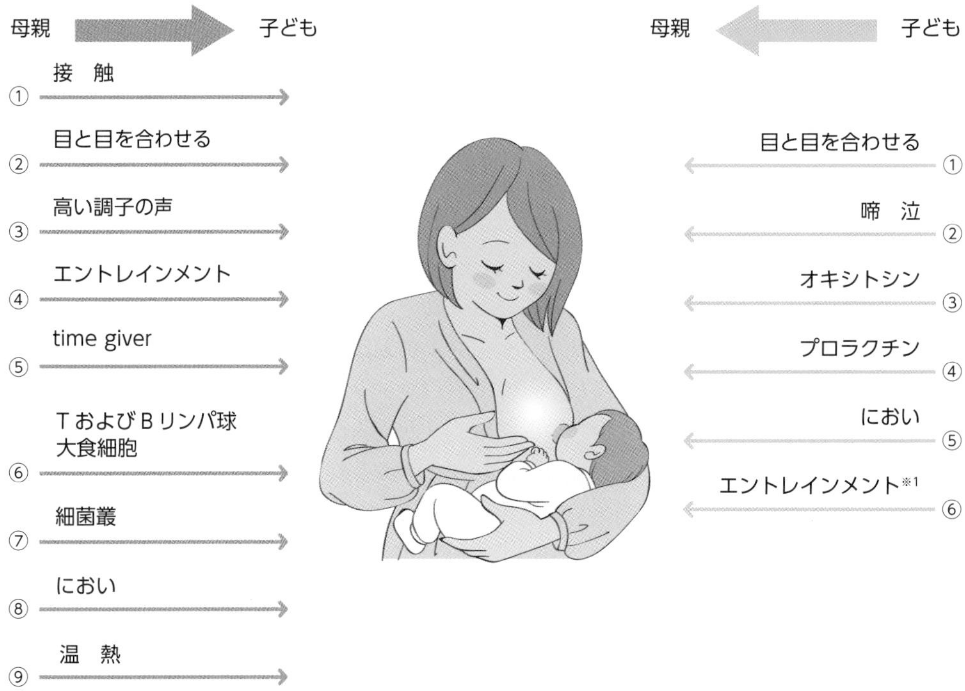

※1 エントレインメントとは，声，言葉のリズムに同調して，手や足など体を動かすようになること

図 3-2-1 生後数日間に同時的に起こる母子の相互作用
(Klaus MH，Kenell JH (1976)，竹内　徹，他訳 (1979)：親と子のきずな．医学書院，p97．を参考に作成)

また，クラウスとケネルは，母親の愛着が分娩後急速に成立する裏づけとして，母子の相互作用（reciprocal interaction）の存在を示している（**図 3-2-1**）．母親と子どもの間で，何がお互いに引き寄せ，子どもが自分自身の要求を満足させることができるのか，何がお互いの関係を育むのか．生後間もない時期の授乳の状況から，母子間に発生する多数の相互作用に注目している．多くの相互作用は，感覚レベルにおいて密接に関係し合っている．母子の行動はお互いを補足し合い，また両者を結びつけることにも役立っている．たとえば，子どもは母親から行動を誘発し，その行動は逆に子どもに満足を与えるものとなっている．子どもが泣くと，母親が子どもを抱き上げるきっかけとなり，母親が抱き上げると子どもは静かになり，目を開けて母親を見つめる．これらの行動は，ひとつの鎖のように連続性をもって起こっていく．

2 人はどのように親になっていくのか

周産期看護学では，カップルになった2人が母親，父親になり，子どもを育てる過程を支援する．その際，人はどのように親になっていくのか，または，どのようにその役割を獲得していくのかを理解する必要がある．近年の核家族化や少子化によって，家庭やコミュニティにおいてさまざまな母親役割モデルを見る機会が減少している．育児体験が限られた状況において，母親役割の獲得に注目し看護過程を展開する必要性はより高くなっている．ここでは，母親役割獲得に関する代表的な理論として，ルービンとマーサーの理論を紹介する．

1）ルービンがとらえた母親役割の獲得

ルービン（Rubin R）は，母性看護学の大学院にて，妊娠，分娩，産後 6 週目までの女性 6,000 人以上を対象としたインタビューを通して，女性の主観的な体験を記述し，内容分析を行った．そして，妊娠・出産・新生児期の育児を通して女性が母親役割を獲得していくプロセスを明らかにした．ルービンは，著書『母性論　母性の主観的体験』にて，「母親になる体験（maternity experience）をしている女性のニードとケアの明確化に取り組んだ」と記述している．この本は，おもに看護師をはじめ医療者のために書かれており，「実践での技術（art）は，その女性が主観的に体験していることをどのくらいよく理解できているかということによって判定される」と示している．ルービンは，女性の主観的な状況と体験にもとづきより豊かなケアを目指していたということができる．

母親役割の獲得とは，子どもと母親としての自己との絆・愛着の形成，母親としてのアイデンティティの形成である．女性は，〈模倣〉〈空想〉〈脱分化〉という行動を経て，母親役割を獲得していく．以下に，これらの過程を説明する．

(1)模倣

妊娠初期，分娩の始まり，産褥初期には，同じ状況を経験している女性，その状況をうまく乗り越えた自分の周囲の女性のやり方をそのまま模倣することや，専門家のすすめる服装や行動をそのまま取り入れることを試みる．このような模倣は，初めての経験に対する大きな不安を抱く時期に確かさを高めるのに役立つ．そして実母は，最も力強いモデルとなる．青年期にゆるくなっていた母娘の絆が再び強められ，妊娠中は母と娘の接触が増加することが知られている．とくに予測ということでは，実の母親の経験がおもなモデルとされる．母親が 2 人の子どもを生んでいれば，娘もそのようになる可能性が高くなる．また，母親に静脈瘤があったり，微弱陣痛があったりした場合には，娘もそのようになると予測する．その予測には楽観と不安が混在する．楽観はモデルのもつ長期の見通しから生じており，不安は期待が高じて生じると考えられる．

模倣のもうひとつの形は役割演技である．役割演技は，母親の役割を試してみることである．これは，かなり散発的で回数も少ない．とくに初産婦は，近くにいる他の子どもに対して，あたかも自分が母親であるかのように，そして，子どもが自分の子どもであるかのように子守をするなど，短期間の相互関係をつくることを希望する．食べ物を与え，世話をし，関心を示し，安心感を与え，一緒にいることを意味する．小さなペットを子どもの代わりとして役割演技を試みる場合もある．この際，対象からの反応は詳細に観察されることが知られている．もしその反応が肯定的であれば報いとなり，女性はこれが母親としての自分の能力の保証を意味すると感じる．しかし，女性が与えるものが相手に拒絶されれば，自信を失い，母親としての自己の拒絶感や失敗感が生まれる．

この模倣と役割演技は，母親となることへの架け橋としての役割を果たし，母親としてのアイデンティティの形成の準備をする行為となる．たとえば，妊婦用の服を着ること，自分の周囲にいる妊婦の成功経験をまねること，友人の子どもをあやしたりすることで母親という役割を演じてみる．母親になる過程において，新しく，望ましい要素を模倣によって取り入れ，新たなパーソナリティに再構成することにより，自己が統合されていく．これが母親役割獲得の第一段階である．

(2)空想

自分とその子どもをイメージし，ある状況や場面において自分ならどうするかを空想する．母親になり，子どもを持つという予期と準備は重要であり，どのようになるかという空想は，日中でも夢の中でも起こる．楽しい空想は希望を生み，不快な空想は不安を生み出す．妊娠中の空想は，子どもに関することがほとんどである．この空想は，子どもと母親としての自己との絆を形成する際の手段となる．子どもに食べ物を与える空想が，絆づくりのおもな行動様式として使われる．さらに，衣服を着せる空想も使われる．子どもに授乳したり，衣服を着せたりするというポジティブな空想がある一方，これらの希望がかなわないのではないかという恐れの空想も生じる．

父親になる男性も，妻の出産を想像したり，子どもと遊んだりする空想を抱く．このような空想は，父親のエネルギーを動かし方向づける．しかし男性は，女性のような豊かな刺激や空想の経験は乏しい．

女性が空想のなかで子どもと絆をつくるとき，他者に対する絆をゆるめて，再統合が行われる．これまでの自己から，現在と未来の自己へと，時間と空間における自己の距離を置くということが生じている．

(3)脱分化

女性は，模倣し，空想のなかで経験し，自分と他者の絆を切ったり，結びなおしたりすることで順応しながら，母性性（maternal identity）の核が形成される．そして，次第に，簡単にまねをする形での取り入れは行われなくなり，その代わりに脱分化が行われる．脱分化とは，模倣したことを自己との適合について評価し，新たに形成された要素を受け入れるか拒絶するかを決定することである．子どもに対する愛着の絆と母性性の形成は，同一の過程において相互依存し合いながら調整される．

脱分化の例として，母親が自分の子どもに対して，自分なりの方法で世話をするようになることがあげられる．たとえば，病院では，赤ちゃんを包むのに，まず掛け物の下のほうをたたみ，それから両側をたたんでいたが，母親としてのアイデンティティが確立すると，その方法では赤ちゃんが暑すぎるのではないかと考え，上から掛け物をかけたり，巻き込んだりするなど，別の方法で行うようになる．

2）マーサーがとらえた母親役割の達成

マーサー（Mercer RT）は，ルービンの母親役割の達成に関する研究に刺激を受け，母親役割に影響するさまざまな変数に関する研究を実施し，母親役割の達成モデル（maternal role attainment）を開発した[4)]．

マーサーの理論は，一般的な母親にとどまらず，思春期の母親，高年齢の母親，病気の母親，障害児を持つ母親，出産前にストレスを経験している家族，危機状況にある両親，帝王切開をした母親などに及んでいる．ルービンは産後1カ月までの役割の達成を扱ったが，マーサーは産後12カ月までの期間に注目した．母親役割の獲得は，子どもに対する愛着があること，母親として行動するための能力を獲得すること，子どもとかかわることに満足を表現することで判定できると考え，それには〈予期的段階〉〈形式的段階〉〈非形式的段階〉〈個人的段階〉の4段階があるとした．

(1) 予期的段階

役割期待を学習することによって，役割への社会的・心理的適応を開始する．母親は役割や子宮内の胎児について空想を抱き，役割演技を始める．この段階は，ルービンの〈模倣〉に相当する．

(2) 形式的段階

出産後，実際に役割を遂行する段階である．役割行動は，母親の社会システムにおける他者の公的・合意的期待によって導かれる．初期の段階では，専門家や女性の重要他者が支持する行動をとるため，ルービンの〈模倣〉にあたる．

(3) 非形式的段階

母親が自分の経験や将来の目標に向かって自身の母親役割を修正する段階である．子どものサインを読み取り，母親の独自のスタイルを再構築する．ルービンの〈脱分化〉に一致する．

(4) 個人的段階

母親役割を既存の自我や他の役割と矛盾なく自身の自我を組み入れることであり，女性は母親として安定したアイデンティティを獲得し，母親役割が達成される段階である．出産後1カ月で母親役割を達成する母親もいるが，多くの場合6カ月から9カ月を要する．

図 3-2-2 にマーサーの母親役割の達成モデルを示した．母親役割の達成モデルは3つのシステムに位置づけられている．母親役割が達成される直接的な環境において最小システムには，家族機能，母親–父親関係，ソーシャルサポート，ストレスといった要因が含まれる．中間システムは，最小システムを取り囲み，それに影響を与え，限界を設定する．進展する母親役割と乳児に起こる事柄は，この中間システムによってある程度決定される．母親にとっての，より直接的な地域にある職場，学校，教会などが含まれる．そして，それらを取り囲む最大システムは，特定の文化または伝承されてきた文化的一貫性のなかに存在する．最小システムは他の2つのシステムに及ぼす社会的，政治的，文化的影響を含む．

3) 母性意識の形成・発展と母親役割獲得過程

産褥期の女性が母親として子どもを受け入れる態度は，出産後急に生じるものではなく，妊娠中（あるいは，それ以前）から育んでいるものである．とくに褥婦自身の健康状態が良いことは，母性意識の形成には重要な因子である．

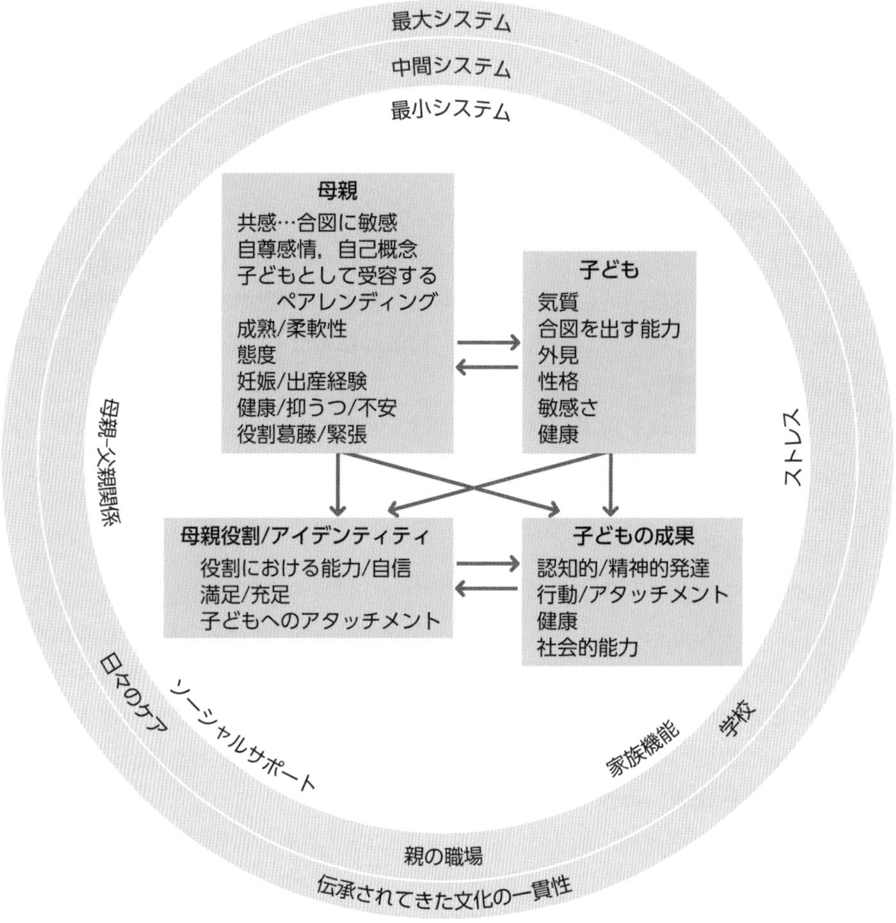

図 3-2-2 マーサーの母親役割の達成モデル
(Tomey AM, Alligood MR (2002), 都留伸子監訳 (2004)：看護理論家とその業績. 第3版, 医学書院, p477.)

〈文献〉

1) Bowlby J (1979), 作田勉監訳 (1981)：母子関係入門. 星和書店.
2) Klaus MH, Kennell JH (1976), 竹内　徹, 柏木哲夫訳 (1979)：母と子のきずな　母子の原点を探る. 医学書院.
3) Eyer DE (1993), 大日向雅美, 大日向史子訳 (2000)：母性愛神話のまぼろし. 大修館書店.
4) Tomey AM, Alligood MR (2002), 都留伸子監訳 (2004)：看護理論家とその業績. 第3版, 医学書院, p477.

第3節
女性・家族を中心にしたケア

学習のねらい

1. 女性を中心としたケアについて理解できる
2. 家族を中心としたケアについて理解できる

周産期看護の基盤となる考え方として，女性を中心にしたケア（women-centered care），家族を中心にしたケア（family-centered care）について説明する．

1 女性を中心にしたケア

女性を中心にしたケアには，〈尊重〉〈安全〉〈ホリスティック〉〈パートナーシップ〉という4つの特徴があり，女性のより良い健康を目指すために，周産期看護の原則ととらえられている[1)]．

1）尊重

女性を中心にしたケアの第1の特徴は“女性を尊重すること”である．具体的には，「女性を尊重し接すること．そのために，女性の尊厳を守ること，女性の認識やこれまでの体験を理解すること」[2)]と示される．看護師が，女性の生い立ち，年齢，職業，セクシュアリティ，婚姻状況などによって偏見をもっていると，女性の体験を受け入れられず，尊重することが難しい場合がある．10代あるいは50代の妊婦，性風俗産業に従事する女性，女性同性愛者など，さまざまな背景や体験をもつ女性に対して尊重したケアを行うためには，まずは看護師が自分自身のもつ価値観や偏見の存在に気づくことが重要である．

また，女性を中心にしたケアは，適切な情報提供のもとで選択するという女性の権利を守り，個別的なケアを尊重したアプローチということができる．女性は，自身の健康およびヘルスケアの選択をし，コントロールする主体である．インフォームド・チョイス（informed choice）は，女性の意思を尊重するために必須のケアとして示されている．看護師が適切な情報と選択肢を提供することは，インフォームド・チョイスを促す条件である．そして，納得するまで質問し，話し合うことは女性の権利である．女性の自律は基本的権利であると同時に，自分で意思決定をすることに対して，その責任をもつことでもある．「女性を尊重すること」というケアの根底には，女性の本来もつ力や能力に目を向けることであるといえるだろう．

2）安全

女性の安全を守ることは，女性を中心にしたケアの第 2 の特徴である．女性の安全を守るための手段としてプライバシーの保持は欠かせない．とくに周産期においては，女性のプライバシーの侵害につながる検査や治療が多い．たとえば産婦人科外来では，診察室が個室ではなく裏でつながっていること，カーテンのみで仕切られている場所での診察や説明が行われることなどがあげられる．その場合は，物理的な配置を変えるという根本的な解決策以外にも，個の空間としての配慮を忘れてはならない．女性の安全感（feeling of safety）は，安心感といいかえることもできる．できるかぎり女性への侵襲が少ない治療やケア，安全な人工妊娠中絶，出産時に過剰で不必要な医療介入を防ぐこと，継続ケアを実施することや，自分の担当の医療者をよく知っていることは，女性の安全感を高めることにつながる．

3）ホリスティック

女性の健康をとらえるには，第 3 の特徴であるホリスティック（全体性）という視点が欠かせない．ともすると，健康について身体面に偏重し部分としてとらえる見方があるが，女性を中心としたケアでは，全人的な女性という視点が重視される．それは，身体的，精神的，社会的，スピリチュアルな側面の統合としての女性の存在を強調し，文化的，宗教的，経済的といった社会的側面を軽視されてきたことへの批判ととらえられる．女性は，男性に比べ低収入であること，パートタイム雇用が多く管理者になる人が少ないこと，家族ではケアの担い手としての役割を期待されていることなどを要因として，ジェンダーが女性の健康に影響することが指摘されている．

4）パートナーシップ

女性を中心にしたケアの第 4 の特徴はパートナーシップである．女性と医療者のパートナーシップには，対等，信頼と配慮という特性がある．対等とは，女性と医療者の関係における平等性を示している．医療は父権主義構造にあり，医師と看護師，そして医療者と患者の間にも上下関係が存在していることが問題として指摘されている．女性を中心としたケアでは，専門家から女性へと力を移行させることを目指している．医療者と女性のパートナーシップがあってこそ，女性へのエンパワメントが実現する．

ペイジ（Page LA）[3] は，女性と助産師の関係性の基盤には信頼（trust）と配慮（sensitivity）があると述べている．このような関係性を構築するためには，医療者が親しみやすく寛大で，女性の安全を守ることが重視される．女性と看護師のパートナーシップの関係では，両者が協力して活動していくこと，つまり協働（collaboration）が中核となる．

2 家族を中心にしたケア

周産期看護で対象とする家族は，カップル２人の生活から子どもが生まれ，新しい家族を形成していく重要な時期にあたる．そのため，家族を中心にしたケアの考え方は，周産期看護のもうひとつの原則ととらえられる．

1）家族とは

フリードマン（Friedman MM）によると，家族とは，絆を共有し，情緒的な親密さによってお互いに結びついた，しかも家族であると自覚している２人以上の成員であると定義されている．家族を構成しているメンバーは，それぞれの日々の発達と衣食住のニーズを満たすために，話し合いながら役割分担を調整して生活を維持している．家族という小さな環境のなかで毎日の生活をともにしているため，お互いに強く影響し合っている．また，家族のそれぞれのメンバーは，学校や職場，地域のグループなどのさまざまな社会集団に属しており，そこからもたらされる影響のなかで，家族は毎日の時間的経過によって日々形づくられる流動的な存在であるといえるだろう．

2）家族の発達と機能

時間的経過による家族の変化は家族周期（ファミリーサイクル）とよばれ，それぞれの時期には発達課題がある（**表 3-3-1**）．しかし，近年は，個々の家族が主体的にライフスタイルを選択し，多様な家族形態と家族の価値観が尊重されるようになった．それぞれの家族ライフスタイルに応じて，発達課題が存在するといえる．

3）家族を中心にしたケア

家族を中心にしたケアは，米国の Institute for Patient and Family centered Care により提唱された．医療における家族を中心にしたケアの推進を目指して４つの概念が示されている[4]．

第１に家族の〈尊厳と尊重〉である．これは，医療者が患者・家族の見解や選択を傾聴し，それを尊重すること，家族がもっている知識，価値観，信念，文化的背景をケア計画に組み入れることである．

第２に〈情報の共有〉である．医療者は，偏りのない情報を確実かつ役立つ方法で患者・家族に伝え，それを共有することが重視される．家族がケアや意思決定に参加するためには，適時に的確な情報の提供が欠かせない．

第３に，家族の医療への〈参加〉である．家族が望むレベルで，ケアや意思決定に参加することが奨励され，どのような場合でも支持されなくてはならない．

最後に〈協働〉である．家族と医療者は，ケアや医療を実施する際，対等な立場として協働していく．また，施設の方針や医療施設の設計，医療者の教育に関しても，開発・実施・評価について協働し，家族中心のケアを協働しつくりあげていく．

これらの家族を中心にしたケアを構成する概念は，これまで受動的にケアを受けていた家族の立場から，家族が主体的に役割を遂行できることを目指している．家族と医療者が

表 3-3-1 ファミリーサイクルにおける発達課題

新婚期	これまで別々の出生家族に属していた 2 人が，生活をともにするようになり，新しい生活様式をつくりあげている．新しい関係のなかでさまざまな葛藤を乗り越え，生活基盤を築くこと，夫婦としての絆を築くことが発達課題である．
養育期	夫婦は第 1 子の出生によって親となり，親役割を習得し，育児という役割行動を習得する時期である．これまでの 2 者関係から 3 者関係になり，新しい家族関係が形成される．育児，家事の負担が増大するため，家族全体の生活行動の拡大という課題を達成しなくてはならない．
教育期	子どもが学校生活を始めることによって，学校を通じての社会とのつながりが深まり，家族としての社会的責任が大きくなる．子どもの社会化を円滑に進めること，子どもの自立と依存の欲求をバランス良く満たすことが課題である．
分離期	子どもが最終的に自立していく時期である．子どもの親離れと親の子離れが併行して達成されなくてはならない．子どもの独立にともなって夫婦 2 人の老後の生活設計を立てはじめる時期である．この時期には，更年期や初老期の健康問題が現れると同時に，親介護の問題が発生する時期でもある．
成熟期	子どもは完全に独立し，夫婦として成熟し，2 人だけの生活になることが多い．職業生活から引退し，新たな老後の生き甲斐を見出すことが必要になる．経済的には年金などに依存した生活となるため，安定した家計の維持が課題となる．健康面では，老化が進み，セルフケアや生活行動の自立が課題となる．
完結期	配偶者を失った後，一人暮らしか，子どもとの同居を選択するようになる．最後まで生き甲斐を見出して，心身ともに自立して生活できるようソーシャルサポートを受け入れ，安らかな終末を迎えるという課題がある．

（鈴木和子，渡辺裕子（2012）：家族看護学　理論と実践．第 4 版，日本看護協会出版会，pp48–49．を参考に作成）

ともに考え，実践できるようなヘルスケアシステムへ変革する重要性を示している．

〈文献〉

1）日本助産学会（2012）：エビデンスに基づく助産ガイドライン　分娩期 2012．日本助産学会誌，26（別巻）：1–2．

2）Hills M, Mullett J（2002）：Women–centred care：working collaboratively to develop gender inclusive health policy. Health Care Women Int, 23(1)：84–97.

3）Page LA（1997）：Evidence–baced practice in midwifety：a virtual revolution?. J Clinical Effectiveness, 2(1)：10–13.

4）前掲 1)：2–3.

第4節
実践の基盤となる理論と概念

学習のねらい

❶ 周産期看護における看護理論を用いた看護過程の展開について理解する
❷ 周産期看護で活用できる看護理論や概念の概要について理解する

妊産婦の心理社会的な健康状態をアセスメントし，看護ケアを展開する際，臨床の複雑な場面を前にどのように考えればよいのか，立ち止まってしまうことがあるのではないだろうか．そうしたとき，目の前にある現象を理解し，妊産婦に関する情報を整理するための指針として，さらに，具体的な看護ケアを系統立てて展開する看護実践の指針として，看護理論や看護モデルはその一助となる．ここでは，周産期看護において活用できる看護理論の例として〈セルフケア理論〉を紹介し，事例を通してアセスメントとケアを考えてみる．この看護理論は周産期看護に特化したものではないが，基本的には健康である妊産婦への看護に適用しやすい．

看護理論の開発は，理論家の個人的な価値観，その時代の状況，基盤となる学問分野に大きく影響されている．看護理論を用いるときには，理論が開発された背景や目的，適用範囲を調べ，自分の臨床の場面との共通点や相違点を明らかにする必要がある．また，それぞれの看護理論の長所と短所を批判的な眼で吟味することも忘れてはならない．看護理論をより深く知るためには，原書にあたってみるとよい．

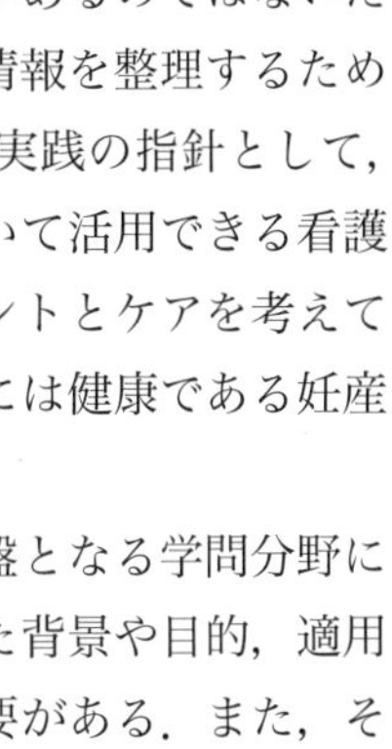

1 オレムのセルフケア理論

オレム（Orem DE）の看護理論は，セルフケア理論，セルフケア不足理論，看護システム理論の 3 本の柱から成り立っている．ここでは，周産期看護において活用できるセルフケア理論とセルフケア不足理論の概要について説明し，実践での活用方法について事例からイメージしてみよう．

1）セルフケア理論

セルフケア理論のなかでセルフケアは「個人が，生命，健康，および安寧を維持するために自分自身で行動に移すこと，または実践すること」と定義される．さらに，セルフケアは「自分自身のために」と「自分で行う」という二重の意味をもち，人は自らのセルフケアについて責任と権利があると考えられる．正常な（健康な）場合は，成人は自発的に自分自身のためのケアを行う．一方，乳幼児，児童，老人，および障害者は，セルフケア活動について援助を必要とすることがある．

個人のセルフケアに関与する複合的・後天的な能力をセルフケア・エージェンシー（以下，セルフケア能力）とよんでいる．セルフケア能力は，自発的な学習過程を通じて毎日の生活のなかで発達していく．個人のセルフケア能力に影響を及ぼす内因的・外因的要因を基本的条件づけ要因という．たとえば，年齢，性，発達状態，健康状態，社会文化的指向，医学的診断・治療，家族要因，生活パターン，環境要因，資源の利用可能性と適切性が，基本的条件づけ要因としてあげられる．

さらにオレムは，セルフケア行動が生じる理由，セルフケア行動の目的（つまり，基本的欲求またはニーズ）として，〈普遍的セルフケア要件〉〈発達的セルフケア要件〉〈健康逸脱に関するセルフケア要件〉の 3 つをあげている．これらの要件は相互に関連し，それぞれの要素が他の要素に影響していると考えられる．

(1)普遍的セルフケア要件

人生のあらゆる段階すべての人間に共通するもので，年齢，発達段階，環境およびその他の要因によって変化する（**表 3-4-1**）．生命過程および人間の構造や機能の統合性の維持ならびに一般的安寧に関連している．

(2)発達的セルフケア要件

人間の発達過程およびライフサイクルのさまざまな段階で生じる状態や出来事（たとえ

表 3-4-1 普遍的セルフケア要件

①	十分な空気摂取の維持
②	十分な水分摂取の維持
③	十分な食物摂取の維持
④	排泄過程と排泄物に関連したケアの提供
⑤	活動と休息のバランスの維持
⑥	孤独と社会的相互作用のバランスの維持
⑦	人間の潜在能力，既知の能力制限および正常でありたいという欲求に応じた社会集団内での人間の機能と発達の促進

表 3-4-2　健康逸脱に関するセルフケア要件

①　適切な医学的援助を求め，確保すること
②　病理学的な条件と状態がもたらす影響や成り行きを確認し，注意を払うこと
③　医師が処方した診断的・治療的処置，リハビリテーションを効果的に実施すること
④　医療的ケアの不快や害をもたらすような影響を認識し，注意を払い，調整すること．自分が特殊な健康状態にあり，専門的な医療を必要としていることを受け入れて，自己概念を修正すること
⑤　病的な状況と状態がもたらす影響，ならびに医学的な診断と治療処置が生活スタイルに与える影響とともに生きることを学び，人間としての持続的な発達を促すこと

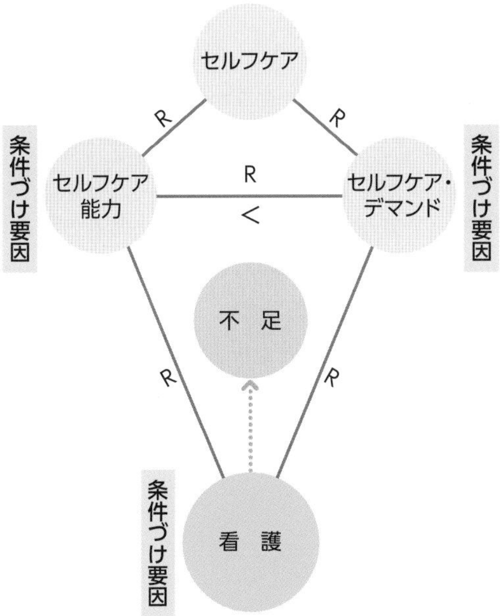

R= 関係，＜=不足（現在または今後）

図 3-4-1　看護のための概念枠組み

表 3-4-3　セルフケア不足に対する援助方法

①　他者に代わって行動する
②　指導や方向づけをする
③　身体的または心理的支援を行う
④　個人の発達を支援する環境を提供し，維持する
⑤　教育する

ば妊娠，閉経)，および発達を阻害するような出来事に関連して起こる．

(3)健康逸脱に関するセルフケア要件

遺伝的・体質的な障害や構造的・機能的逸脱，ならびに，それらの影響，医学的診断と治療関連して起こる（**表 3-4-2**）．

これら 3 つの要件のすべてのニーズを満たす必要があり，患者を治療するためには，必ず満たさなくてはいけないと考えられた．これらのニーズを充足するために必要とされるケアの総和を治療的セルフケア・デマンドとよぶ．

2）セルフケア不足理論

オレムのセルフケア不足理論は，いつ看護が必要になるのかを説明している．看護が必要とされるのは，その人のセルフケア能力が，そのセルフケア・デマンドを満たすのに不足している場合，または，現在ケア能力は適切だが，今後低下したり，セルフケア・デマンドが増えたりする場合である（**図 3-4-1**）．看護師が活用できる 5 つの援助方法を特定した（**表 3-4-3**）．

3）看護について

看護とは，ある人が自分自身のセルフケアのニードを充足できないときに，生理的，対人間的および社会文化的な直接的ニードを充足するため，その人に直接的な援助を提供することである．看護を必要とする要件は，個人の健康状態が良くなっていくとき，あるいは個人が日常のセルフケアにおいて自分自身を統御することを学んだときには修正され，やがてはなくなる．

看護システム（看護場面における看護師と患者の行為）の計画とそれに続く看護師と患者との役割分配は，患者のニードによって決定するが，オレムは次にあげるような3つの看護システムを特定化した．

(1)全代償的看護システム

患者は自身のケアを遂行するのに何ら積極的な役割を果たせない．看護師はその患者に代わって，またその人のために行動する．

(2)一部代償的看護システム

看護師と患者の両方がケア方法を遂行する．ケア遂行の責任の分配は，患者の現在の身体的制限または医学的に指示された制限，必要とされる科学的もしくは技術的知識，および特定の活動を遂行したり，学習したりする患者の心の準備状態によって異なる．

(3)支持，教育的看護システム

患者は必要な治療的ケアの方法を遂行する能力がある，あるいは遂行することができるが，援助なしにはそれを遂行することができない．このシステムにおける看護師は，コンサルタントとしての役割である．

4）事例でオレムのセルフケア理論をイメージしてみよう！

(1)事例の紹介

●妊娠経過

ナカヤマ　モモコさん（26歳，初産婦）は小学校の教論で，育児休暇をとった後，仕事に戻る予定である．夫も小学校の教論で，家事や子育てにも協力的である．助産師が中心になって運営されているN病院の院内助産所にて出産する計画である．できるだけ自然な出産がしたいと思い，妊娠中から食事に気をつけ，運動も定期的に行っていた．

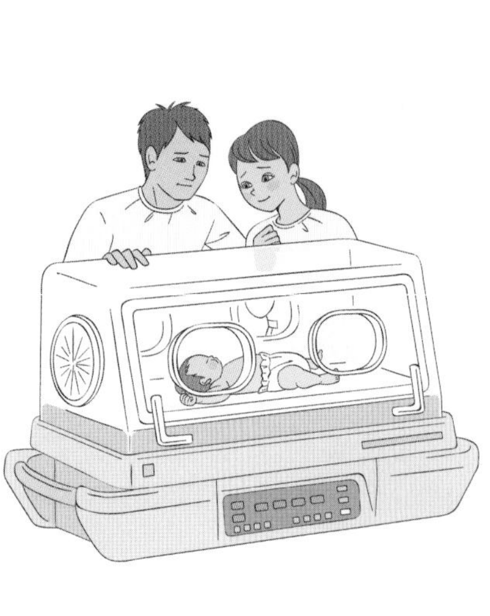

●分娩経過

妊娠38週3日で陣痛が発来し，子宮口5 cm開大，展退70%，児頭下降度ステーション-1まで進行したが，胎児心拍数が低下しはじめ，腰椎麻酔にて緊急帝王切開（適応：胎児機能不全）となった．術中出血量は780 mL（羊水込み）であったが，術中in-outバランスは良好であった．硬膜外チューブが挿入された．児の体重は2,500 g，アプガースコア1分後5点，5分後7点となり，保育器に収容された．

●帝王切開後1日目のモモコさん

子宮収縮は良好で，性器出血は少量であった．

創部からの出血はないが，体動時に痛みがあった．バイタルサインに異常はなかった．夜間は，痛みと不安で何度も目が覚めたと話した．食事は流動食が始まり，ほぼ全量摂取していた．膀胱留置カテーテルは抜去し，その後自尿があった．点滴は合計 1,500 mL 入っており，経口で水は飲めている．モモコさんは，車椅子で夫とともに新生児室に出向き，保育器の中にいる児をじっと見つめながら「ごめんね．帝王切開になってしまって．苦しかったね．私のせいでこんなことになってしまった．だめな母親です．この子のために早くおっぱいをあげたい」と涙を流した．夫はモモコさんの隣で見守っている．

(2) セルフケア要件のアセスメント

●普遍的セルフケア要件

モモコさんの普遍的セルフケア要件に関するアセスメントを表 3-4-4 に示した．十分な空気・水分・食物の摂取および排泄については問題ないと考えられる．しかし，モモコさんは，分娩から引き続いた疲労，創部痛，睡眠不足が活動の妨げとなっている．モモコさんは，新生児室への移動で車椅子を使用しているが，疲労や痛みの状態をみながら，モモコさんのセルフケア能力を引き出していく．

●発達的セルフケア要件

モモコさんは成人期にあり，妊娠，出産を経て，母親役割を獲得していくプロセスにある．しかし，努力しても希望どおりにならなかった出産体験から「だめな母親です」という発言がみられ，自信を失っている状態と考えられる．一方，「早く母乳をあげたい」という発言は，母親としての子どもへの愛着を基盤に自ら行動したいという気持ちの表れでもある．夫の支えをいかし，モモコさんのこの経験が母親としての成長を促す機会となるように支援していく必要がある．「早く母乳をあげたい」との発言から，母乳育児への意欲は高い．乳房の形態や分泌状態および児の状態を確認しながら，モモコさんのセルフケア・デマンドを損なわないようにサポートしていく．

表 3-4-4　モモコさんの普遍的セルフケア要件に関するアセスメント

[十分な空気・水分・食物摂取の維持] 呼吸状態に問題はなく，水分および食事摂取量に関しても適切である．
[排泄過程と排泄物に関連したケアの提供] 膀胱留置カテーテルが抜去された後，自尿があった．
[活動と休息のバランスの維持] 帝王切開後 1 日目で，麻酔の影響はほとんどないものの，創部の痛みのため体動制限がある．新生児室への移動にも車椅子が必要である．夜間の睡眠は十分ではなく，分娩から引き続いた疲労が蓄積している可能性も高い．
[孤独と社会的相互作用のバランスの維持] 夫は，家事や子育てに協力的であり，モモコさんを支える存在であるようだ．
[人間の潜在能力，既知の能力制限および正常でありたいという欲求に応じた社会集団内での人間の機能と発達の促進] モモコさんは，妊娠中から自主的に健康的なからだづくりに組み，自分の力で生みたいと努力してきた．しかし，予想に反して緊急帝王切開になってしまい，子どもも治療が必要な状態にある．自分のせいで子どもの状態が悪くなったのではないかという自責の念によって，また，母親としての自信を失うことによって，自尊感情が低下している状態が予想される．

●**治療的セルフケア要件**

帝王切開および麻酔による身体への影響があり，とくに体動時には創部痛がある．バイタルサインは正常で，子宮内，創部，尿路からの感染の兆候はない．子宮収縮は良好で，悪露も正常であるため，子宮復古は順調である．しかし，モモコさんの疲労状態，手術や疼痛による活動制限，授乳の遅れにより，子宮復古が遅れる可能性がある．また，創部痛は育児・授乳行動の阻害因子ともなりやすい．鎮痛薬の使用や創部痛緩和に向けた工夫をモモコさんとともに考えていく．

(3)看護問題

＃1　思い描いた出産とのギャップにより，母親としての自信と自尊心が低下している．

＃2　疲労および睡眠不足，創部痛が，子宮復古，日常生活活動，育児行動の妨げとなる可能性がある．

(4)看護計画（抜粋）

●**＃1に対する看護計画**

[目標]

①緊急帝王切開となった出産体験について語ることで，自分の出産についての気持ちを整理し，肯定的にとらえることができる

②授乳に向けた準備ができることで育児に対して自信がもてる

[TP（処置・対処計画）：一部代償的看護システム]

・緊急帝王切開となった出産体験についてのバースレビューを実施する：出産体験を傾聴し，これまでのモモコさんの努力をねぎらい，帝王切開になったのは決してモモコさんの責任ではないことを伝える．出産に対する意味づけをサポートし，自分の出産を肯定的にとらえるきっかけをつくる

[EP（教育的計画）：支持，教育的看護システム]

・授乳の支援を行う：モモコさんの「母乳をあげたい」という子どもへの愛着や育児への意欲を大切にし，児の状態に合わせた授乳頻度および方法を検討する．直接授乳ができない場合は，授乳に向けた準備として乳房の手入れの方法を説明する．モモコさんに実際にやってもらいながら，できているところは褒め，できないところは焦らず見守るという態度で支援する

●**＃2に対する看護計画**

[目標]

①疲労と睡眠不足を改善することができる

②体動に伴う創部痛を緩和できるように自分で対処することができる

[OP（観察計画）]

・バイタルサイン，創部の癒合状態，子宮収縮状態，および悪露の量・性状，一般状態健康状態を観察する

[TP（処置・対処計画）：一部代償的看護システム]

・安楽な体位にて，足浴またはオイルを用いた下肢のマッサージを行う

・新生児室への移動など距離がある場合は車椅子を使用すること，新生児室での面会や授乳時には椅子を使うなど，創部痛の緩和と疲労が防げるようにモモコさんと相談しながら看護師がサポートする

[EP（教育的計画）：支持，教育的看護システム]

- ・昼夜問わず１日のなかで眠れそうなときには横になることをすすめる．
- ・創部痛の緩和のため，ゆっくり動きはじめること，動くときには創部を軽く押さえることを伝え，痛みが和らぐ体位などをモモコさんに試してもらいながら最も良い方法を探す

2 ロイの適応モデル

ロイ（Roy CL）は，人間をひとつの適応システムととらえ，内部環境や外部環境からの刺激を調節し適応していく過程を適応理論によって説明した．人間と環境の間にはつねに相互作用が存在し，人間は環境に対して恒常性を維持し調和しつづける能力が必要である．

ロイは，環境から受ける刺激を〈焦点刺激〉〈関連刺激〉〈残存刺激〉の３つに分類している（**表 3-4-5**）．これらの環境刺激は，各人の認知機制と調節機制を通して処理され，それに適応する方法として，観察可能な４つの適応様式である〈生理的様式〉〈自己概念様式〉〈役割様式〉〈相互依存様式〉が現れる（**表 3-4-6**）．その結果，環境から受ける刺激へ適応する行動（適応反応），あるいは，適応に向かわない行動（非効果的反応）が出力される（**図 3-4-2**）．看護は，適応反応を促進し，非効果的反応が減少するようにそれ

表 3-4-5 人間が環境から受ける刺激

焦点刺激	雪や地震などの気象状況をはじめとする，人間が直面している内部環境や外部環境の変化（その場の状況）
関連刺激	焦点刺激以外の刺激で，たとえば年齢や健康診査の結果など，測定したり，第三者へ伝えたりすることができる変化
残存刺激	経験や性質などの客観的に測定することができない刺激で，行動への影響を把握することができない変化

表 3-4-6 刺激に対する人間の適応様式

生理的様式	生活の基本的ニードに関連して生じる反応・行動
自己概念様式	自身の身体や人格に関連して生じる反応・行動
役割様式	自身が社会で担う役割，他者との関係に関連して生じる反応・行動
相互依存様式	他者への，あるいは他者からの愛や尊敬に関連して生じる反応・行動

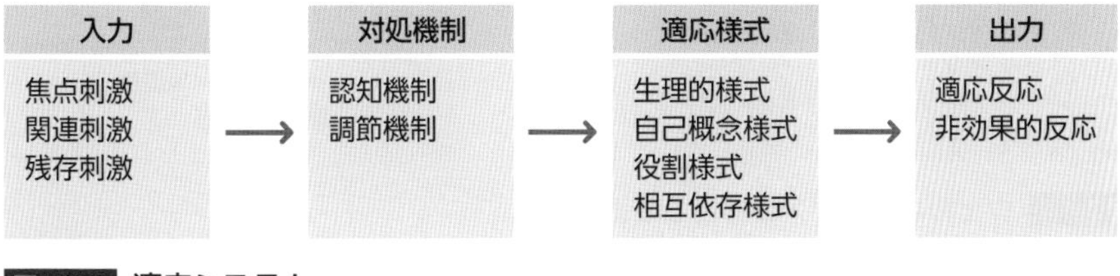

図 3-4-2 適応システム

ぞれの様式に介入する．

3 ウェルネスの概念

1）ウェルネスとは

WHO は，健康の定義を「健康とは，身体的，精神心理的，及び社会的に完全な良好状態」とし，単に病気がないことではないと示した．この定義をさらに積極的に解釈し，あらゆる健康状態の人にあてはまる，自分の価値観や人生観にもとづいた生きがいや，生活の張り合いの有無を含めたウェルネスの視点の重要性が指摘されている[1)]．

ストルテ（Stolte KM）は，「ウェルネスとは，より高いレベルの生活機能に向けた絶え間ない改革のプロセス」とし，改革とは，①変化，②成長，③システムの健全性を保つエネルギーのバランスの３つをさしている[2)]．どの人も，より高いレベルの生活機能に到達できる可能性をもち，その可能性を伸ばすことができるような行動パターンをもっている．さらに，ウェルネスを達成するためには，人びとが積極的な参加者であることが重視され，その本質は看護者とのウェルネス達成への責任を分かち合うことであると考えられている．より高いレベルの生活機能を導くライフスタイルの改善には，栄養，運動，ストレスの低減などが関与する．このライフスタイルの維持には，動機づけや目標設定，それを達成するための行動が必須である．

2）ウェルネス志向の看護ケア

周産期における看護者によるウェルネスへのケアとは，どのようなものだろうか．ウェルネス志向の看護ケアとは，まず妊婦自身がどのような強みと弱みがあるのかを知り，可能なかぎり高い生活機能を保つにはどうすればよいかがわかるための支援といえる．

そのためには，①妊婦ができるセルフケアのアセスメント，②妊婦がもっているソーシャルサポートのアセスメント，③妊婦が生活し相互作用をしている環境のアセスメントが必要である．これらのアセスメントによって，妊婦自身の目標達成を目指した看護を行う．妊婦のセルフケアを高めること，ソーシャルサポートづくりの支援，環境の維持・改善が主要な支援になる（**図 3-4-3**）．

健康な妊婦は，支援がなくてもウェルネスの目標に達することができるかもしれない．

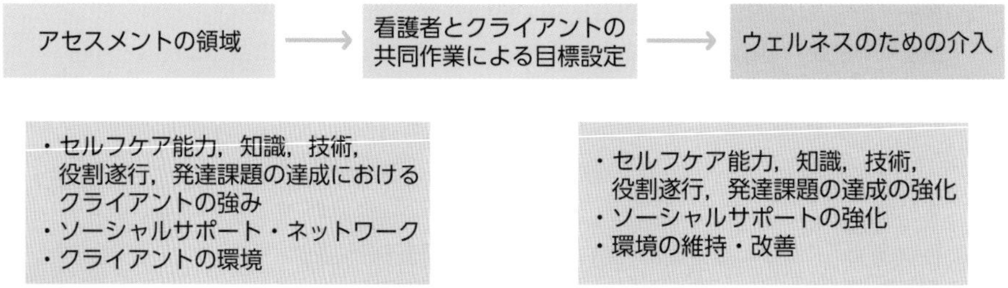

図 3-4-3 ウェルネス・ケアにおける看護の視点
(Stolte KM（1996），小西恵美子，太田勝正（1997）：健康増進のためのウェルネス看護診断．南江堂，p4.）

しかし，看護職の支援があることで，より早く目標に達成することができる．また，健康増進とウェルネスの達成は，合併症をもつ妊婦にも可能である．ウェルネス志向のケアは，可能なかぎりの健康レベルに向けて妊婦の支援を行う．これは，疾患や障害があっても同じである．

4 エンパワメントの概念

フリードマン（Friedmann J）は，エンパワメントについて「力をつけること，あるいは力を獲得することであり，その力の源である資源へのアクセスの機会を得ることで，力，特に意思決定における自律性を獲得する」と述べている[3]．もともとは，社会のなかで貧困，地位が低いなどによってpowerlessとなっている人びとが潜在的な力を覚醒させて，力をつけていくという文脈から生まれた言葉である．また，エンパワメント（empowerment）は，“力”という意味の「power」に，“～をする．～を生じさせる”という意味の接頭語の「em」と，名詞形をつくる接尾頭語の「ment」がついた語であり，エンパワーした行動，エンパワーした状態と示され，“権限”と“能力”という意味での“力”を指している[4]．

看護においては，エンパワメントとは「個人が自己の生活をコントロールし，自己決定する能力を開発するプロセス」を意味している．また，「エンパワメントのなかで獲得するパワーを，自らコントロールしうるものとする支配感，統制感，あるいはそれを獲得していく過程，それに伴う行動」と考えられている．

西田は，養育上の困難を抱える母親のempowermentの概念を分析している[5]．養育上の困難をかかえる母親は，何らかの原因でpowerlessの状態になっていた．そこで，empowermentの特性として，〈知識の獲得〉〈パートナーシップの構築〉〈気づき〉〈ポジティブな感覚〉〈問題解決能力の取得〉〈主体的な行動〉の6つがあり，その帰結として〈役割の成熟〉〈精神的な安定〉〈自己成長〉〈子どものwell-beingの促進〉があった．母親への具体的な支援としてエンパワメントが活用できる良い例である．

5 危機・喪失に関する概念

1）危機に関する概念

(1)危機とは

カプラン（Caplan G）は，「危機は，人が大切な目標に向かう際に直面した障害に対して，習慣的な問題解決の方法を用いることでは克服できないときに発生する．続いて，混乱の時期，つまり動転する時期が起こる．その間はさまざまな解決をしようとする試みがなされるが，失敗する．結果的にはある種の順応が成し遂げられ，それはその人およびその人の仲間にとって，もっともためになるかもしれないし，そうでないかもしれない」と定義している[6]．つまり，危機は，人がこれまでに経験したことがない困難に直面し，自分のもっている知識や経験，問題解決方法を使っても解決できないときに生じるといえる[7]．

カプランは，危機が生じた際の 4 つの発達段階を示している．第 1 段階は，問題に直面し緊張が高まることに対して習慣的な問題解決法で解決しようとする段階である．第 2 段階では，問題を解決できず緊張が高まり，混乱や無力感につながる．第 3 段階にてさらに緊張が増大すると，その緊張が強力な内的刺激として働き，内的・外的資源を動員する．この段階では，緊急の問題解決が試みられる．そして，第 4 段階において，問題が持続し，それを解決することも避けることができない場合には，緊張が増大して強い混乱が生じる．この危機の 4 段階は心理的な混乱と考えられるが，順応または適応しようとする反応の現れであり，6 週間以上は続かないとされている．

危機には，発達的危機と状況的危機がある．発達的危機は，成長発達する段階で誰でも体験するもので，第二次性徴，妊娠・出産，育児，更年期，身体機能の衰退などに伴って生じる．状況的危機は，人に脅威をもたらすような予期しない出来事に遭遇したときに生じる．たとえば，流産や死産，親しい人の病気や死，離婚，災害などである．

(2) 危機の問題解決モデル

さまざまな問題を解決する必要に迫られ，その直面した問題の大きさと問題を解決する能力のバランスが崩れると，危機が促進される．アギュララ（Aguilera DC）は，この危機に至る過程に焦点をあて，危機への問題解決アプローチをモデル化した[8)]．

人はストレスの多い出来事に遭遇すると，均衡状態が揺るがされ不均衡状態となるが，均衡を回復させようと努力する．努力によって均衡を取り戻し危機を回避できるか，あるいは，不均衡が持続し危機が促進されるかは，問題解決の決定要因である〈出来事の知覚〉〈活用できる社会的支持〉〈対処機制〉が影響する．

出来事の知覚とは，ストレスの強い出来事を知覚することであるが，これは人によって異なる．同じストレスの強い出来事を体験しても，その出来事を現実的に知覚した場合は問題解決が促進され乗り越えることができるが，ゆがめて知覚した場合は問題解決への試みは効果的でなく，緊張は緩和されない．

社会的支持は，ストレスの多い状況に直面したときに，その環境内ですぐ手を貸してくれる人たち，その問題を解決するのに助けてもらえる頼りになる人たちがいるということである．社会的な支持がない場合には，人は不均衡状態や危機に追いやられてしまう．

対処機制は，不安や緊張を緩和させるために用いられる方法であり，ストレスを緩和する能力に影響を与える．日常生活の経験を通して，人は不安に対処し，緊張を減少させる多くの方法を用いることを学んでいる．緊張や不安を和らげるために用いる多くの対処機制は，情緒的な安定を維持するのに必要である．

ストレスの多い出来事における問題解決では，〈出来事の知覚〉〈社会的支持〉〈対処機制〉のどれか 1 つ，あるいはそれ以上が欠けていると，問題解決を妨げ，不均衡を増大させ，危機が促進されると考えられる．

2) 悲嘆に関する概念

(1) 悲嘆とは

流産・死産・新生児死亡といった喪失を理解するうえで，その情動反応を知ることは重要である．喪失を体験したときに起こる情動反応は，悲嘆（grief）または喪（mourning）と表現される．死別による対象の喪失に伴って生じる哀情や悲嘆の悲しみを乗り越えていく心のプロセスをフロイトは喪の作業（mourning work）とよんだ．

(2) 悲嘆に関する心理的段階

ドローター（Drotar D）は障がい受容の段階説として，先天奇形をもつ子どもの誕生に対する親の反応を〈ショック〉〈否認〉〈悲しみと怒り〉〈適応〉〈再起〉の5段階に分類している（**図3-4-4**）[9)]．

ショックの時期には，よく泣いたり，どうしようもない気持ちになったり，時には逃げ出したい衝動にかられたりする．否認の時期は，現実を認めることを避けようとし，信じられない気持ちが続く．続いて悲しみと怒りの時期では，悲しみと怒りという強い感情が，否認の時期に伴ったり，引き続いて起こったりする．もっとも多くみられる情動反応は悲しみである．ほとんどの母親は，子どもに愛着を感じることに躊躇を覚える．適応の時期は，情緒的な混乱が静まるにつれて，親が自分たちの置かれている状況に慣れ，子どもの世話をする能力に自信をもつようになる時期である．この適応はうまくいって長く続くことが多い．最後は再起の時期である．この時期に両親は子どもの問題に対する責任に対処する．罪悪感からの回復の時期ととらえられる．

(3) 悲嘆のプロセス

ボウルビイ（Bowlby J）は，近親者の死後の反応について悲哀の4段階〈無感覚の段階〉〈喪失した人物に対する思慕と探究の段階：怒り〉〈混乱と絶望の段階および再建の段階〉〈人間関係の維持〉を説明している[10)]．この過程や反応，期間は一様ではなく，さまざまである．このプロセスが適切でない過程をたどる場合，病的な悲嘆がみられることがある．また，妊娠中から先天性の異常をもつ児や，出産後に異常が発覚する児の親の情動反応も同様の過程をたどることが示されている．

死産を経験した母親の悲哀の4段階の理解として具体的な例をあげるならば，〈無感覚の状態〉とは，母親は入院中に激しい感情を表に出すことはなく，スタッフの問いかけにも反応が乏しいようにみえることがあるかもしれない．これは赤ちゃんを亡くしたという事実を受け入れることができず無感覚の状態になっているといえる．その後の経過のなかで，〈喪失した人物に対する思慕と探究の段階：怒り〉では，赤ちゃんと母親の姿を見か

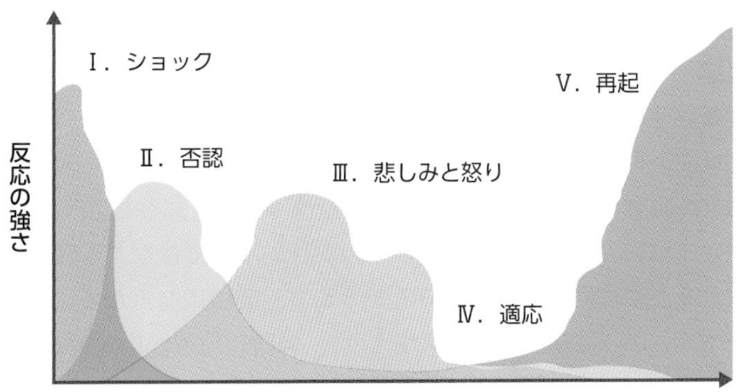

図3-4-4 先天奇形をもつ子どもの誕生に対する正常な親の反応の過程の仮説的モデル
(Drotar D, et al (1975)：The adaptation of parents to the birth of an infant with a congenital malformation：a hypothetical model. Pediatrics, 56(5)：710-717.)

けるたびに「なぜ私だけが？」といった憤りの感情や，「私の何がいけなかったのか？あの時，○△□をしたせいではないか」といった自責の念に苛まれたり，赤ちゃんがまだどこかで生きているのではないかと思う，夢に見るなどといった反応があったりする．〈混乱と絶望の段階および再建の段階〉では，複雑な感情を胸にかかえながら日々を過ごすことや，周囲からの励ましの言葉により逆に傷つけられ，外出に恐怖を感じ引きこもることある．仕事をしている者は，つらい思いと対峙しながら日常の社会に復帰を強いられているかもしれない．そのようななか，「児を喪失した悲しみに耐え，意識的に死者を探求し喪失の経過や原因について検討を繰り返し，怒りを周囲にぶつけることに耐えた場合にのみ，喪失が永続的な事実であり，自分の生活が再建されなければならないことを認めて受け入れることができるようになる」．最終的に自分の感情や行動を整理し，周囲との人間関係を維持していく．これはあくまでも例であり，人により異なることを理解する必要がある．

6 健康を促進する支援に関する理論

ヘルスプロモーションは，WHO が 1986 年のオタワ憲章において提唱した新しい健康観にもとづく 21 世紀の健康戦略で，「人びとが自らの健康とその決定要因をコントロールし，改善することができるようにするプロセス」と定義されている．「すべての人びとがあらゆる生活舞台　–労働・学習・余暇そして愛の場–　で健康を享受することのできる公正な社会の創造」を健康づくり戦略の目標としている．オタワ憲章では，ヘルスプロモーションの推進のために，5 つのプロセスと 5 つの優先的行動分野を打ち出している．

ヘルスプロモーションの 5 つのプロセスには，〈唱導（advocate)〉〈投資（invest)〉〈能力形成（build capacity)〉〈規制と法制定（regulate and legislate)〉〈パートナーと同盟(partner and build alliance)〉がある．この 5 つのプロセスを子育て支援に置きかえて考えてみる．看護職は，母親や子どもたちの代弁者としてニーズを表す（唱導)．そして，必要な資金を得て（投資)，母親が自分で子育てをする力をもてるよう支援したり，母親グループを組織したりして能力形成を目指す（能力形成)．母親や家族が子育てしやすい社会状況や環境をつくるためには法制定など政策的な活動も必要となる（規制と法制定)．これらは保健・福祉分野のみではなく，教育，労働，産業などあらゆる分野が取り組まなければならない（パートナーと同盟)．

ヘルスプロモーションを推進するための 5 つの優先的行動分野を**表 3-4-7** に示した．これらの行動分野の有機的な連携が具体的な“健康づくり”に発展していくとされている．

ヘルスプロモーションでは，健康そのものが目的なのではなく，真の意味での自由と幸福を手に入れるために健康が必要であると考える．健康になるためには，もちろん本人の努力も欠かせないが（健康生活の習慣づくり)，同時に環境が重要である（**図 3-4-5**)．

さらに，1997 年の 21 世紀に向けた先導的ヘルスプロモーションに関するジャカルタ宣言では，これらの戦略や行動領域はすべての国にふさわしいものであるとされた．そして，健康開発への包括的なアプローチは，単一のアプローチよりも効果的であり，5 つの戦略を組み合わせることが強調された（**表 3-4-8**)．健康面での環境整備が，包括的戦略の実

表 3-4-7　5 つの優先的行動分野

①	健康公共政策の確立
②	健康に関する支援的環境の創造
③	健康のための地域活動の強化
④	個人技術の向上
⑤	ヘルスサービスの方向転換

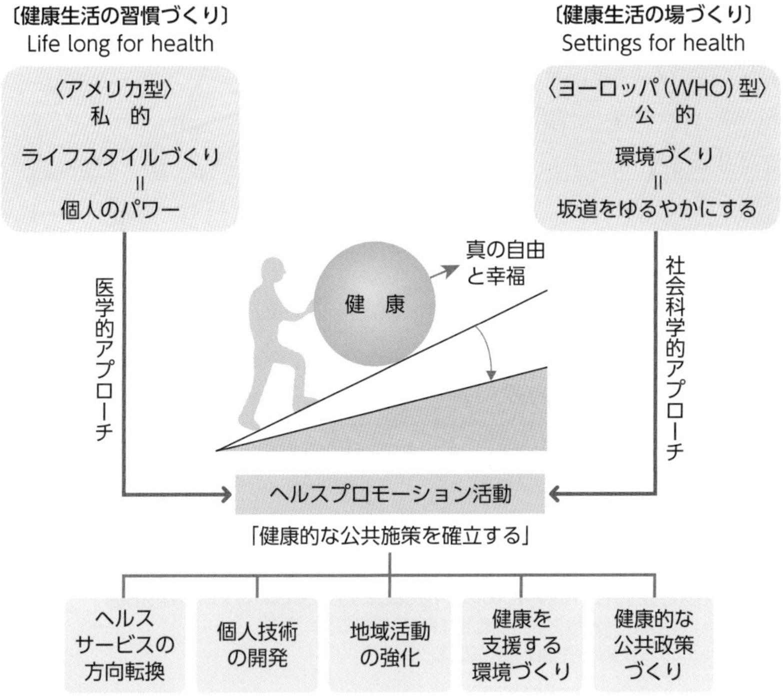

図 3-4-5　ヘルスプロモーション活動の概念図
（ヘルスプロモーション学会ウェブサイト．島内憲夫（1987）／島内憲夫・鈴木美奈子（2011）改編）

表 3-4-8　ジャカルタ宣言における 5 つの優先課題

①	健康に関する社会の責任を推進する
②	健康開発のための研究を増やす
③	ヘルスプロモーションのための協働を広げる
④	コミュニティの能力を高め，個人の力をつける
⑤	ヘルスプロモーションのインフラを保証する

施のための実際的な機会となり，ひとびとがヘルスプロモーションの行動や，意思決定プロセスの中心にいるべきことが重要である．さらに，ヘルスリテラシー / 健康学習がひとびとの参加を促し，健康教育や情報への効果的なアクセスが，ひとびとやコミュニティのエンパワメントに向けて不可欠であるとされた．

●プリシード・プロシードモデル

プリシード・プロシードモデルは，ヘルスプロモーションや健康教育プログラムの計画，

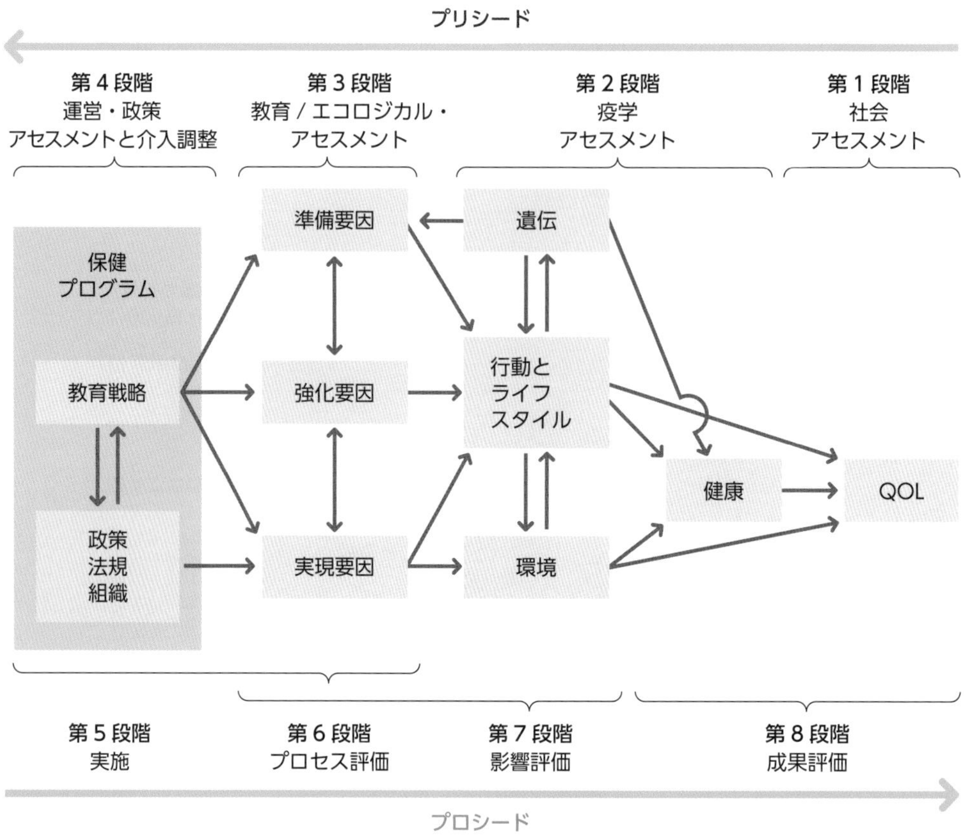

図 3-4-6 保健計画と企画と評価のための Precede-Proceed モデルの統括図
(Green LW, Kreuter MW (2005), 神馬征峰訳 (2005)：実践ヘルスプロモーション PRECEDE-PROCEED モデルによる企画と評価．医学書院，p11.)

実施，評価のモデルである．このモデルは 2 つの要素から成り立っている（**図 3-4-6**）．

プリシード（PRECEDE）とは，Predisposing, Reinforcing, and Enabling Constructs in Educational/Ecological Diagnosis（教育 / エコロジカル・アセスメントと評価のための準備・強化・実現要因）の略であり，言いかえると，診断（ニーズアセスメント）の段階である．プリシードは，QOL に関する情報，対象集団の健康状態を示す指標，社会，経済，文化，環境，行動の要因に関する情報を収集し，アセスメントし，プログラムの優先順位，ゴール，目的，対象を決定する段階である．これらは，後の総括評価の基準としても用いられる．

プロシード（PROCEED）は，Policy, Regulatory, and Organizational Constructs in Educational and Environmental Development（教育・環境・開発における政策的，法規的，組織的要因）の略であり，ヘルスプロモーション計画の発展段階に相当し，診断にしたがって実践と評価を行う．

プリシードとプロシードは一体となって，企画，実施，評価という一連の段階を踏む．

〈文献〉

1) Dunn HL (1959)：High-level of wellness for man and society. Am J Public health Nation, 49 (6)：786-792.
2) Stolte KM (1996), 小西恵美子, 太田勝正 (1997)：健康増進のためのウェルネス看護診断. 南江堂.
3) Friedmann J (1990), 斉藤千宏, 雨森孝悦監訳 (1995)：市民・政府・NGO 「力の剥奪」からエンパワメントへ. 新評社.
4) 久保木純 (1998)：エンパワメントとは何か. 現代のエスプリ. 至文堂, pp10-34.
5) 西田みゆき (2010)：養育上の困難を抱える母親の empowerment の概念分析. 日本看護科学会誌, 3 (2)：44-53.
6) Caplan G (1961), 加藤正明監訳 (1968)：地域精神衛生の理論と実際. 医学書院, p23.
7) Caplan G (1964), 新福尚武監訳 (1970)：予防精神医学. 朝倉書店, pp38-45.
8) 小島操子 (2013)：看護における危機理論・危機介入 フィンク / コーン / アグイレラ / ムース / 家族の危機モデルから学ぶ. 改訂 3 版, 金芳堂, pp73-75.
9) Drotar D, et al (1975)：The adaptation of parents to the birth of an infant with a congenital malformation：a hypothetical model. Pediatrics, 56 (5)：710-717.
10) Bowlby J (1969), 黒田実郎, 他訳 (1991)：母子関係の理論Ⅲ 対象喪失. 岩崎学術出版社, pp91-108.

第 4 章

母子保健をめぐる動向と制度

第 1 節
母子保健統計

学習のねらい

❶ 日本の人口動態について理解する
❷ 日本の母子保健の動向を理解する

母親と子どもの健康に関する統計から日本の母子保健の現状をみてみよう．**表 4-1-1** は，母子保健に関係する統計的な指標である．これらの指標は，日本のみならず世界的に用いられており，母子保健状況を比較することができる．

1 人口動態

1）人口の増減 [1)]

2019 年の日本の総人口は 1 億 2,616 万 7 千人（男 6,141 万 1 千人，女 6,475 万 6 千人）である．1971（昭和 46）年から 1972 年には，戦後のベビーブーム世代の女性が出産年齢となり出生率が上昇したが，それ以降，出生率が低下しはじめると人口増減率も低下に転じ，2005 年には−0.01% と戦後初めてとなる人口減少に至った．2005 年から 2010 年はいったん横ばいとなったが，その後再度減少に転じた（**表 4-1-2**）．

現在の人口ピラミッドをみると，1947（昭和 22）年から 1949 年，1971（昭和 46）年から 1974 年のベビーブーム，そしてそれ以降の出生数が減少していることから，2 つの膨らみをもったつぼ型となっている（**図 4-1-1**）．2019 年では，年少人口（0〜14 歳）が 12.1%，生産年齢人口（15〜64 歳）が 59.5%，老年人口（65 歳以上）が 28.4% となり，老年人口の上昇が続いている．

2）出生 [2)]

図 4-1-2 に出生数と合計特殊出生率の推移を示した．第 2 次ベビーブーム以降の出生数は，多少の増減がみられるものの，なだらかに減少し続けており，2019 年は 86 万 5,239 人と前年より 53,161 人減少し，過去最低となっている．合計特殊出生率は，1989 年に 1.57 となり「1.57 ショック」といわれたが，2005 年には 1.26 と最低となった．その後，

表 4-1-1 **母子保健に関係する統計指標**

出生率 (live birth rate)	地域の人口に対する出生数の程度を表す指標で，次の計算式より算出する． $\frac{\text{1 年間の出生数}}{\text{日本人人口}} \times 1{,}000$
合計特殊出生率 (total fertility rate)	女子の年齢別出生率の合計で，1 人の女子がその年次の年齢別出生率で一生の間に生む平均子ども数を表す． $\frac{\text{母の年齢別出生数}}{\text{年齢別女子人口}}$ の 15 歳から 49 歳までの合計
平均寿命 (average life span)	ある年齢に達した者がその後何年生存が期待されるかを表したものが平均余命であり，0 歳の平均余命を平均寿命という．
乳児死亡率 (infant mortality rate)	地域の乳児死亡の程度を表す指標で，次の計算式より算出する． $\frac{\text{1 年間の生後 1 歳未満の死亡数}}{\text{1 年間の出生数}} \times 1{,}000$
新生児死亡 (neonatal death)	生後 28 日未満の生産児の死亡をいい，さらに生後 1 週未満の期間の死亡を〈早期新生児死亡〉という．
新生児死亡率 (neonatal mortality rate)	地域の新生児の程度を表す指標で，次の計算式により算出する． $\frac{\text{1 年間の生後 28 日未満の死亡数}}{\text{1 年間の出生数}} \times 1{,}000$
周産期死亡率 (perinatal mortality rate)	その地域の周産期における胎死および新生児死亡の程度を表す指標で，日本では次の算出法を採用している． $\frac{\text{1 年間の周産期死亡数（妊娠満 22 週以後の死産＋早期新生児死亡）}}{\text{1 年間の出産数（出生数＋妊娠 22 週以後の死産数）}} \times 1{,}000$
妊産婦死亡 (maternal death)	妊婦が妊娠に関連した疾患で死亡するものをいう．平成 7 年以降は，直接産科的死亡，間接産科的死亡，原因不明の産科的死亡および妊娠中または妊娠終了後満 42 日未満の産科的破傷風，ヒト免疫不全ウイルス症の合計数である．
妊産婦死亡率 (maternal mortality rate)	その地域の妊産婦死亡の程度を表す指標で，次の計算式より算出する．1979 年より WHO は出生 1,000 対で表すことにしたが，出生 10 万対でもしばしば表される． $\frac{\text{1 年間の妊産婦死亡数}}{\text{1 年間の出産数（出生数＋妊娠満 12 週以後の死産数）}} \times 100{,}000$

（岸　玲子，他編（2003）：NEW 予防医学・公衆衛生学．南江堂．／厚生統計協会：国民衛生の動向．／厚生労働省児童家庭局：母子保健の主たる統計．を参考に作成．加納尚美（2007）：母子の健康．「母性看護学概論」．村本淳子，森　明子編，第 2 版，医歯薬出版，p37．に収載）

合計特殊出生率は微増・微減で推移し，2019 年には 1.36 となっている．合計特殊出生率の低下傾向は，おもに 20 歳代の出生率が低下していることによると考えられる．

出生順位別の割合をみてみると，2019 年は第 1 子 46.3%，第 2 子 36.4%，第 3 子以上 17.1% となっている．同年，出生順位別の母親の平均年齢は，第 1 子 30.7 歳となり，1950（昭和 25）年と比較すると 6.3 歳高くなっている．

出生の国際比較（**図 4-1-3**）をみると，1965 年以降，欧米諸国の合計特殊出生率は一斉に低下してきたが，フランス，イギリスはここ数年は維持している．アメリカは 1960 年頃からの低下が著しく，2017 年は 1.76 となっている．

表 4-1-2　日本の人口の推移

	総人口※1 (千人)	人口増減率※2 (%)	人口密度 (人/ km^2)	人口性比 (女 100 対男)
昭和 25 年 ('50)	83,200	1.75	226	96.3
30 ('55)	89,276	1.17	242	96.6
35 ('60)	93,419	0.84	253	96.5
40 ('65)	98,275	1.13	266	96.4
45 ('70)	103,720	1.15	280	96.4
50 ('75)	111,940	1.24	301	96.9
55 ('80)	117,060	0.78	314	96.9
60 ('85)	121,049	0.62	325	96.7
平成 2 ('90)	123,611	0.33	332	96.5
7 ('95)	125,570	0.24	337	96.2
12 ('00)	126,926	0.20	340	95.8
17 ('05)	127,768	△ 0.01	343	95.3
22 ('10)	128,057	0.02	343	94.8
27 ('15)	127,095	△ 0.11	340	94.8
令和 元 ('19)	126,167	△ 0.22	−	94.8

※1　各年 10 月 1 日現在人口（昭和 45 年までは沖縄県を含まない）
※2　人口増減率は，前年 10 月から当年 9 月までの増減数を前年人口で除したもの

（総務省統計局：人口推計.）

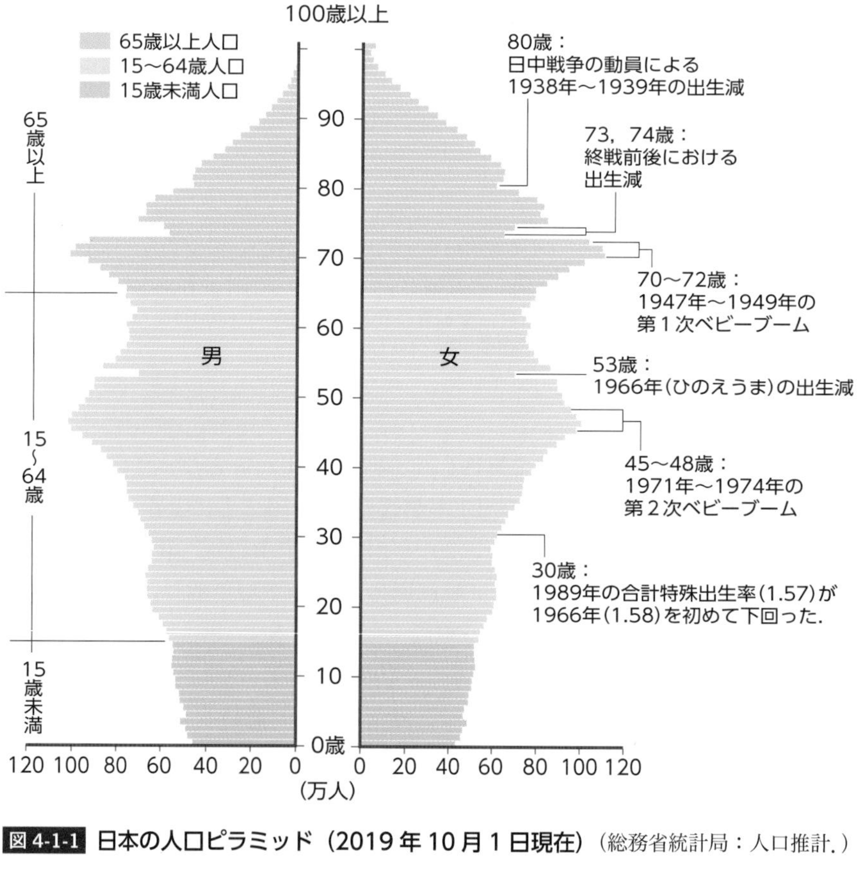

図 4-1-1　日本の人口ピラミッド（2019 年 10 月 1 日現在）（総務省統計局：人口推計.）

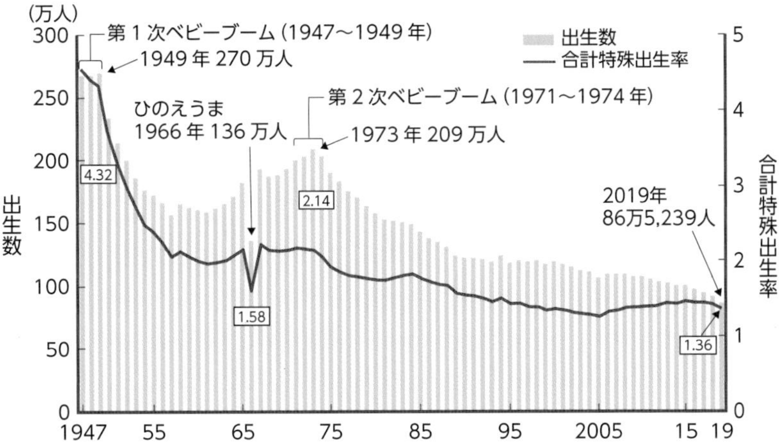

図 4-1-2 **出生数と合計特殊出生率の推移**　（厚生労働省：人口動態統計.）

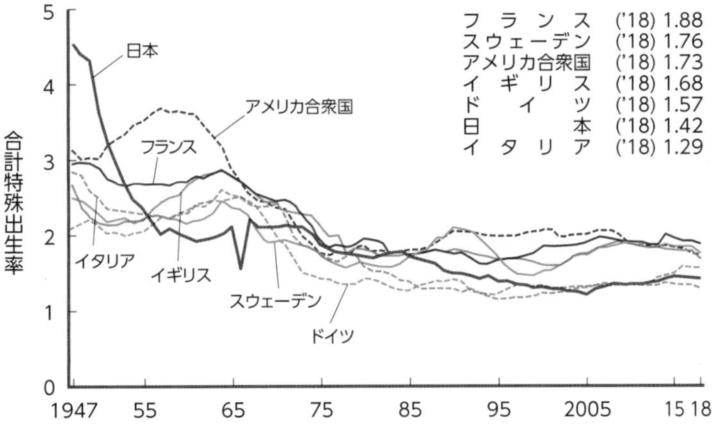

図 4-1-3 **合計特殊出生率の国際比較**　（The world Bank）

3）結婚と離婚[3)]

婚姻件数は，第１次ベビーブーム期に出生した人が結婚期に入った 1970（昭和 45）年に 100 万組を超えた．しかし，その後は横ばいまたは減少し，2019 年には 59 万 9,007 組，婚姻率は人口千対 4.8 で前年より 0.1 上昇した．

一方，離婚件数は年々増加し，2002 年にピークを記録した．その後は減少し，2019 年の離婚件数は 20 万 8,496 組，離婚率は人口千対 1.69 であった．

4）世帯[4)]

2019 年の世帯総数は 5,178 万 5 千世帯であった．1 世帯の平均世帯人員は 2.39 人であり，低下傾向が続いている．単身世帯（28.8%）が夫婦と未婚の子のみの世帯（8.4%）を抜いて最も多くなり，夫婦のみの世帯（24.4%）が続く．3 世代世帯も減少し続けており 5.1% となり，1986 年の約 3 分の 1 となっている．

2 母子保健の現状

1）周産期死亡[5)]

周産期死亡は，母子保健の状態を示す重要な指標のひとつである．

図 4-1-4 の周産期死亡の年次推移をみると，早期新生児死亡数は徐々に下降傾向にあり，2019 年は 578 人と年々減少している．同様に，妊娠 22 週以後の死産数も減少しており，2019 年は 2,377 胎であった．同年の周産期死亡率は 3.4 となっている．

2）乳児死亡[6)]

乳児死亡は，母親の健康状態や養育条件などの影響を強く受けるため，その地域の衛生状態，ひいては経済や教育を含めた社会情勢を反映する指標である．乳児死亡のなかでも，とくに生後 4 週未満を新生児死亡と示される．乳児死亡率の推移は年々減少し続け，2019 年は 1.9 であり，世界的にも有数の低率国となっている．

乳児死亡の原因をみてみると，最も多いのは先天奇形，変形及び染色体異常で 34.9%，続いて，周産期に特異的な呼吸障害および心血管障害，不慮の事故，乳幼児突然死症候群となっている．

3）妊産婦死亡[7)]

(1) 妊産婦死亡率

妊産婦死亡率は，1950（昭和 25）年は 161.2（出産 10 万対）であったのに対し，2014 年には 3.1 まで減少し，2019 年は 3.3 であるものの，世界的に高い水準を維持している（**表 4-1-3**）．

2019 年の妊産婦死亡原因のうち 60% は，産科的塞栓症や分娩後出血などの直接産科的死亡である．

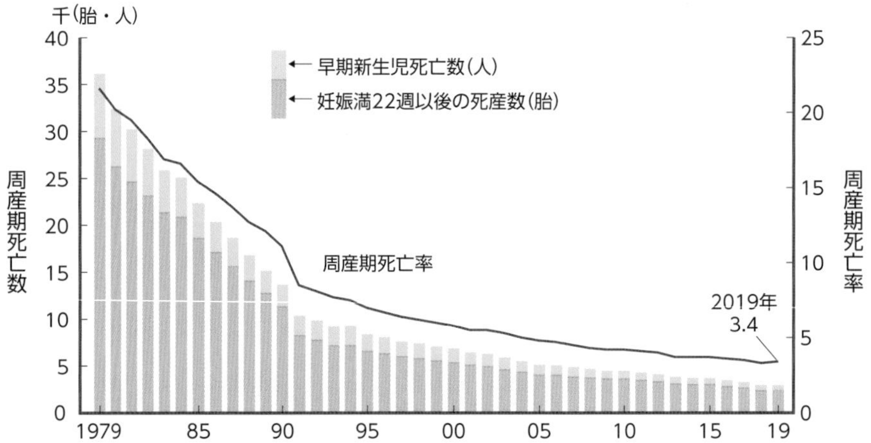

図 4-1-4 周産期死亡数と周産期死亡率の推移　（厚生労働省：人口動態統計.）

表 4-1-3 妊産婦死亡の原因

死因	妊産婦死亡数			妊産婦死亡率		
	2010年	2015年	2019年	2010年	2015年	2019年
総数	45	39	29	4.1	3.8	3.3
直接産科的死亡	34	30	17	3.1	2.9	1.9
子宮外妊娠	3	−	−	0.3	−	−
妊娠，分娩および産褥における浮腫，蛋白尿および高血圧性障害	2	3	1	0.2	0.3	0.1
前置胎盤および（常位）胎盤早期剝離	4	3	1	0.4	0.3	0.1
分娩前出血，他に分類されないもの	−	−	−	−	−	−
分娩後出血	3	11	1	0.3	1.1	0.1
産科的塞栓症	11	6	8	1.0	0.6	0.9
その他の直接産科的死亡	11	7	6	1.0	0.7	0.7
間接産科的死亡	11	8	12	1.0	0.8	1.4
原因不明の産科的死亡	−	1	−	−	0.1	−

（厚生労働省：人口動態統計.）

(2) 妊産婦の自殺[8)]

妊産婦死亡のデータには，分娩後うつ病等により死亡した女性の数は含まれていない．産後の女性の特徴として，マタニティ・ブルーズという軽度のうつ状態が起こることがある．しかし，マタニティ・ブルーズは，産後2週間以内におさまる一過性のうつ状態である．産後数カ月後には「産褥精神病」の発症があり，なかでも産後うつ病は頻度が高い．

東京都監査医務院によると，過去10年間において東京都23区の妊産婦の自殺は63人であることが報告された．63人中23人は妊婦であり，その約40%が精神疾患を有していた．40人は産後の女性であり，その約50%が精神疾患を有していた．2016年の自殺率は，日本8.7/出生10万であり，イギリス2.3/出生10万，スウェーデン3.7/出生10万と比べて高値である．

今後，メンタルヘルス問題のスクリーニングと早期介入の普及が課題である．第6章第8節の「メンタルヘルスに問題をかかえる女性と家族への支援」も参照のこと．

4) 死産と人工妊娠中絶[9)]

死産率の推移を**図 4-1-5** に示した．1966（昭和41）年は，ひのえうまにより出生数の低下がみられた．それ以降，自然死産率は低下し，2019年には10.2（出産千対）となっている．一方，人工死産は戦後低下し，1974年に最低となったが，これは避妊具の普及が影響していると推測される．以降，若干ながら上昇傾向にあったが，1991年からは再び低下した．その後も一時的に増加することがあるものの，2019年には11.8となっている．

2018年度の年齢別の人工妊娠中絶実施率（女子人口千対）[10)]において，最も高いのは20〜24歳の13.2，続いて25〜29歳の10.4となっている．これらに対して，20歳未満の

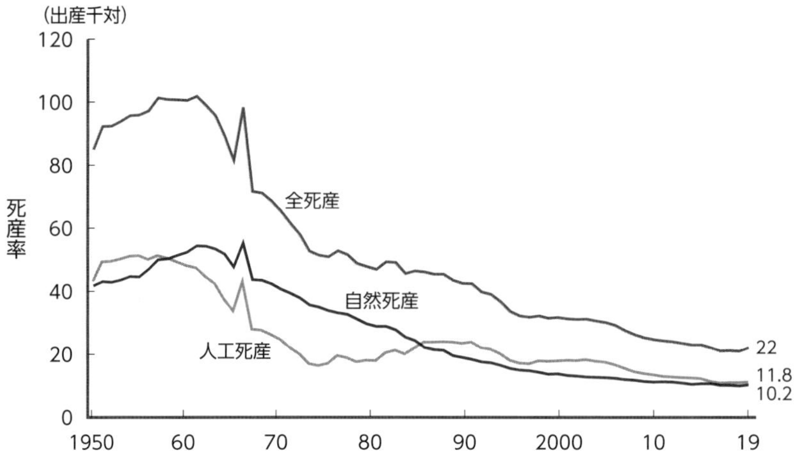

図 4-1-5 自然-人工死産率（出産千対）の推移　（厚生労働省：人口動態統計.）

実施率は 4.7 となっており，最も高かった 2000 年の 12.1 から徐々に減少しているものの，若年層への教育の普及が引き続き求められる．さらに，出生数（86 万 5,239 人）と人工妊娠中絶件数（16 万 1,741 人）を比べてみると，妊娠した女性の 14% は中絶を選択していることになり，望まない妊娠は，いまだ深刻な問題であるといえる．

〈文献〉

1）総務省統計局：2019 年人口推計.
2）厚生労働省：2019 年人口動態統計.
3）前掲 2).
4）厚生労働省：2019 年国民生活基準調査.
5）前掲 2).
6）前掲 2).
7）前掲 2).
8）岡井　崇（2016）：うつ病等の精神疾患合併妊産婦の診療と支援について（第 6 回周産期医療体制のあり方に関する検討会資料).
9）前掲 2).
10）厚生労働省：平成 30 年度衛生行政報告例.

第2節
母子保健にかかわる法律と施策

学習のねらい

❶ 母子保健に関する法律，母子保健行政について理解する
❷ 働く女性の健康および子育て支援に関する法律・施策を理解する

1 母子保健にかかわる法律

1）母子保健法

母子保健法は，日本の母子保健対策を推進するにあたり中心となる法律である．母と乳幼児の健康保持および増進を図るために1965（昭和40）年に制定された．母子保健法では，妊産婦，乳幼児，新生児の定義（6条），妊娠の届出（15条）や低出生体重児の届出（18条），母子健康手帳の交付（16条），乳幼児の健康診査（12条），保健指導（10，11条）ならびに訪問指導（17，19条），養育医療の給付（20条）などが規定されている．

より身近なサービスを住民に提供することを目指し，市町村が多くの母子保健サービスを提供している．

2）児童福祉法

18歳未満の児童が心身ともに健やかに生まれ，育成されるように努める国民の責務と，それを具現する国と地方公共団体の責任とが明確にされている．1947（昭和22）年に制定された．児童福祉法には，児童，乳児，幼児の定義（4条），妊産婦の定義（5条），児童相談所の設置（12条），療育の指導（19条）・給付（20条），小児慢性特定疾病医療費の支給（19条），子育て支援事業（21条），助産施設（22条），母子生活支援施設（23条），要保護児童の保護（25条）などが規定されている．

3）戸籍法

戸籍法は，日本の国民各個人の身分関係を明らかにする戸籍制度を規律している．戸籍は，「市町村の区域内に本籍を定める一の夫婦およびこれと氏を同じくする子ごとに，これを編製する」とされている．出生の届出（49条）について規定されている．

4）死産の届出に関する規程

母子保健の向上を図るため，死産の実情を明らかにすることを目的としている．死産の届出は，「医師または助産師の死産証書又は死胎検案書を添へて，死産後 7 日以内に届出人の所在地又は死産があつた場所の市町村長に届出なければならない」（4 条）とされている．

5）母体保護法

不妊手術および人工妊娠中絶に関する事項などを定めることにより，母性の生命健康を保護することを目的とした法律である．不妊手術（3 条），母体保護法指定医師（14 条），受胎調節実地指導（15 条），不妊手術および人工妊娠中絶の届出（25 条）等について定められている．

2 働く女性の健康・子育て支援に関する法律

1）労働基準法

労働基準法は，労働時間，休日，賃金などの労働条件の最低基準を定めた法律である．労働基準法には，妊産婦等の危険有害業務の就業制限（64 条），産前産後の休業（65 条），妊婦の軽易業務転換（65 条），妊産婦の時間外労働，休日労働，深夜業の制限（66 条）育児時間の請求（67 条），生理休暇（68 条）などが定められている．

2）雇用の分野における男女の均等な機会及び待遇の確保等に関する法律

雇用に際して男女の均等な機会および待遇の確保を図るとともに，女性労働者の就業に関して妊娠中および出産後の健康の確保を図るなどの措置を推進することを目的としている．婚姻，妊娠，出産を退職理由として解雇してはならない（9 条），性的な言動に対する相談・対応（11 条），保健指導・健康診査を受けるために必要な時間の確保（12 条），保健指導・健康診査に基づく勤務時間の変更や勤務の軽減（13 条）などが規定されている．

3）次世代育成支援対策推進法

この法律は，急速な少子化の進行ならびに家庭および地域を取り巻く環境の変化にかんがみ，次世代育成支援対策に関し，基本理念，国，地方公共団体，事業主および国民の責務を明らかにするとともに，行動計画作成指針ならびに地方公共団体および事業主の行動計画の作成，その他の次世代育成支援対策を推進するために必要な事項を定めている．2015（平成 27）年 3 月 31 日までの時限つきの法律であったが，10 年間延長された．

4）育児休業，介護休業等育児又は家族介護を行う労働者の福祉に関する法律

育児・介護休業法では，育児休業および介護休業に関する制度，子どもの看護休暇および介護休暇に関する制度を設け，育児および家族の介護を行いやすくするため，所定労働時間等に関して事業主が講ずべき措置を定める他，育児または家族の介護を行う労働者等に対する支援措置を講じることにより労働者が退職せずに済むようにし，その雇用の継続を図るとともに，育児または家族の介護のために退職した労働者の再就職の促進を図るこ

とを目的としている.

この法律は，2017（平成 29）年に改定された．この改定により，1 歳 6 カ月に達した時点で，保育園に入れないなどの場合に再度申し出ることにより，育児休業期間を最長 2 歳まで延長できること，これに合わせて育児休業給付の支給期間を延長することが加えられた．また，職場において育児休業が取得しにくいという実態から，事業主は，労働者または配偶者が妊娠・出産した場合，家族を介護していることを知った場合に，個別に育児休業・介護休業等に関する定めを周知するように努めることが規定された．さらに，とくに男性の育児参加を促進するため，就学前までの子どもを有する労働者が育児にも使える休暇が新設された.

3 母子保健行政

母子の健康保持と増進に関する行政の取り組みは，母子保健行政とよばれ，妊婦ならびに乳幼児の健康診査，健康教育を中心にさまざまな施策が進められている．母子保健行政の中心的な法律が母子保健法である．母子保健行政の歴史を**表 4-2-1** に示した.

1937（昭和 12）年に制定された保健所法に，はじめて妊産婦および乳幼児の衛生に関する事項が含まれた．1942（昭和 17）年には妊産婦手帳規定が制定され，妊娠の届出，妊産婦手帳の交付，医師，助産婦または保健婦による保健指導および物資の配給などが定められた．戦後，母子保健行政は児童福祉法に位置づけられ，妊産婦および乳幼児の保健指導，育成医療，未熟児対策，新生児訪問，3 歳児健康診査などの施策が実施された．さらに広く母子保健を向上させるために 1965（昭和 40）年，母子保健に関する単独法である母子保健法が制定された．新たに母子保健推進員制度，1 歳 6 カ月児健康診査，先天性代謝異常のマス・スクリーニング等の事業が実施された．その後，社会状況の急速な変化に対応して，母子保健施策として神経芽細胞腫マス・スクリーニング，周産期医療施設整備事業，B 型肝炎母子感染防止事業などが進められた．そして 1997（平成 9）年，母子保健法が改正され基本的な母子保健サービスが市町村により提供されることになった.

近年，少子高齢化，核家族化，女性の社会進出，生殖補助医療，出生前診断など，母子をめぐる社会の変化はさらに進み，事業が拡充されている．現在の母子保健施策の体系を**図 4-2-1** に示した.

4 21 世紀の母子保健計画「健やか親子 21」

母子保健の主要な取り組みをビジョンとして提示し，達成に向けた国民運動計画として 2001（平成 13）年に「健やか親子 21」が策定された．健やか親子 21 には次の 4 つの主要課題が設定されている.

① 思春期の保健対策の強化と健康教育の推進
② 妊娠・出産に関する安全性と快適さの確保と不妊への支援
③ 小児保健医療水準を維持・向上させるための環境整備

表 4-2-1　おもな母子保健施策のあゆみ

昭12年	('37)	保健所法，母子保護法
17	('42)	妊産婦手帳規定の制定
昭22年	('47)	児童福祉法公布（昭23年1月施行）
23	('48)	妊産婦・乳幼児の保健指導，母子衛生対策要綱
29	('54)	育成医療
33	('58)	未熟児養育医療と保健指導，母子健康センターの設置
36	('61)	新生児訪問指導，3歳児健康診査
40	('65)	母子保健法公布（昭41年1月施行）
43	('68)	母子保健推進員制度，先天性代謝異常医療援助
44	('69)	妊産婦健康診査の公費負担制度，乳幼児の精密健康診査制度
49	('74)	小児慢性特定疾患治療研究事業
52	('77)	1歳6カ月児健康診査，先天性代謝異常のマス・スクリーニングの実施
55	('80)	先天性代謝異常症に対する特殊ミルク共同安全開発事業
59	('84)	神経芽細胞腫検査事業，健全母性育成事業，周産期医療施設整備事業
60	('85)	B型肝炎母子感染防止事業
62	('87)	1歳6カ月児精密健康診査
平2年	('90)	3歳児健康診査視聴覚検査導入，小児肥満予防教室，思春期教室，地域母子保健特別モデル事業
3	('91)	思春期における保健・福祉体験学習事業，周産期救急システムの整備充実
4	('92)	出産前小児保健指導（プレネイタル・ビジット）事業，病児デイケアパイロット事業
6	('94)	病後児デイサービスモデル事業，共働き家庭子育て休日相談等支援事業，地域保健法公布
		エンゼルプラン（緊急保育対策等5カ年事業）策定
8	('96)	不妊専門相談センター事業，女性健康支援事業，総合周産期母子医療センターの運営費補助，乳幼児発達相談指導事業，都道府県母子保健医療推進事業
10	('98)	乳幼児健康支援一時預り事業を開始
11	('99)	新エンゼルプラン策定，周産期医療ネットワークの整備
12	('00)	児童虐待防止市町村ネットワーク事業，休日健診・相談等事業，新生児聴覚検査
		「健やか親子21」策定
13	('01)	乳幼児健診における育児支援強化事業
14	('02)	「小児慢性特定疾患治療研究事業の今後のあり方と実施に関する検討会」報告書
15	('03)	食育等推進事業
		少子化社会対策基本法の成立
		次世代育成支援対策推進法の成立
		神経芽細胞腫検査事業の休止を決定
		厚生科学審議会生殖補助医療部会「精子・卵子・胚の提供等による生殖補助医療制度の整備に関する報告書」
16	('04)	特定不妊治療費助成事業を開始
		少子化社会対策大綱を閣議決定
		「子ども・子育て応援プラン」策定
17	('05)	小児慢性特定疾患治療研究事業を児童福祉法に位置づけ，「健やか親子21」中間評価
19	('07)	「子どもの心の診療医」の養成に関する検討会報告書
20	('08)	子どもの心の診療拠点病院機構推進事業
21	('09)	妊産婦ケアセンター運営事業（23廃止）
		「健やか親子21」第2回中間評価
22	('10)	子ども・子育てビジョン策定
23	('11)	タンデムマス法を用いた新生児スクリーニング検査の導入，母子健康手帳に関する検討会報告書
24	('12)	便カラーカードの母子健康手帳への導入，児童虐待防止医療ネットワーク事業
25	('13)	未熟児養育医療および未熟児訪問指導の市町村への権限委譲
26	('14)	「母体血を用いた新しい出生前遺伝学的検査」の臨床試験開始
		不妊に悩む方への特定治療支援事業のあり方に関する検討会報告
		「健やか親子21」最終評価報告
		慢性疾患を抱える子どもとその家族への支援のあり方（報告）
		「健やか親子21（第2次）」検討会報告
		妊娠・出産包括支援モデル事業
		児童福祉法を一部改正し，小児慢性特定疾病治療研究事業の見直し
27	('15)	小児慢性特定疾病の対象疾病拡大
		小児慢性特定疾病児童等自立支援事業の開始
		子育て世代包括支援センター本格実施
28	('16)	子育て世代包括支援センター法定化（平29年4月施行）

（厚生統計協会：国民衛生の動向 2019/2020年．p108）

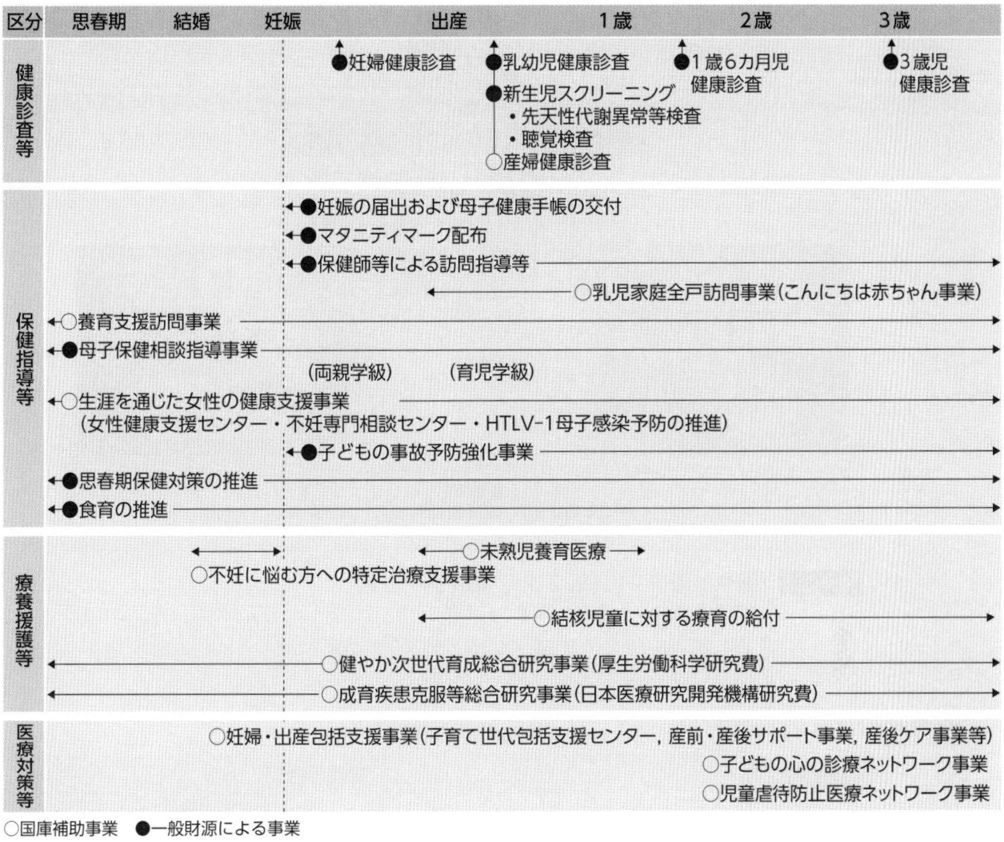

図 4-2-1 **母子保健施策の体系**　(厚生統計協会：国民衛生の動向 2019/2020 年．p112)

④　子どもの心の安らかな発達の促進と育児不安の軽減

策定時ならびに 2 回の中間評価を経て，2013（平成 25）年に「健やか親子 21」の最終評価が行われた．69 指標について目標の達成状況や取り組み状況の評価した結果，全体の 8 割で一定の改善がみられた．この評価結果を受けて，10 年後のあるべき姿が描かれた．第 1 に，日本全国どこでも一定の質の母子保健サービスが受けられ，生命が守られること，また第 2 に，疾病や障害，経済状態などの個人や家庭環境の違い，多様性を認識した母子保健サービスを展開することである．

「健やか親子 21（第 2 次）」では，この姿を実現するために 3 つの基盤となる課題と 2 つの重点課題が設定された．**図 4-2-2** に「健やか親子 21（第 2 次）」のイメージを示し，**表 4-2-2** に 3 つの基盤となる課題と 2 つの重点課題の概要を示した．2015（平成 27）年から「健やか親子 21（第 2 次）」の取り組みが開始されている．

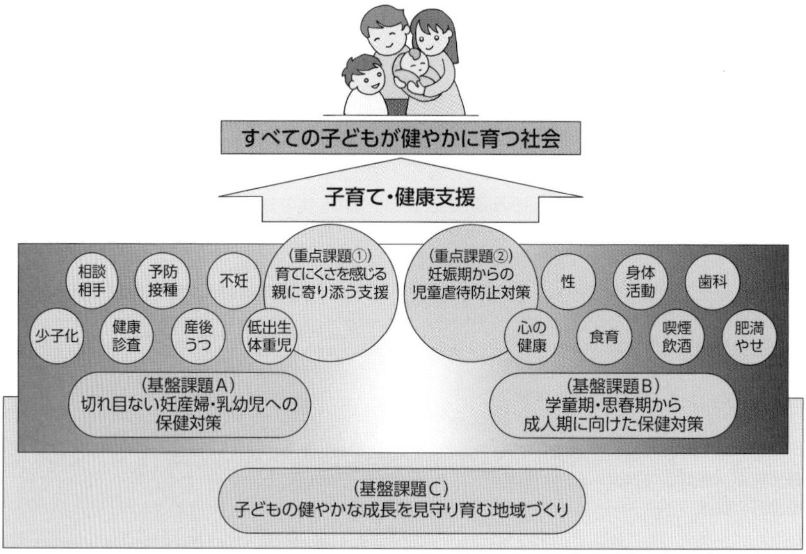

図 4-2-2 「健やか親子 21（第 2 次）」のイメージ図

（厚生労働省：「健やか親子 21（第 2 次）」について　検討会報告書．2014.）

表 4-2-2 「健やか親子 21（第 2 次）」における課題の概要

課題名		課題の説明
基盤課題 A	切れ目ない妊産婦・乳幼児への保健対策	妊娠・出産・育児期における母子保健対策の充実に取り組むとともに，各事業間や関連機関間の有機的な連携体制の強化や，情報の利活用，母子保健事業の評価・分析体制の構築を図ることにより，切れ目ない支援体制の構築を目指す．
基盤課題 B	学童期・思春期から成人期に向けた保健対策	児童生徒自らが，心身の健康に関心をもち，より良い将来を生きるため，健康の維持・向上に取り組めるよう，多分野の協働による健康教育の推進と次世代の健康を支える社会の実現を目指す．
基盤課題 C	子どもの健やかな成長を見守り育む地域づくり	社会全体で子どもの健やかな成長を見守り，子育て世代の親を孤立させないよう支えていく地域づくりを目指す．具体的には，国や地方公共団体による子育て支援施策の拡充に限らず，地域にあるさまざまな資源（NPO や民間団体，母子愛育会や母子保健推進員等）との連携や役割分担の明確化があげられる．
重点課題①	育てにくさを感じる親に寄り添う支援	親子が発信するさまざまな育てにくさ※のサインを受け止め，丁寧に向き合い，子育てに寄り添う支援の充実を図ることを重点課題のひとつとする．
重点課題②	妊娠期からの児童虐待防止対策	児童虐待を防止するための対策として，①発生予防には，妊娠届出時など妊娠期からかかわることが重要であること，②早期発見・早期対応には，新生児訪問などの母子保健事業と関係機関の連携強化が必要であることから重点課題のひとつとする．

※　育てにくさとは：子育てにかかわる者が感じる育児上の困難感で，その背景として，子どもの要因，親の要因，親子関係に関する要因，支援状況を含めた環境に関する要因など多面的な要素を含む．育てにくさの概念は広く，一部には発達障害などが原因となっている場合がある．

（厚生労働省：「健やか親子 21（第 2 次）」について　検討会報告書．2014.）

5 子育て世代包括支援センター・産後ケア事業

1）子育て世代包括支援センター

子育て世代包括支援センターは，妊娠期から子育て期にわたるまでのさまざまなニーズに対応して，総合的相談支援をワンストップで提供する拠点であり，妊娠期から子育て期にわたる切れ目ない支援を実施する．

子育て世代包括支援センターのおもな役割は，①妊産婦・乳幼児などの実情を把握すること，②妊娠・出産・育児に関する相談に応じ，必要な情報提供・助言・保健指導を行うこと，③支援プランを策定すること，④保健医療または福祉関係との連絡調整を行うことの４点である．

すべての妊産婦，乳幼児（就学前）とその保護者を対象としており，ポピュレーションアプローチを基本としている．

2）産後ケア事業

産後ケア事業は，退院直後の母子に対して心身のケアや育児のサポート等を行い，産後も安心して子育てができる支援体制を確保することを目的としている．実施主体は区市町村であり，対象は家族等から十分な家事および育児などの援助を受けられない褥婦および産婦，ならびに，その新生児および乳児である．具体的には，産後に心身の不調または育児不安等がある者であるが，その他とくに支援が必要と認められる者とされている．

産後ケア事業では，退院直後の母子に対して心身のケアや育児のサポート等，きめ細かな支援が実施されている．具体的には，①褥婦および新生児に対する保健指導および授乳指導，②褥婦に対する療養上の世話があげられる．さらに，必要に応じて，③産婦および乳児に対する保健指導，④褥婦および産婦に対する心理的ケアやカウンセリング，⑤育児に関する指導や育児サポート等も実施される．事業には，〈宿泊型〉〈デイサービス型〉〈アウトリーチ型〉があり，事業内容に応じて，助産師，保健師または看護師等の担当者が配置される．

2019 年に一部改正された母子保健法では，「産後ケアセンター」の設置をはじめ，産後ケア事業を実施することが市区町村の努力義務とされた．

6 周産期医療の体制と連携

1）医療連携が必要となる背景

周産期の医療施設は，正常分娩を取り扱う施設と，高度な医療を必要とする施設に分かれている．すなわち，正常分娩が可能なローリスク妊産婦は，助産所，診療所，一般病院を受診し，出産に高度な医療を必要とするハイリスク妊産婦は，「総合周産期母子医療センター」または「地域周産期母子医療センター」を受診する．しかし，分娩は状況が変化しながら進行するものであり，つねに正常から逸脱する可能性を伴うため，いつでも総合・地域周産期母子医療センターへ搬送できる連携体制を整備しておくことが，リスクマ

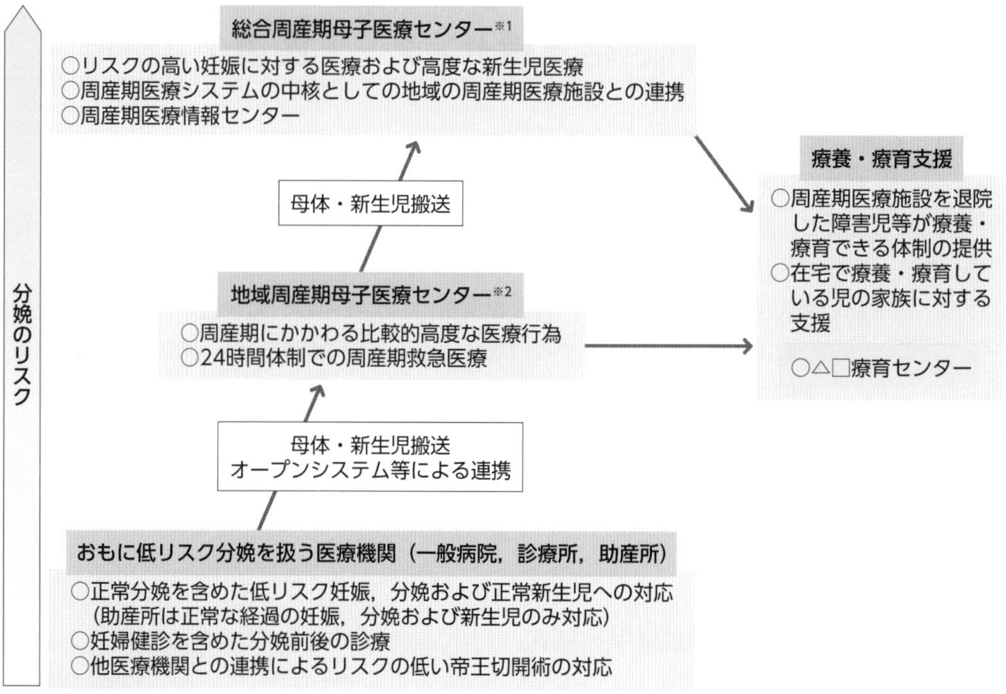

※1 総合周産期母子医療センター：原則として３次医療圏に１箇所整備
※2 地域周産期母子医療センター：総合周産期母子医療センター１箇所に対し数箇所整備

図 4-2-3 周産期医療の体制　（厚生労働省：施設紹介　周産期医療ついて．）

ネジメントの点から非常に重要となる（**図 4-2-3**）．

周産期医療は，少子化対策の観点をはじめ，周産期医療における救急体制の連携，さらに新生児集中治療室や回復期治療室の整備に取り組み，2010（平成 22）年には，都道府県が取り組むべき周産期医療体制整備の具体的内容が示された．しかし，その後も産科医，小児科医の不足や地域偏在は改善されず，これまでの課題を整理し，今後のあり方について検討する会議（厚生労働省「周産期医療体制のあり方に関する検討会」）が開催された．

検討会では，医師不足等に対応した地域における周産期医療の確保，緊急搬送等を想定した広域搬送の充実，合併症を有する妊産婦への対応，災害時の周産期医療体制，都道府県の医療体制と連動した「周産期医療体制整備計画」，助産所の安全確保について，課題と対応がまとめられている．

2）周産期医療連携の実際

(1)施設間の連携

正常な経過が予測されていた場合でも，状況の変化により母児の救命を目的に，必要な人員・設備を有する医療機関へ妊産婦（母体・胎児）を搬送する場合がある（母体搬送，COLUMN を参照）．

母体搬送には，緊急の搬送のみでなく，非緊急時の搬送もある．母体搬送では，生命の安全を最優先した身体的ケアを実施するとともに，搬送される母子とその家族へ搬送に至った経緯を説明し，搬送先での医療に対する受け止め方を確認することが重要である．

COLUMN　母体搬送

母体・胎児管理を行うため，妊婦を高度管理施設に搬送することをいい，胎児医療と高度の母体管理の対象となる疾患を有する妊産婦（母体・胎児）を搬送することと定義される．

その際には，搬送元と搬送先の医療者間での意思疎通を円滑にするためにも，搬送の際に用いる紹介状等を準備しておく．

また，社会的ハイリスクとしての虐待が1998年以降急激に増加している（虐待については，第6章第6節「子ども虐待の予防と早期発見」も参照のこと）．医療機関と児童相談所，保健センター，教育機関，警察が日頃からネットワークをつくっておき，連携によって，虐待の予防と早期発見を実現する体制づくりが必要である．

(2)施設内のチーム医療

日常業務における職種ごとの業務範囲をカンファレンス等で検討し，明文化しておく．また，シミュレーションを通して，緊急帝王切開等の緊急時における具体的な行動について，チームメンバーと意思疎通を図っておく方法もある．さらに，外来，病棟などの部門間でも，役割の範囲と会議の設け方など，合意形成のあり方をあらかじめ決めておく必要がある．

(3)地域でのチーム医療

医療機器を備えている病院が，地域の開業助産師や診療所の医師に対して物品およびスタッフを提供する「オープンシステム」が日本でも開始されている．また，周産期緊急医療体制としては，緊急時に搬送を受け入れる施設を探索する周産期搬送コーディネーターを配置するなど，緊急医療情報の整備を進めている地域ある．

〈文献〉

1）厚生労働省（2016）：周産期医療体制のあり方に関する検討会　意見のとりまとめ．

第 5 章

リプロダクティブ・ヘルスにおける倫理

第1節
看護実践における倫理的課題

学習のねらい

❶ 生命倫理の主要な概念を理解する.
❷ 倫理的意思決定の必要性について考える.
❸ 母性看護実践において遭遇する倫理的課題を理解する.

1 生命倫理と看護

1）倫理と看護

倫理とは，人がどうあるべきか，どう生きていくべきかを考えるための，いわば道しるべのようなものと考えられている．山本は，「人間としていかに生きるべきかという問題を理論的に考えてゆこうとするのが，倫理学（Ethics）であり，基本的な課題は，何かが好きだとか，こうすれば得になるといったような，個人的，直接的な場面から距離をとり，人間にとって本当に“善い”といえるものは何か，を吟味することにある」としている[1)]．またそれは，道徳的行為の動機や規範に関する分析から，社会的な批判と実践の指針に至るまで，幅広い問題領域があることに言及している．看護倫理もこのなかに位置づけられよう．しかし本来は，「人としてあるべき姿」「よい行いとは何か」を考え続けることに意義がある．これは，私たちが看護職としてある前に，人としてどうあるべきかを考え続けることが求められているともいえるであろう．私たちが看護実践のなかで倫理的な課題を考える際，それは社会のなかで認められた職業としてどうあるべきか，何をすべきで，何をすべきでないかを考えることを意味している．

「看護者の倫理綱領」[2)]は，提供する医療およびケアを吟味するうえでの価値観や判断の基盤になるものであり，看護師の行動の指標として活用されるものである．これは，看護師の道徳的行動として定めた事柄を，社会に向けて述べたものである．

2）生命倫理学の位置づけ

倫理的問題を研究するさまざまな専門分野が存在する．そのなかで，生命に関する倫理的な問題を扱う研究分野が生命倫理学（バイオエシックス，Bioethics）である（**図 5-1-1**）．生命倫理学という言葉をはじめて用いたのはポター（Potter VR）といわれている．

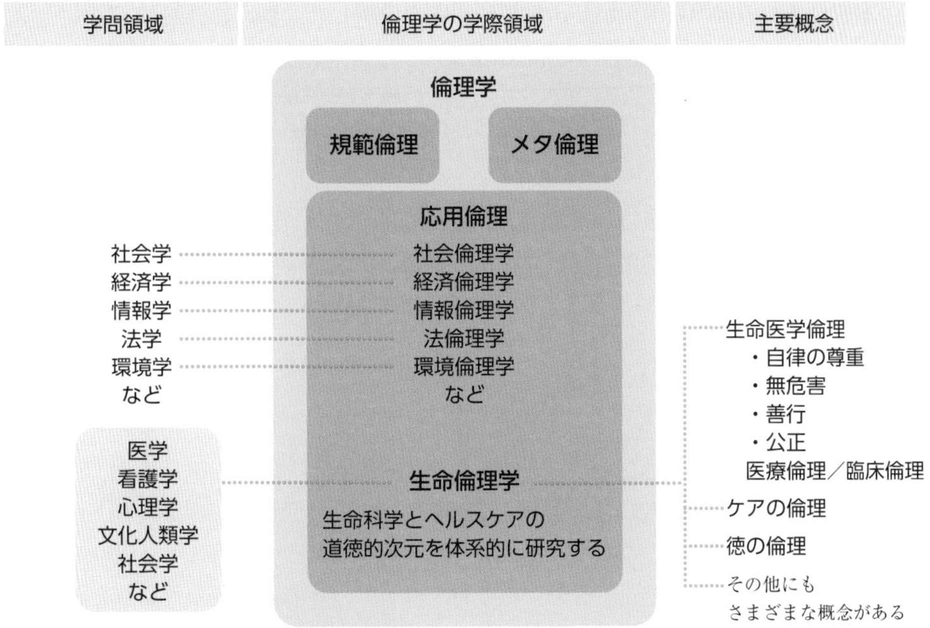

図 5-1-1 生命倫理学と学問領域の関連

しかし，もともと腫瘍学の研究者であったポターは，生命科学や医療における倫理を検討したのではなく，生態系の破壊や環境問題に対する危機意識から，生命科学と人文社会科学を統合した新しい学問を提唱した．この概念が医療に関連する研究分野として成立したのは 1970 年後半になってからである[3]．生命倫理とは，生命科学やヘルスケアの道徳的次元（これには，道徳的な見方，判断，行為および政策を含む）を学際的に多様な倫理学的方法を用いながら，体系的に研究するものと定義されている[4]．

先端医療・医療技術の進歩によって，私たちは利用可能な技術の選択肢が増えると同時に，これまでの法やガイドラインでは対応が難しい倫理的課題に遭遇することになった．本項では，生命倫理の主要な概念として，「生命医学倫理」と「ケアの倫理」を紹介する．これらの概念は，医療や看護の現場で遭遇する倫理的課題を議論する際の指標，問題状況を評価し支援の方向性を導く枠組みととらえることができる．

2 生命医学倫理の 4 つの原則

「生命医学倫理」の構想には，非道徳的な数々の人体実験への反省と，臓器移植・生殖医療などの生命科学・医療技術の発展により新たな倫理的問題が生じた背景があった．医学的研究においては，研究者の義務を明確にして被験者の権利を守ること，また，臨床医学においては，医療職の義務を明確にして患者の権利を守ること，これらの目的のもとに原理原則を示したものが「生命医学倫理」である．

哲学者であったビーチャム（Beauchamp TL）と神学者のチルドレス（Childress JF）は，その著書「生命医学倫理（Principles of biomedical ethics）」[5] で，生命医学倫理の基本的な4つの倫理原則を示し，倫理的課題を分析した．以下に概説していく．

ビーチャムとチルドレスの生命医学倫理について，松田は，臨床の場での患者-医師関係の問題解決には優れた理論であり，患者の権利を守り，パターナリズムを排し，危険を最小限に抑え，さまざまな対立問題を倫理的解決に導くことに優れていると評価している[6]．

また，医療現場で扱う倫理問題は，医療行為そのものに関する社会的容認ないし認識，つまりその国，社会（共同体）の文化，慣習，伝統が関与しているとして，問題の解決には，「生命医学倫理」に「ケア」の理念を加えて活用することをすすめている．

1）自律の尊重

(1)定義

自律（autonomy）は，ギリシア語のautos「自己」とnomos「規則」「支配」「法律」に由来し，自己の意思にしたがって行動を起こすという意味が含まれる．自律的に行動する人を尊重するということは，第一に，個人的な価値観と確信にもとづいて自身の見解をもつ権利，選択する権利，行動する権利を含めて，その人の能力や見方を認めること，さらに，行為する人を自律的に行為させる，あるいは行為する人が自律的に行為できるよう扱うことを含んでいる．

(2)医療専門職の責務

医療専門職は，対象者が何らかの行為を選択する際に，その人が必要な情報を得たうえで，自身の計画・価値観にもとづいて自由に選択することを支える義務がある．たとえば現在，日本では35歳以上の妊婦は全妊婦の1/4〜1/3程度を占める．40歳の女性が胎児の出生前検査の記事等を目にし，自分がそれを受検するかどうかを迷っているとしよう．外部からの圧力がどの程度その迷いに関与しているかを探ることは簡単なことではない．しかし，その選択に夫や家族のすすめなどの家族からの圧力や，医師の誘導がある場合には，その女性は本当は検査を受けたくないのに，受けざるをえない状況が生じるかもしれない．医療専門職は，この女性が受検に関する選択に必要な情報を提供するとともに，他者との関係において本人の意思，希望が尊重されているかを確認する必要がある．次に，倫理的な課題を検討する際の視点を示す．

(3)倫理的な課題を検討する際の視点

●決定する能力

倫理的な課題を検討する場合，まず対象者の意思決定能力と自律的意思決定が可能な状況にあるかを評価することが重要である．たとえば，未熟さ，薬物依存，精神疾患の有無やその程度の評価がある．さらに外部からの強制や他者に支配されている立場にある人は，自分の意思を表明しにくい状況にある．これは倫理において非常に重要な概念のひとつ，インフォームド・コンセントと関連する．

●情報の提供・情報の理解

適切な情報が提供されていなければ，対象者が何らかの行為を選択することは難しい．その意味で，決定をしなければならない状況に遭遇している当事者に情報が十分に提供され，それを理解しているかを評価することは重要である．対象者の中には，情報が不足している，もしくは情報の解釈が難しいために，どうしたらよいのかわからない人もいる．

COLUMN　インフォームド・コンセント（informed consent；IC）

インフォームド・コンセントは，当事者の自律的な意思決定を保障するものである．これは，“患者中心の医療”のひとつのキーワードであり，「患者が医療者から自分の病気の状態，それに対する治療法の種類，それらの長所短所，予後（経過，結末の見通し）などに関して説明を受け，それを十分に理解したうえで，医療者が行う治療行為のいずれかに対して，患者が自由意思にもとづいて同意（consent）を与えること」[7]である．診断，選択できる治療法と期待される効果，それぞれの治療や検査に伴うリスクとその確率，その治療や検査を選択しない場合に予想される見通し（転帰）などが説明される必要がある．

一般的に，意思決定のために必要な情報には，行為の目的と性質，利益と不利益，行為の方法とその後の成り行きなどが含まれる．情報とともに重要なのは，情報提供者と受け手の効果的なコミュニケーションである．対象者のニーズを引き出し，疑問点を確認できるようなかかわりが，対象者の理解につながる．

●自発性

自律的な行動とは，他者から加えられる操作的かつ強制的な影響から独立して行動していること，すなわち自発性が保たれている行動である．人は人との関係性により社会生活を営む存在であり，とくに日本には円滑な人間関係を保とうとする価値・慣習がある．個人の意思に重要他者の考えが反映されていることは十分に考えられ，他者の考えが個人の自発性を抑制することもありうる．どのような情報をもとに誰と話し合って決めたのか，決めたことに納得できているか，決めたことによる周囲の反応はどうなのかなど，決定に至ったプロセスを対象者とともに振り返ることが，自律尊重の原則が守られているかどうかを判断する際に役立つかもしれない．意思決定支援に関しては，次節で取りあげる．

2）無危害

(1)定義

無危害（nonmaleficence）とは，対象者に対して危害を加えてはならないという原則である．“危害を加えた”ということは，一方の利益が他方の侵害行為によって妨害されたり，挫折させられたり，阻止されることを意味する．危害の種類には，身体的もしくは精神的な苦痛の他，プライバシーの侵害や経済的負担を“負わせること”などが含まれる．

(2)医療専門職の責務

無危害の義務は，現実的に危害を加えないことと同時に，危害のリスクを負わせないことも含んでいる．医療専門職には，法的ならびに道徳的規準にしたがって，専門的知識を学び，技術を習得していることが義務づけられている．事例をあげてみよう．

妊娠と中絶を繰り返していた20歳代の女性が，4回目の妊娠で人工妊娠中絶を希望しているような状況を想定してみる．人工妊娠中絶を受けた場合に，身体的・精神的な負担が生じると考えられるが，有害性に関しては，その時点だけでなく今後の長期的な影響を含めて検討する必要性がある．有害性と同時に，その女性にとっての利益を考える場合には，彼女の国や地域の文化・価値・慣習，経済状況や他者との関係性，教育的背景や心身の健康状態など，当事者の状況を判断するための情報が必要になるだろう．さらに，今回の妊娠から中絶を希望するに至った経緯を文脈のなかで理解することが必要になる．

3）善行

(1)定義

善行（beneficence）とは対象者に利益をもたらすべきであるという原則である．このことを無危害との識別によって理解してみよう．前述した無危害と善行は連続的な概念であるが，表 5-1-1 のように区別される．

たとえば，自然経過を待てる状況にある産婦に対して，不適切な事由（医療専門職の都合など）で分娩を無理に促進したり，帝王切開を実施したりすることは危害と考えることができるであろう．一方，なんとなく元気がない新生児の健康上の潜在的な問題を適時，適切に判断し，必要な医療処置やケアを提供しなければならない（リスクの除去）という義務は，善行の原則に含まれることになる．

(2)医療専門職の責務

善行の原則から医療専門職には次の２つの義務が生じる．ひとつは，利益を与え，危害を積極的に防止・除去すべきという義務であり，もうひとつは，ある行為の有害性と善とを比較し，バランスを熟考するという義務である．医療専門職には，当事者にとって利益の多い行為を考えることと同時に，利益と危害のバランスを検討することが求められる．

例をあげてみる．出生の過程で発生した重篤な中枢神経障害により，生命予後および神経学的予後が不良である新生児がいたとしよう．その児は緊急手術が必要な消化管閉鎖を患っていたが，両親が手術に同意しなかった場合，医療者はどのように対応すべきだろうか．検討されるべき事項のひとつは，新生児にとっての最大の利益である．さらに，両親にとっての利益と負担についても検討される必要がある．なぜこの両親が子どもの手術を拒否したのか，その理由を探ることで，次の支援につながるかもしれない．

善行の視点から問題を分析・議論する場合は，対象にとっての最大の利益を考えることが重要で，医療的な推奨事項と一致しない場合もあることを認識する必要がある．

4）公正もしくは正義

定義

公正（justice）とは，医療資源が公平に配分されるべきであるという原則である．個人の利益・損害ではなく，ある行為が社会全体または医療サービスにどのような影響を及ぼ

表 5-1-1 無危害と善行の区別

無危害	害悪や危害を加えてはならない．
善行	a）害悪や危害を予防しなければならない． b）害悪や危害を除去しなければいけない． c）善を実行するか，あるいは促進しなければならない．

（Beauchamp TL, Childress JF（1989），永安幸正，立木教夫監訳（1997）：生命医学倫理．成文堂，p145．）

表 5-1-2 医療資源の配分

政治的レベル	社会の全資源のどの程度を医療に割り当てるべきか.
医療上のレベル	どのような医療サービスを国民に保障すべきか／利用できる医療サービスをどこまでにするか.
臨床／患者中心のレベル	ある特定の医療サービスを，それを必要としている人の間でどのように配分すべきか.

（谷本光男（1998）：医療資源の配分の倫理．「生命倫理学を学ぶ人のために」．加藤尚武，加茂直樹編．世界思想社，pp177-178.）

すのかという視点である．

●医療資源の種類とそのレベル

医療行為のなかには，限られた資源を何らかの基準や方法で配分する必要が生じる場合がある．医療資源には，ある医療行為に必要な時間，お金，労力，能力，場所などが含まれる．臓器移植時に提供される希少な臓器なども資源に含まれる．なお，医療資源の配分には，表 5-1-2 のように 3 つのレベルがある．

臨床／患者中心のレベルを例に考えてみよう．臓器移植を待っている人が複数人いて，提供できる臓器が 1 つしかない場合は，誰がそれを受け取るのかを決めなければならない．患者をどのように選抜するかという問題には次のような論点がある[8)]．

・重症度の基準だけで配分してよいか
・治療の効率性にどの程度のウェイトを置くべきか
・患者の支払い能力に応じて配分するのは公正（fair）か
・患者の社会的価値（過去の功績や将来の貢献など）を考慮すべきか
・ランダムな選抜および運による選抜（先着順やくじ引き）は道徳的に容認できるか

医療資源の配分問題には，そもそも資源が限られており平等に配分できないという前提がある．多くの場合,「これが正しい」「こうすべきである」といった基準や簡単な「正解」はない．それゆえに，論点を抽出し，比較検討することが重要となる．

COLUMN 欧州型の倫理原則

欧州型の倫理原則では，人間が弱い存在であることを尊重する立場をとる．自律性（autonomy），尊厳性（dignity），統合性・不可侵性（integrity），脆弱性・傷つきやすさ（vulnerability）という概念を取り入れ，医療の場面で直面する生きた存在としての人間の自律性の脆さ，弱さを説明し，それを社会全体として保護する方向性を打ち出している．患者の自己決定を尊重する方向性は現在の医療現場では必須とされているが，行き過ぎると自己責任論に陥り，当事者が不利益を被る危険性もある．それを補完するアプローチとして注目されている[9,10)]．

3 ケアの倫理—人間関係・相互作用・プロセスを重視する概念

「ケアの倫理（The ethic of care）」という言葉をはじめて用いたのは，発達心理学者のギリガン（Gilligan C）である．ギリガンの関心は，道徳的な判断（物事の善悪，ジレンマに陥ったときにどのように対処するか）の様式にあった．ギリガンは，女性へのインタビューを通して，公正（平等・不平等）や自律を重視する考え方とは違う判断の様式があることを明らかにした．女性たちの語りから導き出されたものは，自己と他者との関係性を軸にし，人間関係を維持しながら倫理的問題に対処しようとする様式で，ギリガンはこれを「ケアの倫理」とよんだ．ギリガンのいうケア（care）には，思いやり，気づかいなどの他者への配慮を表す意味を越えて，①自分との関係において自分の価値を見出すこと，さらに，②他者との関係性を見つめ調和を目指すという意味が含まれている．

「ケアの倫理」は，発達心理学分野の研究から生まれた概念であり，原理原則主義にもとづいた「生命医学倫理」とは背景や目的が異なっている．しかし，この概念は生命倫理学の分野に大きな影響を与えた．その後，教育学者のノディングス（Noddings N）は，『ケアリング　——倫理と道徳の教育　女性の観点から』を著して，ケアの倫理を展開している[11]．

1）ケアの倫理の概要

発達心理学者のギリガンは，その著書[12]で，自身が行った3つの研究結果を取りあげている．3つの研究とは，①大学生を対象とした青年期のアイデンティティ形成および道徳性の発達に関する研究，②妊娠中絶の決定に関する研究，③権利と責任に関する研究である．ここでは，②の概要を紹介する．

(1)研究対象と方法

ギリガンが行った研究の対象者は，15歳から33歳の人種・社会階級の異なる29人の女性で，そのなかには，未婚者，既婚者，子どものいる女性が含まれていた．面接は，妊娠中絶を迷っている妊娠3カ月の時期に行われた．29人のうち4人が妊娠継続を決意し，2人が流産し，21人が中絶を選択した．面接の時に決心に迷っていた2人は，その後連絡が取れなくなった．妊娠中絶を選択した21人に関しては，2回目の面接が約7カ月後に行われた．2回の面接が実施された21人のデータが分析された．女性たちの妊娠は，それぞれの生活のさまざまに異なる環境を背景にしていた．

面接では，妊娠している状況をどうしようと考えているのか，中絶以外の方法も考えているのか，もし考えているのならばそれぞれの方法に対して，そのひとつを選ぶ理由は何であったのか，他の方法を選ばない理由はどういうものか，中絶を考慮することに関して，自分以外のどのような人がこの問題にかかわったのか（巻き込まれたのか），それによってどのような葛藤が生じるか，意思決定に至る過程で，自分自身に対する見方や周囲との関係性に変化があったかどうかを尋ねている．

(2)象徴的な言葉

女性が道徳的葛藤と選択について語るとき，数多く発せられた言葉は，〈自己中心的（selfishness）〉と〈責任（responsibility）〉であった．自分の希望によって他者が傷つくよ

表 5-1-3 ケアの倫理の段階的変化

第 1 段階 caring for the self	この段階での判断は，自分自身に焦点があてられている．自分を大事にしようとして，自分の希望に沿った価値判断をする．
第 2 段階への移行期	移行期には，第 1 段階での判断が自己中心的であると自身で疑いをもつようになる．誰も傷つかないように他者との関係性を維持する責任があるという認識は，自分の希望（自己中心性）との間でジレンマをかかえる．
第 2 段階　the elaboration of this concept of responsibility	他者にケア（理解・思いやり）を示すことが善いことであり，自分の責任であるという考えが確実なものとなる．
第 3 段階への移行期	自分を犠牲にして他人との関係性を優先しようとする自分の考えに違和感を抱き，もう一度，関係性をとらえなおす必要性が生じてくる．自分自身をとことん見つめなおし，自分と他者の関係を吟味していく．
第 3 段階 dynamics of relationships	この時期は，自己と他者との人間関係に焦点があてられている．自己と他者との相互の結びつきを新しくとらえなおすことによって自己中心性と責任との間の緊張がほぐれていく時期にあたる．

うな局面では，自分の希望は〈自己中心的〉で非道徳的であると認識され，他者に対しては思いやり（care）を示すことが自分にとっての〈責任〉だととらえていた．

女性たちは中絶するかどうかという問題を，権利や規則の問題ではなく，むしろ人間関係におけるケアと責任の問題としてとらえていた．

(3) ケアの倫理の段階的変化

ギリガンは，女性たちが語った〈○○すべきである（should，ought）〉〈より善い（better）〉〈正しい（right）〉〈善い（good）〉〈悪い（bad）〉などの道徳的言語の用い方を分析することを通して，彼女たちの道徳的な見解が変化していくこと，さらに，ケアの倫理の変化（発達）には段階があるとしている．その概要を表 5-1-3 に示す．

2) 文脈と関係性をみる視点

ギリガンによって記述された女性たちの語りから，妊娠中絶の選択に，それまでの個別の体験や人間関係が影響していること，決定後にも心理的・社会的影響が長期に及ぶことが読み取れる．倫理的問題をかかえている対象を，一地点の個人としてではなく，問題を抱えた背景や関係性のなかで理解することが重要である．また，ギリガンはケアの対象として他者だけでなく自己を含めている．ケアの倫理の発達は，自分自身をケアすること（自分自身を見つめる，自分が本当はどうしたいのかをとことん考える，自身のことも大事にする）を経て，自己と他者との関係性を吟味する段階へと進んでいく．援助者は，当事者が自己の内なる声に耳を傾けることができるように，誰にも評価，指示されない自由な語りの場を提供することが求められる．

4 看護実践における倫理的課題の整理　――倫理的意思決定

医療専門職は，人びとの自己決定を尊重し，当事者の意向に沿って治療やケアを行う．善いことをし，危害を加えることを避け，公平・公正な医療およびケアを提供することを心がけることが求められている．

今日，ビーチャムとチルドレスが提案した倫理原則は，医療専門職にとっての指針の基盤として活用されている．しかし，医療の現場で人びとに何を行い，何を行わないのかという判断に際して，これらの原則に沿うことでそのすべてに対処できるかというとそれは難しい．看護者（医療者）が行為を決めるうえで，2つないしはそれ以上の倫理原則が適用できると思われる状況のなかで，その原則にもとづき行動しようとすると，ある倫理原則と他の原則や，関係者間でそれぞれの価値が対立する場合や，矛盾がみられる場合があり，その状況に遭遇した看護師は“倫理的なジレンマ”を感じることとなる．あるいは，望んだ妊娠であったとしても，胎児の異常がわかり両親が妊娠継続を迷っているような事例に遭遇することもある．この場合は，女性の自律の尊重の原則と胎児の無危害の原則とが対立していることを見出すことができる．

・その問題に関連する人びとは誰か
・それぞれの人はこの問題に対し，どのような考え（価値）をもっているのか
・その人びとを取り巻く社会において，胎児の異常や中絶に関してどのような価値観が存在しているのか
・ケアにかかわる医療者の価値や葛藤はどのようなものなのか

などの視点をもちながら考えることが必要となる．

看護者は，ケアの受け手の権利を尊重し，意思決定を支え，ケアを提供する必要があり，倫理的な課題を整理しながらここで何をするのか，しないのかという実践の方向性を検討することが求められる．倫理的な課題が見出された場合，いったん判断を控え，時間をかけて熟考することが求められる．しかし医療の現場では，その決断を限られた時間のなかでしなければならない場合も多い．

このような状況のなかで思考のプロセスを促進するために活用されているいくつかのモデルがある．そのひとつは，ICN（国際看護師協会）が提案する4つのステップからなる

COLUMN　パターナリズム

パターナリズムとは，本人の意思にかかわらず（または反して），その人の利益のために本人に代わり意思決定または介入を行うことである．この概念は，従来の患者・医療者関係を説明する際に用いられることが多い．ただし，年齢や病状によって本人が自律的に考え行動することが不可能な状況は，医療においてつねに考慮すべき点である．ビーチャムとチルドレスは，パターナリズムがつねにマイナスに働くとは限らないことに言及し，その行為が「パターナリズム」になるかどうかは，何がその人にとって最大の利益になるかどうかにもとづくとの見解を示している．

表 5-1-4 倫理的課題に対する思考プロセスを促進する 4 つのステップ

ステップ 1 全体の状況把握と 問題の明確化	全体のストーリーの記述，状況にかかわる人は誰か，および看護上の問題を明確にする．
ステップ 2 問題の分析・整理	状況にかかわりのある人を列挙し，大事にしている価値や思いを整理する．関係する法律や制度についても情報収集する．不足する情報を見出し，さらに収集する．
ステップ 3 行動の選択肢の列挙	考えられる看護師の行動の選択肢を列挙する．それぞれの行動の結果，予測される効果や影響を考慮する．必要時には，それを利点・決定に分けて整理する．
ステップ 4 行動の選択	選択肢から行動を選び，それを実際にどのように行うかを検討・決定する．

意思決定のモデルであり，小西はこの 4 ステップモデルの具体的な思考過程を記述するためのフォーマットを作成している[13]．このステップは表 5-1-4 のような手順を踏む．

また，ジョンセンら（Jonsen AR, et al）の四分割表[14]も臨床の現場での倫理的問題の整理に活用されている．これは，医学的適応（medical indication），生活の質（quality of life；QOL），患者の選択（patient preference），周囲の状況（contextual features）の 4 つの側面から問題状況を俯瞰し，最終的にひとつの選択を行うためにどの側面が重要かを考えるプロセスを助けるものである．ジョンセンらは「臨床医学における倫理上の問題を明らかにし，分析・解決するための体系的なアプローチを提供する実践的学問」として臨床倫理学を位置づけている．それぞれの詳細な解説は各専門書に譲るが，いずれもその事例で何が起こっているのかを明らかにし，価値の対立の背景にある事情を明らかにすることを第一に考えられている．この段階でその状況にかかわる人は誰か，それぞれの人は何を考えているのか（価値や思惑は何か）などに焦点をあてる．さらに，問題となっている倫理原則や関係者の思惑や価値観を識別し，それぞれの重要性を吟味する．また，関係する人びとにとっての対立の意味を明らかにし，考えられる選択肢とそれを選択することにより起こりうる見通しを検討する．ここから実際の行為を決定していくことになる．しかし，先にも述べたとおり，行為を決める（判断する）ことを急がずに，まずはしっかりと論点を整理し，議論をしていくことが一番大切なことである．

5 母性看護実践において遭遇する倫理的課題

ここでは，母性看護実践において遭遇する倫理的課題を多く含むいくつかのトピックを取りあげる．看護における実践そのものが倫理的な側面を含んでいると考えるべきであるが，とくに本領域において倫理的なジレンマが惹起される理由は何であろうか．まず，妊娠期であれば主たる看護の対象は女性と胎児であり，そこには複数の当事者が存在する．しかしながら，胎児が主体的に決定を行うことは不可能である．それにより女性や家族の意思決定そのものが胎児や新生児の生命を脅かす可能性をもつという難しい側面をはらんでいることがあげられる．また，当事者の価値観，医療者の義務や価値，さらに社会の潜在的な価値観が対立する場合があり，議論の着地点が見つからない，世論の見解が定まらない問題が複数存在する．これらは，母性看護が必要とされる領域で，倫理的なジレンマに深くかかわることとなるひとつの理由である．本領域の看護に関連する倫理的な課題を含む事項のいくつかをみてみよう．

1）生殖医療

(1)生殖補助医療

体外受精技術の発展は，不妊で悩む女性とパートナーに大きな福音をもたらしたが，同時に多くの倫理的問題が惹起された．生殖補助医療（Assisted Reproductive Technology；ART），すなわち体外受精，男性不妊にも対応できる顕微授精，凍結胚-融解移植（卵巣過刺激法によって残った胚-受精卵の凍結と融解による利用），第三者が関係する人工授精や卵子提供，代理懐胎／出産，さらに習慣流産などへの対応としての着床前遺伝子診断などの技術に伴う倫理的問題は数多く存在する[15]．そのなかのいくつかの課題として次のようなものが考えられる．

・女性の身体に対する侵襲の問題：体外受精によって，採卵に伴う麻酔の合併症，臓器の損傷，感染症，卵巣過剰刺激症候群が起こりうる．
・本来“子どもは授かるもの”であり，人の手を加えるということの倫理性をどのように考えるか．
・女性の身体の道具化（代理懐胎／出産など），商品化を惹起する可能性：第三者の身体への負担をどう考えるか．
・代理懐胎による子どもの引き渡しの拒否，障害をもつ子どもが生まれた場合の引き取りの拒否が起こっていることにどのように対処するのか．
・第三者（ドナー）を介したARTでは，生まれた子どもの出自を知る権利をどのように保証するのか．

カップルは，不妊に関する検査をしたものの治療を開始するのかどうか，望んだ結果が得られないときに治療をいつ終わらせるのかなどの選択に対して，見通しとともに，それらを選択するための目標をもつことが難しい．女性とパートナーの問題に対する立場が微妙に異なることや，周囲の期待や圧力などが複雑に関与していることで，問題が顕在化していない可能性もあり判断を難しくする．

また，不妊に悩むカップルは，凍結胚-融解移植により児を得ることが考慮できる．しかし，いくつかの要件を満たす場合，未授精卵凍結保存も検討される場合がある．適応となるのは，①卵巣腫瘍などで両側卵巣の摘出手術予定の女性，②悪性腫瘍などで化学療法，放射線療法により卵巣機能を喪失する可能性のある女性，③ターナー症候群などの性染色体異常で現時点では卵巣機能が保たれているが早期に機能を失うことが予測される女性である[16]．生まれつき子宮がない女性や悪性腫瘍で子宮を外科的に失った場合など，海外では子宮移植もすでに実施されはじめている．国内では前述の①②について「がん・生殖医療」として注目されている．しかし，体外受精による凍結受精卵（胚盤胞）からの妊娠率が30〜40％であるのに対し，未授精卵子での妊娠率は10％前後であり，決して高いものではない[17]．妊娠が継続でき出産に至る確率はさらに低いものとなろう．これらの比較的新しい医療技術においても，女性の身体面での侵襲を考慮しなければならず，リスクはもちろん，実際に挙児を得ることができる見込みなど，個別の状況に応じた正確な情報提供が欠かせない．

これらの医療技術が当初の目的や思惑を超えてどのように利用されていくかはわからない．技術の発展が倫理的な決定の範囲を拡大していること[18]は否めない．このような技術を使うべきかどうか，誰に使うことがよいのかを倫理的な側面から整理し，ひとつの答えを見出すことは非常に難しいといえるだろう．

(2) 着床前診断

着床前診断（preimplantation genetic diagnosis）は，体外受精・胚移植の技術を前提に，妊娠前に胎外で受精卵を診断し，遺伝子異常や染色体異常のない“非罹患胚”と診断された受精卵を子宮内に移植する技術である．着床前診断は，日本産科婦人科学会で1例ずつ検討され実施されてきたが，開始後16年間（2020年5月時点）で約800件が実施されている[19]．近年の生殖補助医療の進歩に加え，新たな遺伝学的手法が開発されたことにより適応範囲も広がってきている．実施にあたり，倫理申請から承認・実施までの期間が長いこと，体外受精の費用に加えコストの面で患者の負担が大きいこと，その適応についての倫理的課題や遺伝カウンセリング体制等の課題が指摘されており[20]，現在，その適応や実施までのプロセスに関して日本産科婦人科学会の倫理審議会で議論が開始されている．着床前診断に関するおもな倫理的課題は次の問いによって確認できるだろう[21]．

- 受精卵の操作，罹患胚を廃棄することは，人がデザイナーベビーを作成することにつながるのではないか
- 障害者差別をなくす努力をせずに遺伝性疾患に罹患した児を排除することは，優生思想であり差別を助長するのではないか
- 自然妊娠が可能な女性に対し，体外受精の負担を負わせることをどのように考えるか
- 着床前診断によって生まれた児の長期的予後が明らかではないことをどう考えるか

また，成功例の陰にある多くの不成功例，その当事者が心身ともに傷つき悩んでいることもしっかりと社会のなかで共有されなければならない．着床前診断は，妊娠中の出生前診断による人工妊娠中絶や染色体異常による流産を避けるための唯一の方法とみなされる一方，その精度や倫理的課題など議論が必要な点が多く残されている．

(3) 出生前診断

出生前診断は胎児診断ともよばれ，出生前に胎児の状態（well-being；胎児の健康状態をさし，胎児の生死や発育，先天異常の有無を含む）を診断することが目的とされている[22]．先天異常とは，出生前の原因による身体の機能の異常や形態の異常であり，出生前に認めるか，あるいは生後しばらくしてから明らかになる（認められる）疾患や病態のことをさしているが[23]，新生児期に明らかになる先天異常は3〜3.5%であり，30人に1人の新生児が生まれつきの何らかの異常をもっていることになる．その半数は原因が特定できない複合的なもので，染色体異常が原因であるものは25%とされる[24]．

日本では，およそ2,400の医療機関が分娩を取り扱っており，年間に約90万件の分娩がある．施設の規模は海外の先進国に比して小規模だが，その多くの施設で羊水染色体検査や母体血清マーカー検査，胎児超音波検査などの出生前検査が行われている[25]．2013年に日本でも臨床研究としてスタートした無侵襲的出生前遺伝学的検査（noninvasive prenatal genetic testing；NIPT）は，原則として日本医学会で許可された施設で実施されている．これは，妊婦の血液中に含まれている胎児由来のDNAの断片を検出し，どの染

色体に由来するものかを推測して3種類の染色体異常の可能性を調べる非確定的検査である．母体血清マーカー検査に比べて精度は高いものの，陽性となった場合には羊水検査などの確定診断を必要とする．近年，認可を受けていない医療機関がNIPTを提供しており，検査前後の十分な遺伝カウンセリングや検査後に必要な専門的支援が得られない妊婦の存在や，当該検査を考慮しても必要な医療にアクセスできないことなどをふまえ，2020年11月現在，提供体制の検討が行われている．一方，NIPTの検査技術は進歩を遂げており，検査対象は性染色体数的異常（p16を参照）や単一遺伝子疾患等に応用範囲が拡大しつつある．また，欧米では安価な検査料金で性別診断や父性診断にも用いられており，問題視されている．

出生前診断に関する倫理的な課題とともに検討される事柄を確認すると，おおむね次のような論点があるだろう．

●当事者に正しい情報が提供されたうえで選択しているのかという懸念

胎児の出生前診断に関しては，その意味が当事者，すなわち妊婦とパートナーに正しく理解されないままに適用されるという懸念がしばしば問題になる．産科診療つまり妊婦健診で一般的に用いられている超音波検査は，遺伝学的検査としても機能する．胎児に会えるのを楽しみにしていたカップルは，突然にわが子に染色体疾患等がある可能性を告げられてしまうかもしれない．

●それ自体が優生思想に基づくものであるという見解

胎児の出生前診断については，「不幸な子を産まない」という発想にもとづいて述べられることがあるが，病気がないことを幸福とする社会の潜在的価値と，それらにより妊娠しているわが子への不安を惹起させている側面がある．そのような状況での選択は本来の当事者の意思決定とはいえず，責任を女性に負わせているのではないかという指摘がなされることがある．

●診断された結果としての疾患や病態を治療する方法がない
——誰にとっての利益なのか

先天異常，そしてそこから生じる障害そのものの多くは，それが妊娠中に明らかになった場合でも，胎児の治療につながるものではない．それは，選択的人工死産という選択肢を惹起させるものである．人の生命の質の選択（優生学的な選択）にならないかという倫理的な問題として問われる大きな理由である．

●当事者は誰かという問題

胎児はいつから人なのかという議論とともに，女性が子どもをもつかどうか，産むか産まないかを決める権利は女性自身にあるということへの疑問が提起されることがある．検査によって異常が発見されると，児の生後の成長発達や，利用できる社会的サポート，人々がどのような能力を発揮し暮らしているのかなどが説明されることなく“胎児異常”として扱われ，生命を絶たれる運命を背負わされる傾向がある．

2）人工妊娠中絶

世界には，人工妊娠中絶を法律で認めている国もあれば，認めていない国もある．しかし，今日多くの国でさまざまな条件のもと，中絶は認められ，実施されている[26)]．日本における人工妊娠中絶は，件数および実施率ともに減少傾向にあるが，本来，中絶は法的には認められていない．しかし，母体保護法第14条により「妊娠の継続又は分娩が身体的又は経済的理由により母体の健康を著しく害するおそれのあるもの」「暴行若しくは脅迫によって又は抵抗若しくは拒絶することができない間に姦淫されて妊娠したもの」に対しては，女性の生命や健康を保護するものとして，妊娠22週未満の中絶が認められている．強姦による妊娠，胎児の命を犠牲にしなければ母体の命が危ない場合に限り，中絶を認めていることになる．この問題には，胎児はどこから人として認められるのかという慎重に扱うべき問題が含まれるが，胎児が子宮外において生命を保持することができない時期までは中絶を認めてよいというひとつの見解であり，そして，妊娠をしても産むかどうかの決定権は女性にあるという価値判断である．

人工妊娠中絶については，看護者が女性の身体面はもちろん精神的なサポートを提供する立場にある．しかし，中絶にかかわる際には「安全に手術が終わること」が第一目標となり，手術前の心配への対応や中絶を選択したことで起こるさまざまな感情に対するケアについては，プライバシーの保護などの面から消極的になったり，偏見をもったりする場合がある[27)]．また，不妊や流産，合併症により，妊娠および妊娠の継続が困難な状況に置かれた女性を同時にケアしている看護者は，“自然に妊娠し，順調に経過しているものを中断する”ということへの否定的な思いをもつ場合もある[28)]．一方で，中絶を選択した女性に対し，積極的にケアを提供している看護者のなかにも，次のような葛藤が生じていたことが示されている[29)]．

・中絶される胎児（失われる命）への感情（同情）からの葛藤
・中絶する女性への看護の方法がわからないことへの葛藤
・中絶をする女性に対し看護を提供する十分な時間がないことへの葛藤

看護者の悩みや葛藤が看護者間で共有されることは少なく，個人での解決が求められ，看護者も癒されないままケアを続けている状況にあること[30)]も考慮していかなければならないだろう．

3）周産期医療の進歩に伴い生じてきた課題

ハイリスク妊娠では，母体，胎児の生命を脅かすリスクが高い場合，時として分娩を予定よりも早くしなければならない事態も起こりうる．このようなとき，医療者の行為を決めることは非常に難しい．近年の超低出生体重児の救命率の改善はめざましく，日本の新生児医療は，救命率において世界トップレベルである．超低出生体重児のうち，2012年までの10年間に在胎22週以上で出生した，出生体重500g以下の児の生存退院率は55%であり，近年の救命率の改善はめざましい．しかし生存例では，脳性麻痺，精神発達遅滞，視力障害，聴力障害などの神経学的後遺症を残す確率が高い現状が報告されている[31, 32)]．また，高額な医療費が必要となるため，とくに妊娠22〜24週に出生してくる児を積極的に救命すべきかどうかは施設や現場によって考え方が異なっている．とくに生育限界である在胎24週未満の場合，母体搬送から分娩および出生後の治療に至る段階で多くの不確定な問題をかかえており，分娩方法（帝王切開の適応）に関しても各医療施設で対応が異なる[33)]．医療者は，その治療によりどの程度の確率で救命できるのか，正常な成長発達が望める確率はどの程度なのかなどを両親へ十分に説明しなければならない．

しかし，予後について，ただ疾病罹患率をそのまま示すようなことは避けなければならない．児が生存できる可能性が十分にあるなかで，分娩前に育児に対してネガティブなイメージのみをもたせることは慎むべきであり，短い時間のなかでも生まれてくる子どもに対し，「じっくりと見守り育む」心を両親のなかに育ててもらうためのケアが重要になる[34)]．これまで，新生児医療の現場では「予後の悪い可能性が高い児をどこまで積極的に治療するのか」という難しい課題について議論がなされてきた．新生児医療における倫理的な意思決定の方向性について田村は，生存できたとしても重い障害をもつことが明らかな新生児に対して，どこまで積極的な治療を進めるべきかを決定する場合には，特別な配慮が必要であることを次の点から説明している[35)]．

・重篤な疾患をもった患者の治療方針は，医師からの十分な情報提供のもとに，患者自身により選択されるべきであるが，新生児では自己主張が不可能であるばかりでなく，両親との間でさえ利害が対立することがまれではない

・親子関係を含めた社会的関係性に乏しい新生児は，生物学的にだけでなく，社会的存在としても極めて弱い立場にある

たとえば，18 トリソミーをもつ子どもの生命予後は，1 年生存率がおよそ 10％以下と説明されてきた．しかし，羊水検査や超音波検査で出生前に診断がなされた時点から，家族との話し合いを丁寧に行い，NICU の標準的な呼吸循環管理や手術の適応があればその選択を考慮し治療を行うことで，結果として在宅で過ごすことが可能になるケースが増えているという[36, 37)]．近年，全国調査でも，18 トリソミーおよび 13 トリソミーをもつ極低出生体重児の 30％弱で在宅医療が可能であったと報告されている[38, 39)]．

医療者と両親がこの難しい意思決定に遭遇した際に，「予後の悪い／重篤な病気だから」と，その悩みを安易に解消したり考えることをやめたりするような事態は避けなければならない．医療者は，死亡率の高い重篤な疾患が子どもに見つかった場合，限られた生命を家族とともにどのように過ごせるのか，積極的な治療を選択することで子どもの QOL が改善される見通しがあるのかどうかを丁寧に考えて判断し，家族と話し合い，意思決定をしていくことが求められる[40)]．

〈文献〉

1）山本　信（1988）：哲学の基礎．北樹出版，p37．

2）日本看護協会（2003）：看護者の倫理綱領．

3）野村俊明（2014）：7 章 医療倫理・臨床倫理・研究倫理．「生命倫理の教科書　何が問題なのか」．黒崎　剛，野村俊明編著．ミネルヴァ書房，pp223-257．

4）Warren TR, et al（1995）：Encyclopedia of Bioethics. 2ed, Simon & Schuster Macmillan, p21.

5）Beauchamp TL, Childress JF（1989），永安幸正，立木教夫監訳（1997）：生命医学倫理．成文堂，pp79-100，pp142-150，pp231-241，pp307-314．

6）松田一郎（2004）：生命医学倫理ノート　和の思想と対話．日本評論社，p168．

7）黒崎　剛，金沢秀嗣（2014）：患者の権利と「インフォームド・コンセント」．前掲 3)，pp11-14．

8）谷本光男（1998）：医療資源の配分の倫理．「生命倫理学を学ぶ人のために」．加藤尚武，加茂直樹編．世界思想社，pp176-187．

9）谷口泰弘（2017）：欧州型倫理原則を用いた医学系教育の必要性．社会医療研究，25(15)：21-29．

10）伊藤道哉（2013）：生命と医療の倫理学．第 2 版，丸善出版，pp1-27．

11）浜渦辰二（2012）：ケアの倫理と看護．「シリーズ生命倫理学第 14 巻　看護倫理」．浜渦辰二，宮脇美保子責任編集，丸善出版，pp200-204．

12）Gilligan C（1982），岩男寿美子監訳（1986）：もうひとつの声　男女の道徳観のちがいと女性のアイデンティティ．川島書店，pp111-186．

13) 小西恵美子，山下早苗（2014）：倫理的意思決定のステップと事例検討．「看護倫理 よい看護・よい看護師への道しるべ」．改訂第2版，小西恵美子編，南江堂，pp126-136.

14) Jonsen AR, et al（2002），赤林　朗，他訳（2006）：臨床倫理学．第5版，新興医学出版社，pp1-15.

15) 菅沼信彦（2012）：生殖補助医療の現状と展望．「シリーズ生命倫理学　第6巻　生殖医療」．菅沼信彦，盛永審一郎編，丸善出版，pp1-23.

16) 前掲 15）.

17) 鈴木　直，他編（2019）：ヘルスケアプロバイダーのためのがん生殖医療　イラストとQ&Aでわかる　患者家族説明にそのまま使える．メディカ出版，p121.

18) 前田義郎（1998）：医療技術と生命倫理．前掲 8），pp274-288.

19) 三上幹男（2020）：着床前診断に関する日本産科婦人科学会倫理委員会の方向性．産婦人科の実際，69(8)：841-846.

20) 佐藤健二，他（2020）：日本における着床前診断の実施結果の集積とその成果．前掲 19），69(8)：847-853.

21) 杉浦真弓（2012）：着床前診断 生殖補助医療の現状と展望．前掲 15），pp109-122.

22) 佐藤孝道（1999）：出生前診断．有斐閣，p2.

23) 川目　裕（2010）：第2章 先天異常症の理解．「遺伝カウンセラーのための臨床遺伝学講義ノート」．千代豪昭監修，オーム社，pp9-36.

24) Nussbaum R（2015），福島義光監訳（2017）：トンプソン＆トンプソン　遺伝医学．第2版，メディカル・サイエンス・インターナショナル，p330.

25) 関沢明彦（2018）：第3章　遺伝・先天異常・出生前診断　3．出生前遺伝学的検査の進歩と現状．「新生児学テキスト」．日本新生児成育医学会編，メディカ出版，pp85-88.

26) 黒崎　剛，竹村香織（2014）：第3章　人工妊娠中絶をめぐる議論．前掲 3），pp70-97.

27) 小竹久美子（2003）：中絶をする人・した人へのケアの実際．助産雑誌，57(3)：185-189.

28) 大久保美保（2003）：看護者は人工妊娠中絶ケアにどうかかわっているのか　中絶看護に対する態度（attitude）の調査から．助産雑誌，57(3)：200-206.

29) 大久保美保（2002）：第7章 人工妊娠中絶をした女性のケア　看護・助産職の調査から．「母体保護法とわたしたち　中絶・多胎減数・不妊手術をめぐる制度と社会」．齋藤有紀子編著，明石書店，pp123-139.

30) 前掲 29）.

31) 山中美樹子，齋藤　滋（2012）：ハイリスク分娩における母体・胎児に対する倫理的配慮．「シリーズ生命倫理学 第7巻 周産期・新生児・小児医療」．仁志田博司編，丸善出版，pp85-98.

32) 落合正行，井上普介（2018）：予後　超低出生体重児　出生体重 500g 以下児の救命率，合併症と予後．周産期医学，48（9）：1115-1117.

33) 渡辺とよ子，他（2009）：在胎 24 週未満の超早産児の分娩対応．日本周産期・新生児医学会雑誌，45(4)：1241-1245.

34) 永野玲子，他（2013）：当院における妊娠 22-23 週の分娩管理と新生児予後．日本周産期・新生児医学会雑誌，48(4)：885-891.

35) 田村正徳（2012）：第10章　重篤な疾患を持つ新生児の家族と医療スタッフの話し合いのガイドライン解説．前掲 31），pp115-123.

36) 渡辺とよ子（2008）：18 トリソミーをもつ子どもへの対応．日本周産期・新生児医学会雑誌，44(4)：930-933.

37) 前掲 35）.

38) 林　久雄（2019）：当院で周産期管理した 18 トリソミー 14 例の検討．日本遺伝カウンセリング学会誌，40(2)：107.

39) 川崎秀徳（2019）：日本における 18 トリソミーあるいは 13 トリソミーを合併した極低出生体重児の予後．日本遺伝カウンセリング学会誌，40(2)：75.

40) 前掲 36）.

第2節
女性の選択と意思決定プロセスにおける支援

学習のねらい

❶ 妊娠・出産に関連する女性の選択とは何かを理解する.
❷ ヘルスケア領域における意思決定支援の方法を知る.
❸ 母性看護学領域の意思決定支援の実際と看護者としての向き合い方を考える.

1 妊娠・出産に関連した女性の選択

1）ヘルスケア領域における選択

私たちは日常的にさまざまな判断や選択を行っている. それがどれほど些細な事柄であっても自分で選択できること自体が個人のコントロール感を高め, 健康状態が良くなること, そして, 集団においては死亡率も下がることが示されている[1]. 選択の自由が保障されていることは, 人が生きていくうえで非常に大切な要件となるが, ここで取りあげる選択（choice）とは, 実際に何かを選択した結果として起こる状況が, 次に遭遇する意思決定の場面や, 将来に影響を与える可能性が高い医療の場面における選択である.

医療は, その科学的なイメージや当然の帰結への期待から, 正確で確実なものであると認識されがちである. しかし, 対象となる患者は個人であり, 一人ひとりの特性は当然異なるため, ある時間を経過したときにどのような状態になっているかを正確には予測できず, 本質的には不確実なものである[2]. たとえば, 医療者がある妊婦について「とくに問題なく妊娠経過をたどるであろう」という見込みをもって経過を観察していても, 途中で合併症を伴うこともあれば, 胎児の成長が不十分で胎外で生活することが難しい時期に分娩に至ることもある. さまざまな研究の成果から統計的な確実性については保証できても, いま目の前にいる妊娠中の女性がどうなるのかについては断言できないということである. これは医療全般においていえることであり, 病気の治療や, 治療後にどうなるかということのすべてにおいて考慮することができる.

2）妊娠・出産に関連した女性の選択と決定支援の必要性

女性は, 妊娠に至る過程, そして妊娠, 出産をめぐる時期に, さまざまな意思決定を行っている. たとえば, それは以下のようなものであるかもしれない.

・カップルが子どもをもつかどうか，子どもを希望するとすればそれはいつなのか
・妊娠が明らかになった場合，妊娠継続するのかどうか
・希望しても妊娠しない場合に不妊に関する検査をするのか，治療はどこまで行うのか
・妊娠をどの医療機関あるいは助産院を選び，どのような出産がしたいのか
・出産後の育児の方法として，母乳栄養あるいは人工栄養のどちらを希望するのか
・陣痛時の痛みの緩和に関して硬膜外麻酔を希望するのか
・帝王切開後の出産あるいは胎児が骨盤位の場合，どのような分娩方法を選ぶのか
・妊娠初期の胎児の出生前検査を選択するのか否か

これらの内容について，程度の差はあっても医療者が少なからず関与しながら，女性自身あるいはパートナー・家族とともに意思決定していると考えられる．しかし，それは意図的に選択されているのか，選択肢があることを認識せずに葛藤を意識せずに決めているのか，さまざまな事柄に折り合いをつけながらどのように選択されているかは，そのときの状況，あるいは当事者が意思決定にどのような参加の仕方を望んでいるかにより異なるだろう．しかし，女性が選択に迷い，意思決定をする際にサポートを必要としている状況では，看護者は女性たちの決定を支援する立場にある．妊娠中あるいは出産の場において，多くの女性は自らが意思決定に参加することを望んでいるけれども，決めるべき事柄により彼らの希望や程度は必ずしも一様でないことは考慮すべきである．

女性の意思決定にかかわり，ケアを提供する助産師や看護師と女性の関係は，パートナーシップという言葉で説明されることが多い[3]．パートナーシップを基盤として，女性の体験や意思決定の〈尊重〉〈安全〉〈ホリスティック〉を主たる要素にもつ「女性を中心にしたケア（women centered care）」[4, 5]の実践が母性看護実践に携わる看護者に期待されている．「女性を中心にしたケア」については第3章第3節も参照されたい．

2 ヘルスケアの場における意思決定のスタイル

1）3つの意思決定のスタイル

健康課題に関する意思決定は，医師や看護者を含むヘルスケア専門職とのコミュニケーションの方法に大きな影響を受ける．とくに専門家（医師）-患者関係は伝統的なパターナリスティックモデルから離れ，当事者の自律性を明確に認識する新しい意思決定のスタイルに向かってシフトしている．医療の場におけるコミュニケーションのモデルについては複数の類型で説明がなされているが，ここでは，3つのコミュニケーションモデルに触れておきたい．また，医療の現場ではこれらのモデルの複数の要素を含む場合や，ほぼ中間に位置する方法がとられる場合があることも考慮してほしい．

(1)パターナリスティックモデル（父権的な決定モデル）

医師が治療決定し，患者は同意するというモデルである．医師は「患者さんのために善いことをすべきである．患者は素人で，医療の専門的知識はなく，正しいあるいは適切な判断をすることは難しい」という前提で意思決定し，治療に専念する．患者にとっての利益は考えているが，その希望や意向に関係なく，それを推し量って患者に代わって意思決定をする．したがって，患者に提供される情報は少ない．患者は自身の状況や治療選択に

必要な情報を手に入れることが難しく，当事者の意思に反した介入が行われる場合もある．

(2)シェアード・ディシジョンモデル（決定の共有モデル）

医師と患者それぞれがもつ情報が共有され，両者で一緒に決めていくスタイルであり，患者が自分の価値観を認識し，それにもとづいて治療上の決定などを行うことを支援する．医師は意思決定に関連するあらゆる情報（つまり，いまある選択肢に関する根拠にもとづいた情報，選択肢それぞれの利点と欠点と，患者の心理・社会的健康状態に関する潜在的な影響の見通しを含む）を患者に提供する．治療上の選択肢がどのような意味をもつのかを説明し，話し合うことによって，患者が自分の価値観や意向に最も合致した治療等を選択できるようにする．これは、決定のプロセスと最終的な決定に関する責任を共有するということでもある．

このモデルにもとづくシェアード・ディシジョンメイキング（shared decision-making；SDM）は，ヘルスケアにおける意思決定の概念として近年広く普及し[6]，この概念を基盤としたさまざまな意思決定支援の取り組みが日本においても広がりはじめている．

(3)インフォームドディシジョンモデル（情報を十分に得たうえでの決定モデル）

医師が情報提供し，患者が主体的に意思決定を行う．パターナリスティックモデルのほぼ対極に位置づけられる．医師は，治療の選択肢，選択肢の利点やリスクなど，患者が必要とする情報をすべて提供し，その説明内容について責任をもつが，その後の意思決定の責任は患者が担う．セカンドオピニオン（second opinion）を考慮したり，医師以外からも積極的に情報収集したりするなどして，自身のための最善の選択肢を探し，決定する．それぞれの選択肢の科学的なエビデンスが必ずしも十分に明らかでない場合もあり，後述するような難しい決定の場合には，患者に大きな心的負担が生じる可能性がある．

2）当事者はいつでも決定プロセスへの参加を望むのか

意思決定のプロセスに「どのくらい積極的に参加したいか」という希望については，年齢や学歴，病気の種類およびその国や地域の文化的背景により異なることが指摘されている[7]．とくに病気の症状や状態の深刻さは，積極的に役割を果たそうとする意欲に大きくかかわることが予測できる．

あらゆる場面で適用できる最も優れたモデルがどれかを断定することは難しい．決定のプロセスにおいては，その決め方を“当事者の希望に合わせる”ことも大切なことである．たとえば，緊急性の高い状況で，十分に説明をする時間や話し合いによる決定プロセスに患者が参加する猶予がないときには，しばしば専門家が迅速な判断・決定をすることも多いだろう．また，選択肢がほとんど存在しない状況もありうる．このように，“専門家に判断を委ねる”ことが妥当とされる場合も少なからずあろう．しかし，今後は多くの場合に，患者にとってのより良い選択をするために質の高い情報を提供し，積極的に患者が決定プロセスにかかわるスタイルを取り入れることが選択されていくことになるだろう．

3 意思決定における困難やストレス―難しい決定とは何か

日常生活においては，とくにストレスなく行っている選択も数多くある．しかし，心理学の分野では意思決定に伴うストレスについて多くの研究がなされてきた．現在は，医療の高度化や多様化，何よりも情報化の進展が著しい時代であり，患者の“選択”そのものに大きな負担がかかっていることが指摘されている[8]．

侵襲の大きい検査や治療の選択が必要となる場合ではもちろん，妊娠・出産に関連した場面においても，女性（とパートナー）は苦渋に満ちた選択をしなければならない場合がある．十分な情報がなければ決められないが，科学的なエビデンスが十分にない場合や，自分にとって何が大切かをあらためて熟考する必要があるような場合，選択には大きなストレスが伴うであろう．当事者の自律の尊重の原則を考慮するならば，当事者が自身の意思決定に参加することは，当然のことといえる．しかし，そこでは当事者にも大きな負担がかかっていることを認識する必要がある．

たとえば，胎児の出生前検査の結果を受けた後の妊娠継続に関する決定や，重篤な疾患あるいは状態にある新生児の治療の継続に関する決定プロセスへの参加がその例である．この2つの事柄に関しては，親の選択が子の生命を左右するという点で共通している．「この子の命は何よりも優先されるものなのか」「現在あるいは将来起こりうる苦しみがどれほどのものなら死を選ぶことのほうが望ましいといえるのか」「どれだけの希望（生存率を上げ，障がいを少しでも回避できる可能性）があれば，治療継続すべきなのか」「他の子どもへの影響をどう考えたらよいのか」という問いがそこにみえてくるだろう．妊娠や出産にかかわる意思決定の特徴として**表 5-2-1**のようなものがある．困難な決定であればなおさら，「意思決定プロセスにどのようにかかわりたいのか」という当事者の希望が最大限に尊重されるべきである．

表 5-2-1　妊娠や出産に関する意思決定の特徴

- 決定する当事者は誰か：パートナーとの合意が必要となることが多い
- 決定にかけられる時間に制約がある
- 倫理的な問題を孕んでいることが多い
- 社会の潜在的な価値観や周囲の人びとの価値観に影響されやすい
- 医療者の葛藤を惹起しやすい
- 治療や検査と標榜されていても実際には「実験（研究）」段階の技術も少なくない
- 女性の身体への著しい負担を伴う場合がある

4　ヘルスケア領域における意思決定支援の方法

女性が自身のリプロダクティブ・ヘルスに関する意思決定に参加することによる効果（たとえば，出産体験をポジティブなものとして認識することや，安定した心理状態を得ることなど）と根拠が示されている[9]．

1）エビデンスにもとづく選択を促進する試み　――リーフレットの活用例

イギリスでは，情報にもとづく選択が効果的に行われるよう，国が助産師情報・資源サービス機関（Midwives Information and Resource Service；MIDIRS）等に資金提供を行い，1996 年に妊娠中の女性と医療専門職が活用するための媒体が作成された．これは，妊娠・出産に関連した10のトピックに関して、正確な情報を得たうえで決定ができることを目的として作成され,『MIDIRS Informed Choice』という10のリーフレット（女性と専門職がそれぞれ活用，対になっている）として完成した．このリーフレットは，妊娠中の女性自身が決定しなければならない事柄について理解し，選択肢について吟味し検討できるように，わかりやすく要点をまとめて情報が掲載されている．医療専門職のためのリーフレットには，提供されている情報内容の根拠となる文献が示されており，活用することで根拠にもとづくケアをフィールドで実践すること，そして，女性の意思決定支援を促進することが意図されていた．トピックの追加およびリニューアルが定期的に行われ，2008年までに25のトピックを網羅することとなったが，膨大な情報の刷新に費やされる時間と労力には限りがあり，この改訂を最後に当該プロジェクトは終了している[10,11]．

このリーフレットの使用による明らかな効果は検証されなかったが，女性への情報提供にあたり周産期のヘルスケアにかかわるスタッフの数や時間的な制約（話し合いのための時間が十分に確保できなかったこと）に加え，話し合う場所が限られていたこと，選択そのものが十分に保証されていなかったことなどが関与していたと考えられている[12]．良質な決定支援のプロセスには，活用される媒体の質が影響する．しかし，あくまでもそれらは補助的なツールであり，“話し合い”という過程がそこに十分に加わらなければ，当事者にとって納得のいく質の高い有効な決定にはつながらないことが示されている．

英国では，政府のマタニティ政策のなかに、産む女性と助産師の存在が明確に位置づけられている．英国国立医療技術評価機構（NICE）は，健康なローリスクの女性は，産科病棟よりもむしろバースセンターなどの高度な医療機器や設備を必要としない場所で産むほうがより正常な出産ができるとの勧告を出している．また，国が大規模な調査を実施し，そのデータにもとづく結果が国民に提供されている．このことは，国民にも助産師の役割についての認識を広め，女性がバースセンターを出産場所として選択することを後押ししている[13]．ヘンシャル（Henshall C）らによって実施されたシステマティック・レビューでは，この出産の場の選択に関する助産師の決定支援の効果が検証されたが，有効性に関する明らかな証拠は見出されていない[14]．

2）意思決定プロセスの共有を基盤とした方略

ディシジョン・エイド（decision aid）は，欧米を中心に1990年代から開発されており[15, 16, 17, 18]，「意思決定ガイド」または「決定援助」などと訳されていることが多い．当事者が自身の意思決定プロセスに積極的にかかわることを目指し，別項のシェアード・ディシジョンメイキング（SDM）を促進するためのツールで，情報提供のみを意図した教育媒体とは異なる．具体的には，小冊子やリーフレット，音声ガイドのついたワークブックや動画，アプリケーションソフトなど，さまざまな形態の媒体を活用して提供される方法論である．活用可能な選択肢に関してメリットとデメリットといった情報を網羅し，患者（や家族）が自分の価値観や希望に沿った選択ができるようサポートする．

これは，医療者との話し合いや明確なアドバイス等に代わって使用されるものではない．患者が病気の治療や検査，予防のための方法や処置などを選択する意思決定のプロセスに積極的に参加できるよう作成された補完的なツールであり，その後に家族などと共有し，活用することも可能である．そして，使用することにより，患者は，①知識が向上する，

②自身の価値観と一致した選択に至る，③最終的な決定や決定のプロセスへの満足度が上がる，④提示されたリスク（それが起こる確率）を正しく認識できること，などが期待できる[19)].

カナダでは，オコナー（O'Connor AM）らが，シェアード・ディシジョンメイキング（SDM）の概念を基盤とするディシジョン・エイドを開発した．これは，健康状態に合った選択肢や成果についての情報を提供することによって，当事者がそれぞれの選択肢を十分に吟味し，じっくり考えて選択ができるように作成された介入のツールである．オタワ病院研究所（Ottawa Hospital Research Institute；OHRI）で開発された（オタワ決定支援の枠組み（the Ottawa decision support framework；ODSF）[20, 21)]を基盤としており，決定のプロセスを支援するためのアセスメントと介入への実践的なガイドを提供している．開発されたディシジョン・エイド，オタワ個人意思決定ガイド（Ottawa personal decision guide；OPDG）は5段階のプロセスをもつ．健康課題に限らず使用できる汎用性の高いもので，日本語版が開発・公表されており，誰でも活用が可能である．

ODSFにおいて重視されているのは，医療における決定場面に直面する当事者を状況的文脈のなかでとらえ，その人のもつ能力が発揮できるように支援しようとする点である．この枠組みにおける決定支援は，何らかの決定をしなければならない場面にある当事者の特性を考慮し，その人が望む意思決定の関与の仕方，つまり，“自分がどの程度その決定にかかわりたいのか”という希望をふまえて提供されるものとなっている．当事者の特性には，年齢やジェンダー，発達段階，受けてきた教育の状況，健康状態などが含まれる．

COLUMN　オタワ個人意思決定ガイド（OPDG）の5段階

① 決定しなければならない事柄は何かを明らかにする
② 決定にあたり自分の役割（誰とどのように決めていきたいのか）を特定する
③ 自分の意思決定のニーズを見極める
④ 選択肢を比較し，自分にとって選択肢の長所，短所のどれが重要なのかを検討する
⑤ 次のステップ（さらなる情報収集，他者に相談するなど）を計画する

COLUMN　ディシジョン・エイドの国際基準（IPDAS）

ディシジョン・エイド（意思決定ガイド / 決定援助）の質保証に関する試みが2003年からなされている．各国の研究者らが国際基準（international patient decision aids standards；IPDAS）の作成を進めている．国際基準IPDASの最新バージョンは44項目からなる基準によって構成されている．ディシジョン・エイドとして認められるための基準としては，①なんらかの決定を必要としている健康問題と決定（検討）すべき事項が明確に記述されていること，②関連する治療や予防法，手術や検査など利用可能な選択肢が示されており，それぞれの特徴（長所・短所）が記述されていること，③その選択肢を選んだ結果として何（経験）が起こりうるのかが盛り込まれていること，などが要件とされている．IPDASの日本版も開発・公開されている[22)].

決定支援の対象となる健康課題の例としては，臨床上の治療選択（がんの外科的療法と代替療法など），遺伝性乳がんの検査，更年期のホルモン補充療法，胎児の出生前診断のスクリーニング，分娩様式，産痛緩和に関する選択の場面など多岐にわたり，現在では前述の OHRI などから膨大な数のディシジョン・エイドにアクセスが可能である．

3）シェアード・ディシジョンメイキング（SDM） ――意思決定の共有

シェアード・ディシジョンメイキング（SDM）は，疾病構造の変化に伴う“健康”の概念の転換，科学技術の進展と選択肢の拡大，医療の本質的な不確実性といったことを背景に生じてきた概念であり，「難しい決定の場面に直面した当事者を巻き込みながら，当事者と医療者が相互に影響し合い決めていくプロセス」である（**図 5-2-1**）．

医療の現場において倫理的なケア実践と人びとの健康状態を改善し，携わった当事者の満足度を高め，人びとの内的な変化と成長を促す．医療者と当事者は，選択肢に関連した情報とともに，現状認識や今後の見込み，目標，価値観や嗜好，アイデアなどを対話による双方向の交流を重ねて分かち合い，望ましい決定に向け行動し，決定に至るものと考えられている[23]．

このモデルの特徴は，医療者側が選択肢に対する情報を一方的に提供するのではなく，当事者も自分の考えや価値観，優先したい関心事を納得するまで語ることができるような環境をつくり，両者が意見交換を十分に行うことにある．

このようなプロセスを経て決定することで，当事者の知識の獲得や満足を高め，倫理的な臨床ケア実践につながることが期待されている．

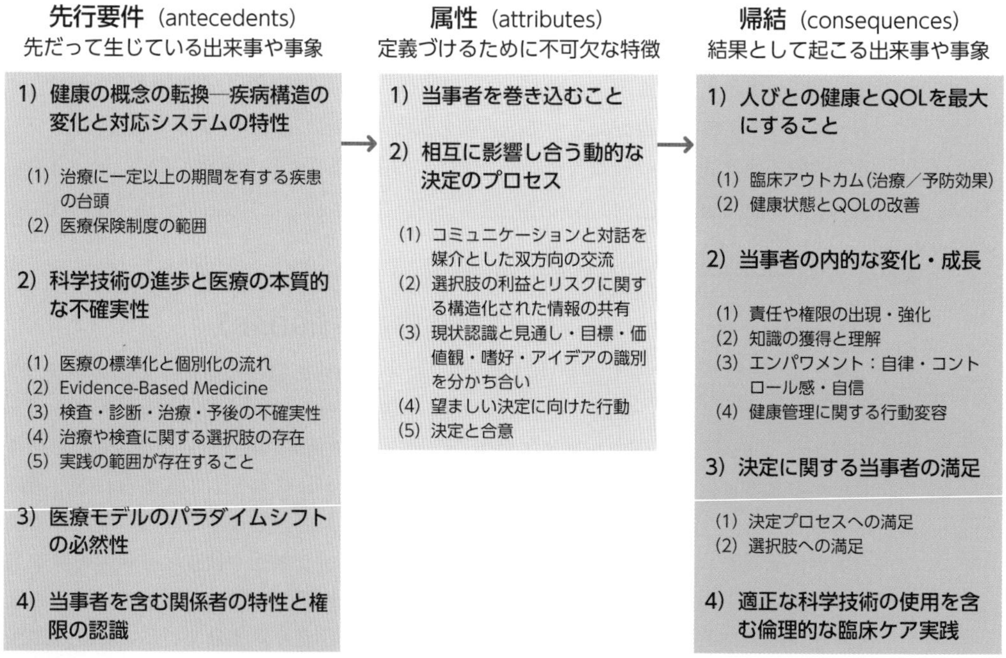

図 5-2-1 **意思決定プロセスの共有の概念分析結果**
（辻　恵子（2007）：意思決定プロセスの共有　概念分析．日本助産学会誌，21(2)：15．を一部改変）

5 母性看護領域における意思決定支援の実際

これまで述べてきたように，女性は，妊娠，出産をめぐる時期に，さまざまな意思決定を行っており，医療やケアに関する正確で偏りのない情報提供を求めていることが明らかにされている[24]．そして，妊娠中にどのようなケアを提供され，どのような出産を迎えるかに関する選択とともに，胎児の出生前検査に関する選択は，妊娠中の女性の重要な決定事項のひとつとして考えられている[25]．

ここでは意思決定支援の例として，胎児の出生前検査に関する意思決定支援について考えてみたい．

遺伝学的検査のひとつとして位置づけられる胎児の出生前検査に関する相談では，妊娠初期の特定の期間，そして限られた時間のなかで決定がなされ，一定の転帰を迎えるという特徴がある．妊婦健診で思いがけず胎児の異常の可能性を伝えられたり，実際に出生前検査を受けた場合に，その診断の時期および結果次第では「妊娠継続をするのか否か」という，さらに難しい選択を迫られる場合もある．

出生前検査の受検に関する相談場面において，当事者である女性やパートナーの価値観や優先事項に焦点をあて，話し合いを進めていくことは重要なことである．このプロセスは，前述のシェアード・ディシジョンメイキング（SDM）の概念で説明できる．話し合いを有効に進めるためには，意思決定の基盤となる情報が，当事者が活用できる形で適切に提供されることが大切である．少なくとも「出生前診断は，35 歳以上であれば受検すべきもの」「ダウン症候群をはじめとする染色体異常をもつ子どもを出産する確率は年齢が高くなるにつれて急激に増える」「出生前診断によって胎児異常のすべてを確認できる」「子どもの健康状態を知り，胎児治療に役立てることができる」などの“誤解”を解き，決定すべきことが何なのかを明確にするために，まずは**表 5-2-2** のような医学的情報をわかりやすく提供する必要がある．

出生前検査に関する医学的情報とともに，当事者が決めるプロセスのなかで先の見通しをもてるような情報（**表 5-2-3**）を提供することにより，ひとつの枠組みのなかで女性と

表 5-2-2 出生前検査を考慮する人に提供すべき医学的情報（例）

- 染色体や遺伝子の仕組みの概要
- 先天異常が 3～5%の確率で起こることとその原因についての考え方
- 胎児が罹患する可能性とその場合に取りうる選択肢
- 出生前検査の方法（各検査の時期や方法，結果の解釈，適用や精度に関する限界，合併症，検査料金，想定していない異常・解釈の難しい結果を知らされる可能性を含む）
- 検査の対象となる疾患
- 希望がある場合には，利用可能な胎児疾患に関するサポートグループや組織名の情報

表 5-2-3 医学的情報とともに提供すべき情報

- 出生前検査に関する特定の結果を人びとがどのように体験しているのか
- なぜ多くの妊婦がこの決定を困難に感じているのか
- 出生前検査に関するそれぞれの選択肢を選んだ場合，その後にどのようなことが起こりうるのか

パートナーの決定を支援することができる．これらの情報を提供する場面や，当事者の悩みを聴く場面で医学的情報を提供することにより，断片的にみえる医学的情報を，女性たちがより自らの希望や意向そして価値観に引き寄せ，深く考えることにつながるであろう．

イギリスやドイツでは，胎児の異常により人工死産を体験した当事者が主体となり，ピアサポートを展開している．国内においては，これらの検査や診断に関連した継続的な当事者活動は非常に限られている．近年，関連ホームページや個人のブログなどのウェブサイトにアクセスしたり，SNSを利用したりすることで，他者の経験にアクセスできる機会は増えているが，そこから得られる情報の質を保証することは難しい．したがって，

① 妊娠継続に関する困難な選択を他者がどのように体験し，選択したのか

② 胎児の異常が診断された際に，妊娠を継続するか否かをどのように選択したのか

など，検査を選択した後の見通しに関する情報を具体的に伝えていくことは，看護者の大切な役割のひとつであろう．

話し合いによって共有された情報をもとに，出生前検査を受検することで起こる心の働き，必要となる選択，他の女性たちがその選択を困難に感じた理由，人工死産の方法やその後に自身に起こる反応，次回の妊娠に関することなどを具体的に想像することで，女性たちは見通しをもちながら自分なりの台本をつくり，決定プロセスに参加することが期待できる．

また，看護者が意思決定を支援する場面において，当事者の語りに関心をもち，熱心に聴く姿勢が大切である．さらに，何がきっかけでそのこと（選択）を考慮したのか，何が一番の心配で，何が自身にとって大切なのか，悩みの本質はどこにあるのかを掘り下げて見つめ，共有していくためには，当事者との対話のなかで「適切に問う」ことも重要である．当事者の価値が明らかになることで，意思決定を支援する看護者にとっても助けになる．胎児の出生前検査に関する問いの例としては，次のようなものが挙げられる．

・検査を受けて，望んでいなかった結果を受け取った場合にはどうするのか

・その検査で異常がなければ，心配ごとは解決するのかどうか

母性看護実践においては，パートナーシップに根ざし，さまざまな意思決定支援の場面にかかわっていく必要がある．正確な情報提供とともに，女性やパートナーの現実の認識や価値観，将来への見通しを分かち合いながらケアや方針を協働してつくっていく姿勢は，母性看護実践において欠かせないことであり，看護ケアの根幹にかかわるものである．看護における意思決定支援の具体的な方略についてさらに検討が重ねられ，ケアが提供される場で検証していく必要がある．

〈文献〉

1）Lavender T, et al（1999）：A prospective study of women's view of factors contributing to a positive birth experience. Midwifery, 15(1)：40–46.

2）中川米造（1996）：医学の不確実性．日本評論社，pp15–31.

3）Kirkham M（2000）：How can we relate？ In Kirkham M(ed)：The Midwife–Mother Relationship. Macmillan Press, pp227–254.

4）Hills M, Mullett J（2002）：Women–centred care：working collaboratively to develop gender inclusive health policy. Health Care Women Int, 23(1)：84–97.

5）Horiuchi S, et al（2006）：The applicability of women–centered care：Two case studies of capacity building for maternal health through international collaboration. Jpn J Nurs Sci, 3(2)：

143-150.

6) 中山健夫編著（2017）：これから始める！　シェアード・ディシジョンメイキング　新しい医療のコミュニケーション．日本医事新報社，p3.

7) Coulter A（1999）：Shared decision-making：a summary and future issues. In Maslin A, Powles T(eds)：Breast cancer. Oxford University Press, pp99-108.

8) 井部俊子（2019）：キャンペーンと看護界．「患者の「賢い選択」を支える看護　Choosing wisely」．小泉俊三，井部俊子著，日本看護協会出版会，pp44-47.

9) 前掲 1)．

10) Midwives Information & Resource Service（MIDIRS）：Informed Choice. http://www.infochoice.org［2014/9/3 閲覧］

11) Midwives Information & Resource Service（MIDIRS）：A brief history of MIDIRS. https://www.midirs.org/midirs-history［2019/11/1 閲覧］

12) Stapleton H, et al（2002）：Qualitative study of evidence based leaflets in maternity care. BMJ, 324(7338)：639-642.

13) 神谷摂子（2017）：英国のバースセンターで働く助産師が働く上で持っている考え．日保学誌，20(1)：13-23.

14) Henshall C, et al（2016）：A systematic review to examine the evidence regarding discussions by midwives, with women, around their options for where to give birth. BMC Pregnancy Childbirth, 16：53.

15) Roberts SJ, et al（1995）：Negotiated and nonnegotiated nurse-patient interactions –enhancing perceptions of empowerment. Clin Nurs Res, 4(1)：67-77.

16) Colella KM（2004）：Shared decision making in patients with newly diagnosed prostate cancer：a model for treatment education and support. Urol Nurs, 24(3)：187-196.

17) Ruland CM, et al（2003）：Effect of a computerized system to support shared decision making in symptom management of cancer patients：preliminary result. J Am Med Inform Assoc, 10(6)：573-579.

18) Lenert LA, Cher DJ（1999）：Use of meta-analytic results to facilitate shared decision making. J Am Med Informatics Assoc, 6(5)：412-419.

19) 前掲 6)，p74.

20) O'Connor AM, et al（1998）：A decision aid for women considering hormone therapy after menopause：decision support framework and evaluation. Patient Educ Couns, 33(3)：267-79.

21) Ottawa Hospital Research Institute：The Ottawa Decision Support Framework. https://decisionaid.ohri.ca/ODSF-workshop.html［2019/11/16 閲覧］

22) 中山和弘，大坂和可子：質の高い意思決定ガイドとは．健康を決める力. https://www.healthliteracy.jp/kanja/ipdas.html［2019/11/16 閲覧］

23) 辻　恵子（2007）：意思決定プロセスの共有　概念分析．日本助産学会誌，21(2)：12-22，2007.

24) Levy V（1999）：Protective steering：a grounded theory study of the process by which midwives facilitate informed choices during pregnancy. J Adv Nurs, 29(1)：104-112.

25) Levy V（1999）：Maintaining equilibrium：a grounded theory study of the processes involved when women make informed choices during pregnancy. Midwifery, 15：109-119.

第6章

リプロダクティブ・ヘルスにおける看護実践

第１節

不妊治療後に妊娠・出産した女性と家族への看護

学習のねらい

❶ 不妊治療後の妊娠・出産の問題点について理解する
❷ 不妊治療後に妊娠した女性の心理について理解する
❸ 不妊治療後の妊娠期・分娩期の対象のニーズと看護について理解する
❹ 不妊治療後の育児の問題点について理解する
❺ 不妊治療後の育児支援のポイントについて理解する

1 不妊治療後の妊娠・出産

1）不妊治療後の妊娠・出産の問題点

(1)不妊とは

わが国では子どもを望むカップルの 10～15% が不妊であり，不妊を心配したことのあるカップルは３組に１組といわれている[1)]．「不妊」とは，生殖年齢の男女が妊娠を希望し，ある一定期間，避妊することなく通常の性交を継続的に行っているにもかかわらず，妊娠の成立をみない場合をいう．この一定期間について，日本産科婦人科学会や世界保健機関（WHO）は一般的に１年としている[2)]．不妊治療を開始するか否かを意思決定するときには，不妊期間だけでなく，カップルの希望，年齢，生殖機能にかかわる疾病の有無，社会的背景などをふまえて情報提供される．

日本産科婦人科学会によると，生殖補助医療（assisted reproductive technology；ART）による 2016 年の出生児数は 54,096 人であり[3)]，出生数 976,978 人の 5.5%，18 人に１人は ART による出生児である．年々，初婚年齢や出産年齢が高齢化していることも不妊の問題と深い関連があることが示唆されており，不妊の問題をかかえて妊娠・出産・育児を経験する女性やカップルは今後も少なくない数で推移すると考えられる．

不妊治療を受ける主たる対象は女性であるが，女性のパートナーや家族，生まれてくる子どもにも特別な配慮をしたケアが必要である．不妊の悩みがあるカップルや不妊治療中のカップルは特別な精神状態にあり，その体験が妊娠の受容や育児に大きく影響する．

(2)不妊治療後の妊娠・出産

不妊治療後，とくに ART によって成立した妊娠には，複数胚の胚移植によって発生した多胎妊娠による早産率，低出生体重児率，周産期死亡率が高いことが以前より指摘されていた．さらに近年では，単胎妊娠であってもARTによる妊娠では自然妊娠より周産期リスクが高いことが報告されている[4]．不妊治療後の妊娠・出産には次のような問題点がある．

・高齢妊娠・出産
・異所性妊娠
・早産
・低出生体重児
・胎児発育不全（FGR）
・周産期死亡率の高さ
・多胎妊娠

2）不妊治療後に妊娠した女性の心理

女性やその家族にとって不妊の経験は，個人のみならず心理社会的な危機となりやすく，その後の妊娠・育児にも影響を与えやすい．不妊患者から妊婦への移行は，個々の不妊治療の期間や不妊の問題への対処方法，社会文化的環境，受けてきた治療の種類によってさまざまな影響を受けるといわれている．不妊治療後の妊産婦の心理として次のような特徴があげられる[5,6]．

・妊娠継続に対する不安
・不妊患者から妊産婦になることへの難しさ
・ハイリスク妊娠に対する不安
・胎児に異常があるかもしれないという不安
・自分は「不妊である」とか「妊娠する能力がある」と明確な線引きをする

不妊患者の多くは，妊娠に至るまでに，時間や感情，治療に向かうエネルギー，治療費用など，多大な負担や努力を重ねていることが多い．治療に取り組んでいる不妊患者は，妊娠をゴールととらえがちとなる．妊娠成立の喜びは大きいが，妊娠継続や合併症のリスクに対処する必要がある．妊娠したとしても不妊であることに変わりはなく，それまでに経験した喪失や不全感がなくなるわけではないため，自身の生殖機能への不安をかかえながら妊娠期を過ごすこともある．妊娠継続に対する不安や流産への不安により，妊娠への適応や胎児へのアタッチメントが遅れる可能性があり，妊娠に伴う通常の身体的変化に対して強い不安を感じる場合もある．

また，不妊治療を受けたことによって，妊娠や出産の予後に不安をもつこともあり，親としての自己効力感が低下することも指摘されている．

3）不妊治療後の妊娠期・分娩期の看護

(1) 妊娠の受容の援助

すぐには妊娠の喜びや実感がわいてこないこともあることを伝えたうえで，妊娠に至るまでを振り返る時間をもち，受療時の経験や気持ちを表出して整理する時間をもつ．状況が整えば，同じような経験をした仲間と思いを共有することも有用であるといわれているが[7]，個々の妊婦が気持ちを表出できるような環境を整える．

妊娠を妊婦とともに喜び，自身の妊娠を喜べるように見守ることで，妊婦は，妊娠後も継続的に関心を寄せられていることを感じられ，勇気づけられる．妊娠後も不妊治療中と同様に，体調や心理面へ配慮し，見守ることが必要である．

(2) 妊娠継続に関する不安を軽減する

妊娠経過に異常がなく合併症がなければ，通常の妊産婦と同じように接する．しかし，不妊治療中に経験してきた予期的悲嘆・対象喪失から生じる児への不安があり，流早産に対する予期的不安が強くなりがちであることを理解してかかわる．

妊婦健診の際には妊娠経過を妊婦やパートナーとともに確認できるようにかかわる．超音波検査で胎児の心拍や動きをともに観察できるようにして，健診結果をともに確認する．超音波断層法の画像をプリントして渡すこともよい．正常な妊娠経過を逸脱していることを妊婦自身が判断できるように，下腹部痛や出血などの身体症状や日常生活について保健指導することも必要である．妊婦の不安を十分に受け止めてかかわり，身体面において妊娠経過が正常であっても，妊娠に至るまでにかかえてきた不妊の悩みや心理的背景を考慮して個別的にかかわることが大切である．自然妊娠の女性も体験する不安やマイナートラブルなどの共通点も説明し，妊婦が気になる症状に対して１つひとつ丁寧に対応し，安心感を与えるようにかかわる．

(3) ハイリスク妊娠への対応

前述したように，不妊治療後の妊娠・出産は高齢出産や多胎等のリスクを伴う．遷延分娩や帝王切開分娩などの異常分娩の可能性について，産科医から十分な説明を受けているか，妊婦や家族が理解しているかを観察する．必要に応じた情報提供や，不安な気持ちを受け止める援助が必要である．

不妊治療を受けていた施設から産科施設に転院する必要がある場合には，妊婦の身体状況や心理社会状況にあった分娩施設の選択肢や決定方法に関する情報を提供する．

(4) 子どもを迎え入れるための準備

不妊治療を受けた女性は，予期的不安に十分に対処したのちに親役割を獲得するための調整が可能になるため，妊娠への適応に一定以上の時間が必要となる場合がある[8)]．また，胎児に対する感情も妊娠経過や体調により日々変化するものであり，妊婦や家族のペースを尊重してかかわる．

出産や育児用品の準備には，不妊治療にまつわる否定的イメージや，胎児への不安を軽減する効果がある．出産・育児用品を揃えることで気分転換や親になる楽しみにもつながる．母親学級などの集団指導で他の妊婦と交流し，妊婦体操や出産時のイメージづくりをすることで，より具体的に親役割を獲得するための援助になると考えられる．また，パートナーとともにバースプランを検討し，子どものイメージを語り合うことも母性や父性の意識に働きかける有効なケアになる．

2 不妊治療後の育児

1）育児期の問題点

不妊治療後の母親は，子育てに対して自信がもちづらく，育児不安に陥りやすい．治療の末に授かった貴重な子どもという認識が強く，双方の両親などの周囲からの期待もプレッシャーになっているケースがある．ART後の妊娠では，分娩後まで継続する抑うつ症状が継続し，心理的に脆弱な状態にあることが示唆されている[9]．そのような状態が母児関係や児の発達に及ぼすネガティブな影響を回避するために，注意深い見守りが必要である．

多胎児の育児も不妊治療後の課題としてあげられる．生殖補助医療における多胎の発生は，日本産科婦人科学会の見解にしたがい[10]，移植数を減らしている効果が現れ，横ばい状態を保っている．一方で，一般不妊治療においては一定の割合で多胎妊娠が発生している[11]．多胎の育児において2人以上の子どもと絆を深めることの困難さが示唆されており，さらに多胎妊娠した女性は妊娠期に高度な医療行為が受けられる病院へ転院するケースが多く，不妊体験を考慮した継続的な支援を受けることが難しいといった背景もある．また，多胎児の育児に対する両親の体力的な限界や，高齢出産例が多いことに起因して祖父母などの家族からの支援も得にくいなどの条件も考えていく必要がある．

2）育児支援

育児におけるちょっとした問題（たとえば，泣きやまない，眠ってくれないなど）でも，その原因を不妊治療と結びつけて考えてしまい，不安が強くなる傾向があるという報告もある．すべての母親がもつ共通の悩みであり，その子どもの個性として見守っていくことを伝える必要がある．高齢出産の場合は，人生経験の豊富さがプラスに働くこともあるが，一方で，育児や家事，仕事との両立を完璧にこなすことを求めて，自らを追い込んでしまうこともある[12]．母親の話に耳を傾け，その子なりの成長をともに発見することが必要である．

また，多胎児は，単胎児と比較して早産や低出生体重児となる割合が高い．複数の児の体格や健康状態に差があることもあるため，両親や家族が協力して複数の児を見守れるように支援することが必要である．また，育児に多大な労力を要することが予測されるため，家事・育児をサポートするための家族以外の人的資源や便利な育児用品・家庭用電気製品などについて，個々の状況に合った活用方法を検討できるように，妊娠中から情報提供が必要である．

育児支援事業には，市町村が実施主体となって行っている育児支援家庭訪問事業をはじめとする各種事業の他，ファミリーサポート，社会福祉法人やNPO法人に委託された事業，民間の事業まで，さまざまなものがある．窓口となる地域の保健センターには情報が集約されているため，相談先として利用しやすい．また，ピアサポートグループや子育ての自助グループもリソースとして活用できる．

〈文献〉

1) 国立社会保障・人口問題研究所（2016）：第 15 回出生動向基本調査（結婚と出産に関する全国調査）.
2) WHO：Sexual and reproductive health infertility definitions and terminology. http://www.who.int/reproductivehealth/topics/infertility/definitions/en/［2019/12/18 閲覧］
3) 齊藤英和，他（2018）：平成 29 年度倫理委員会　登録・調査小委員会報告．日本産科婦人科学会誌，70(9)：1817-1876.
4) 久慈直昭，他（2011）：［社会医学的ハイリスク妊娠とその対策］不妊治療後の妊娠とその予後．産婦人科治療，103(4)：375-382.
5) Sharon N, et al（2008）：Pregnancy after infertility.「Infertility and assisted reproduction」. Botros R, et al ed, pp440-458, Cambridge University Press.
6) European Society of Human Reproduction and Embryology（2001）：ESHRE guidelines for counselling in infertility. https://www.eshre.eu/Specialty-groups/Special-Interest-Groups/Psychology-Counselling/Archive/Guidelines.aspx［2019/12/18 閲覧］
7) 崎山貴代（2014）：高度生殖医療を受けて妊娠した女性が認知する妊娠初期の看護支援プログラムに対するニーズ．日本生殖看護学会誌，11(1)：5-12.
8) 崎山貴代（2013）：生殖医療を受けて妊娠した女性の妊娠への適応：概念分析．日本生殖看護学会誌，10(1)：51-57.
9) Monti F, et al（2009）：Depressive symptoms during late pregnancy and early parenthood following assisted reproductive technology. Fertil Steril, 91(3)：851-857.
10) 日本産科婦人科学会（2008）：生殖補助医療における多胎妊娠防止に関する見解.
11) 苛原　稔，桑原　章（2013）：妊娠・出生後の予後調査のための ART データベース構築とその精度向上.「平成 22 ～ 24 年度厚生労働省成育疾患克服等次世代育成基盤研究事業 生殖補助医療による生まれた児の長期予後の検証と生殖補助医療技術の標準化に関する研究事業研究報告集」．吉村泰典編，pp327-341.
12) 林はるみ，佐山光子（2009）：生殖補助医療によって妊娠した女性が出産するまでの感情のプロセス．日本助産学会誌，23(1)：83-92.

第2節
先天異常をもつ子どもを出産した女性と家族への看護

学習のねらい

❶ 先天異常をもつ子どもを出産した女性の状況と医療者の役割を理解する.
❷ 先天異常をもつ子どもに続く妊娠を考慮する人びとへの支援の必要性を理解する.

1 先天異常をもつ子どもを出産すること

1）生まれた子どもに疾患や障がいがあることを知ること

妊娠中の女性とパートナー，そのカップルを取り巻く家族が，健康な子どもの誕生を願うことはいたって当然のこととして社会のなかで認識されている．しかし，思いがけず健康上の問題や外表的な異常を伴って児が出生することはそれほど稀なことではない．

先天異常とは，出生前の原因による機能や形態の異常であり，出生時に認められるか，あるいは潜在し，生後しばらくして認められる疾患や病態のことである[1]．先天異常症は，出生児の3～5%に認められる．出生時に明らかになるものが2～3%である[2]ことを考えると，決して少なくない数の新生児に何らかの健康上の異変が起こっているといえるだろう．

わが子に障がいがあるとわかったとき，将来への期待と幸福感につつまれていた両親は大きな驚きと衝撃を体験する．多くの女性たちは，出産時に分娩室の空気が一変し，焦りを伴う医療者の慌ただしい動きから，早い段階で子どもに何らかの異変があったことに気づいていた[3]．女性たちは，誰からも説明を得られないまま，不安のなかで疑心暗鬼となり，パニックに陥ることも少なくない．そして「誰からも『おめでとう』と言われなかったお産」と，自らの出産体験をつらい記憶として心のなかに閉ざしていることもある．医療者は出産の過程を乗り越えた母子に対し，まずはねぎらうこと，幸せを願う言葉をかけることを忘れてはならない．

2）妊娠中に胎児の異常を知ること

現在は胎児の異常を妊娠期間中に知らされることも少なくない．わが国では，超音波検査法は妊娠期の健診において欠かせないものとなっており，多くの施設で定期的に用いら

COLUMN　先天異常症

胎生期に生じ，出生時あるいは出生後しばらくして認められる形態異常，機能異常を示す症候群で，単一の先天異常から先天異常症候群，遺伝性難聴や知的障害など，多様な疾患が含まれる．先天異常症は，出生児の 3～5%に認められる．

正確な診断は，子どもへの医療と家族へのサポートのスタートになる．診断により，その後の見通しをもちながらその子どもの治療と健康管理を行うことが可能となる．家族と一緒に診断の意義を共有することが重要である．

れている．この検査の普及により，妊婦（母体）と胎児の状態を正確に評価および診断できるようになり，出生前に異常を見つけ，出生後の治療までを考慮して適切な施設に母体を搬送するなど，母子にとってより良い妊娠期の健康管理をすることが可能となってきた．その一方で，これまで妊娠期にはわからなかった一部の胎児の異常所見，それを疑わせる所見が妊娠の早い段階から当事者に伝えられることとなった．一概に「胎児に異常がある」といっても，それは生命に危険のない形態の小さな異常やすぐに治療を要さないもの，染色体の異常が疑われる徴候があるもの，大きな形態異常がありそれが複合しているもの，救命が困難なものなど，さまざまである．妊婦やパートナーは超音波検査に対し，その画像を通して胎児の顔やしぐさ（動き）に対面できることに喜びを感じ，児の体重や性別などへ関心を寄せている．一方で医療者は，児の体重や胎位，羊水量，胎盤の位置などの基本検査はもちろんのこと，胎児に異常がないかのスクリーニング検査を目的として超音波検査を行っており，必要時には精密検査（詳細な形態異常，臓器の観察や胎児血流などの検査）の実施につなげていくという意図をもっている．妊婦がそのことを認識していない場合，そして異常があった場合にどこまで知りたいのかを考慮する機会（事前のインフォームドコンセントなど）が提供されていないかぎり，そこには大きな認識の隔たりが存在する．そのような状況で出産前に胎児の状態に何らかの異常があることを示唆される，あるいは診断を受けることは，妊婦に計り知れない衝撃を与える．

妊娠中の胎児診断によって胎児が障がいをもつ可能性を示された女性の体験については，これまでにいくつかの調査がある．中込の調査では，ある女性は妊娠中に「胎児奇形の疑い」と告げられ，医師から提供された「無脳児でも胎動は激しい」という情報から，心のなかに思い描いていたわが子は「鬼」「化け物」に変わったといい，「頭の大きい不気味な子」「怖い」「2度と見られぬ顔立ちをしていて悪魔のよう」というイメージを抱いたという．そこからどのように障がいをもった子を迎えるかを考えはじめていた[4]．医療者から伝えられた，強く記憶に残る否定的な言葉そのものが妊婦のなかでイメージ化されることは，それまでに彼女たちが抱いていた子どものイメージを粉々に砕き，心の整理ができないままにわが子への愛情をたとえ一時的であっても失わせてしまう．前述のような言葉から得たイメージだけが独り歩きすることで，「胎児のモンスター化」が惹起され[5]，胎児のその後の受け入れを阻害する要因となることが指摘されている．

妊娠中に胎児の異常を診断された女性は，子どもの無事をからだで感じ，生命力や回復の可能性を信じながら，子とともにあるその時間を親の役割として認識していることが指摘されている[6]．女性が安心して気持ちを表現できる環境と時間を提供しつつ，パートナーや家族を含めた十分な配慮が求められる．

2 子どもに何らかの異常があることをどのように伝えるか

親と子の出会いの場とその後をサポートすることは，看護者の重要な役割であるが，出産した子どもに異常がある場合には，どのようにそれを両親に伝えたらよいのだろうか．それは非常に難しい．そもそも出産後間もない時期の母親は体調が十分に回復しておらず，心理的にも不安定な場合が少なくない．しかし，現在，悪い知らせ（bad news）は，それを「伝えるべきか否か」から，「どのように伝えるか」へ，そして「いかに情報を分かち合うか」へと議論の焦点が移り変わってきている[7]．子どもに障がいがあること（診断の結果）を告げる目的は，予期せぬ出来事に傷つき，子どもと向き合うことが難しい状況にある親に対して，①正しい知識の理解を促すこと，②受容，子どもを受け入れ，育てていく意欲を促進することにある．「何を」伝えるかはもちろん「どのように」伝えるかが重要な鍵となる[8]．

以下に考慮すべき点をあげる．

●できるだけ早く両親に伝えること

出産後，新生児に何らかの異常が発見された場合，病状の説明は両親へ同時に行うことが望ましく，実際に両親が同席した形で行った際の当事者の満足度はそうでない場合と比べて高いことが過去の調査で示されている[9]．もし出生前に説明するのであれば，その課題を両親が分かち合うことの重要性を伝えることや，話し合いをしやすい環境を早期に提供することが求められる．ダウン症候群をもつ子の親への調査によると，過半数が出生後1週間以内の告知を希望しており[10]，正当な理由なく告知を遅らせることは避けなければならないことが示されている．

●両親にとっては突然の出来事であること　――繰り返し説明をすること

両親は，子どもに病気（疾患）や障がいがあるという事実を告げられたとしても，その内容をすぐには理解できない場合が多い．いままでに経験のない恐怖と混乱のなかで，彼らは「説明内容を全く覚えていない，聞こえてこなかった」などの状況を体験する．告知が両親にとって突然の出来事であることに十分に配慮し，個別の両親の状況をふまえながら，繰り返し丁寧に説明していくことが必要である．

また，正しい情報が伝えられるべきではあるが，何も配慮せずに真実を伝えることは，何も配慮せずに真実を隠すことと等しく，あってはならないことである[11]．両親は，どのようにそれを伝えられたのか，告知をした人の態度や自分たちの子どもに対する反応から，わが子に対する社会一般の反応を推測する[12]．医療者は最初に使う言葉を慎重に選び，その子どもの状況を正しく伝えることが大切であり，たとえ当事者への配慮だったとしても事実を故意に歪めたり曖昧にしたりせず，良い部分をしっかりと伝え，子どもの可能性と希望，育てていこうとする意欲を消してしまわぬように配慮しなければならない[13]．

●医療者が自身の障がいに対する知識不足や自身の価値観を認識すること

医療者が疾患や障がいについての正しい知識をもつことは重要である．その子どもの一部でしかない障がいや病気のみを強調して伝えることのないようにする必要がある．障がいのある子どもの受け入れを両親に求めながら，告知をする側が疾患や障がいそのものを否定的にとらえている場合，あるいは全く知識がない場合，提供される情報はおのずと否定的な表現に偏る．「心配は尽きない」「育てるのは大変」としながらも，障がいをもつ子どもを「可愛い」，あるいは「子どもに救われた」として，社会であたり前に生活している人びとがいることを医療者が知っておくことは，育児が始まる前から想像のみによって両親の不安を増大させない支援につながる．両親の意向を十分に確認したうえで当事者にサポートを依頼することも大事な支援のひとつであろう．

●ネガティブなイメージを増大させない表現を用いること

子どものマイナス面やハンディキャップばかりを強調した話し方をすることは，実質的に心の底にある養育の意欲を喪失させるきっかけになる[14]．両親の不安を増強させる言葉，つまり「異常」「奇形」「重い」「危険率」「…できない」「前例がない」などの否定的な言葉は，当然避けるべきである．もし，ダウン症候群をもつ子どもの場合なら，「染色体の不分離が起こってしまった」「知的発達が遅れる」「病気にかかりやすい」などの言葉である[15, 16]．そこでは，たとえば染色体の不分離の正確な意味や仕組み，具体的な子どもの成長発達の過程とそのサポートの方法，疾患の罹患率を伝えることやその対策など，客観的な事実とその対応をあわせて提示する必要がある[17]．それは，実際に出産をする女性側が罪責感をもちやすいことを考慮した場合にも，とくに大切な点である．

●当事者の体験そのものを理解すること

医療者は，心の揺れに伴って表現される当事者の反応を評価したり批判したりするのではなく，その人がどのような思いでいるのかを考え，それを閉じ込めることなく，その体験に伴う感情をしっかりと受け止めていく必要がある．障がいをもつ子の親が自らに必要な時間をかけながら子どもに寄り添うプロセスを急がせずに見守り，子を育てていく力を発揮する存在として敬意をもってかかわっていく姿勢が大切である．

3 先天異常をもつ子どもを出産した女性とパートナーへの支援

1）生まれた子どもに障がいがあると知った親の反応

望んでいたとおりの子ども，あるいは健康な子どもを授からなかったことで両親が失望し，嘆くのは当然のことであり，悲嘆にくれ罪悪感に苛まれることはしばしば起こると考えられている[18]．そして，子どもに障がいがあることを告げられた両親の反応は，子どもの“受容”をゴールとして説明されることが多く，その代表的なものにドローターら（Drotar D, et al）による「悲嘆の過程」の理論がある（**図 6-2-1**）．これは，さまざまな障がいをもつ子どもの両親たちへの調査から導かれたもので，障がいのある子どもの誕生における親の情緒的な反応を段階的に示したものである．彼らは，障がいをもつ子どもの親のほとんどは自然な悲嘆の過程として，「ショック」→「否認（自分の子どもに障がいがあると認めることを避けようとする）」→「悲しみと怒り（子どもに愛着を覚えることに躊躇を感じる）」→「適応（強い不安や否定的な感情，混乱が少しずつ薄れていく）」をたどり，「再起（子どもの親として受け入れられるようになる）」という受容期に入ってい

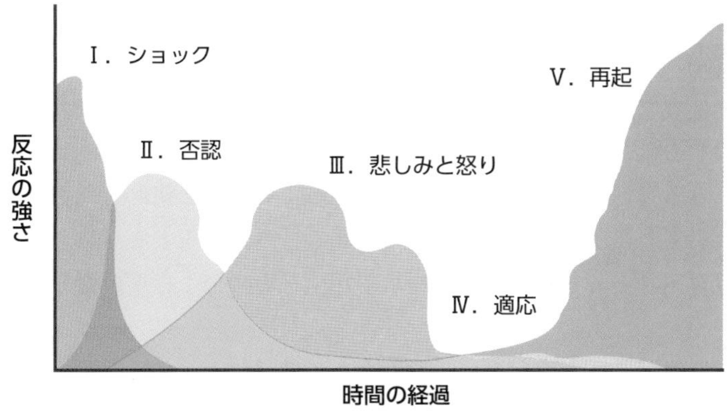

図 6-2-1 先天奇形をもつ子どもの誕生に対する正常な親の反応の過程の仮説的モデル(図 3-4-3 を再掲)
(Drotar D, et al (1975):The Adaptation of Parents to the Birth of an Infant With a Congenital Malformation:A Hypothetical Model. Pediatrics, 56(5):710–717.)

くとした．一方で，この理論には，親たちがショックから再起，適応に至る過程に時間的な基準がないことから，さまざまな事柄がこの過程の進行を促したり，逆に停滞させたりする可能性があることも指摘されている[19]．親の年齢や職業，教育歴や信念，宗教，障害観，家族サポートの獲得状況，子どもの障がいや疾患の違いなどによっても個々の反応は異なる．

一方，オルシャンスキー（Olshansky S）はまた，精神発達遅滞の子どもの親の反応の一側面が長く続くことを受け，それを「慢性的な悲しみ　chronic sorrow」として定義した．親たちは，いわゆる「悲嘆の過程」の最終段階を経ても，再び新たな危機（子どもが障がいをもっていることを再認識させられる出来事）に出会うたびに悲しみに遭遇し，一連の「悲嘆の過程（反応)」が繰り返され，完全に解決されることはないとの見解を示し，それを正常な（通常の）反応としてとらえている[20]．子どもの障がいを“不幸”や“克服すべきもの”“劣等性”などととらえる認識や価値観が変わらなければ，たとえ「再起」とみられる段階に到達したとしても，子どもの進学，卒業後の進路の問題，両親亡き後の問題など，新たな課題が顕在化するたびにこの過程が繰り返されるとの指摘もある[21]．しかしながら，このようなプロセスを行きつ戻りつ辿るなかで，同時に親たちが自身の人間的な成長や価値（観）の転換を認識していることにも目を向けるべきであろう[22, 23]．そして，両親はいずれの課題も克服することができ，前に進もうとする力をもっていることを医療者は信じ，それを引き出せるよう支援するかかわりが求められる[24]．医療者とは異なり，両親は長い年月をかけてこのことと向き合っていく．医療者が早まり，一方的に目標設定をすることのないようにしなければならない．

長谷川は，障がいをもつ子どもの両親の“真の”受容は，「障がいも含め，児の全容を認識し，愛情をもって積極的に育児を楽しみつつ行うこと」と説明している[25]．そのような段階に至るまでの両親のゆるやかな価値の変容に関して石川は，障がい児の親への聞きとり調査から次のように説明している[26]．

- 最初の絶望感，無力感から立ち直った親は，子どもをあらゆる困難から全力で守り抜くのが自分の使命だと感じるようになる．そうすることで動揺や無力感や罪責感を補償しようとする．子どものために何をすればよいのか，何をしてやらなければならないのか，関心はその1点に集中していき，仕事をもっていた母親の多くは仕事を辞め，育児に専念する．父親も職業上の成功を断念し，仕事中心の人生設計を見直して子どものために生きようと決心する．

- あらゆる自己犠牲を払ってわが子を守っていこうと決心した親の使命感は，やがて障がいをもった子どもの親としての体験を積み重ねるとともに，そして子どもの障がいの受け入れとともに，次第に通常親が子どもに抱く程度の穏やかな責任感へと変わっていく．
- 親たちは何よりも他ならぬ子どもたちの助けによって，悲嘆の過程というループから脱出していく．親たちの罪責感や負い目や羞恥心は，障害児というスティグマをよそに屈託なく生きる子どもたちと正面から向き合う体験を通して，少しずつ消えていく．親が子どもを救うのではなく，子どもが親を救う作用が働く．
- 子どもに障がいがあることを告げられた親の衝撃は大きく，その後も慢性的な抑うつや悲しみの断続的なぶり返しはあるものの，徹底的な絶望はそれほど長くは続かず，親たちは気を取り直し子どもの世話をはじめ，再び行動しはじめる．

2）父親へのサポートの必要性

先天異常をもつ子どもの誕生は，両親にとっては「アイデンティティの危機」[27]であるが，障害児（者）の存在は，家族の価値を転換し自己成長を促す，両親を含む家族の結束を高める，といったポジティブな影響も指摘されている．しかし，直後の父親と母親の意識は似かよっていても，両者の認識が隔たっていく場合も少なくないことが指摘されている[28]．

先天性疾患のある子どもは生後間もない時期から入退院を繰り返し，手術や治療が長い期間にわたって行われる場合もあり，多くの父親は家族を経済的に支える存在として自身の役割を認識することが多い．絶えず子どもと行動せざるをえない母親と異なり，親しい間柄でも感情を表出することを躊躇する場合も多く，社会の既成の障害者観を長くかかえ続ける傾向にある．父親も，これまでの生き方の多くを変容することが求められるが，ピアサポートは母親に比べて獲得しづらく，独力による価値観の変容を求められることが少なくない．父親は母親以上に感情や対処法を共有できる人びとの支援を必要としていることが多いことから[29]，父親どうしのピアサポートシステムや職場の相談部門などの情報提供を含め，心理社会的なサポートを必要としていることを認識し，かかわる必要がある．

3）サポートグループの存在を伝える　——障がいをもつ子の親の会におけるサポート

障がいをもつ子どもを育てる親が組織するセルフヘルプ・グループである「親の会」は，周産期のケアにおいて重要なピアサポートの役割を果たしている．親の会にアクセスすることは，同じ問題で悩む人の存在を知り，安心感につながることがある．ピアサポートとは，共通の体験をもつ，あるいは共通の状況にある者どうしが互いに知識，経験をいかして，精神的，社会的，行動的な支援を行うことを意味する[30]．障がいをもつ子どもの親は，互いが共通にもっている課題に対して仲間の支援を必要としている場合がある．病気と同様に当事者でなければわからないことがあり，彼らは“障がいをもつ子を育てる親”

として専門家と位置づけられている．医療者をはじめとする専門的援助と非専門的援助には**表 6-2-1** のような違いがある．

ピアサポートの関与の程度を判定することは困難であるため，その効果を評価することは難しいとされているが[31)]，障がいをもつ児の会によって得られるサポートに関しては，多くの調査でその意義が明らかにされている．たとえば，ダウン症候群をもつ乳幼児を育てる母親が親仲間との交流を経て社会化していくプロセスでは，母親たちは，①ダウン症のある子と出会い，家族に受け入れられる，②未知なる社会に踏み出し，ダウン症のある子の母親として次第に能動的になる，③社会の実情と山積みの課題を知り，そこで生きる母親として家族の将来を考えるという 3 つのプロセスを踏んでいた[32)]．ダウン症候群をもつ子どもを育てる母親たちにとって，親の会は重要な役割を果たしており，告知後に助けを求める母親へ迅速に対応し，外の世界につなげる役割が看護師に期待されている[33, 34, 35)]．親の会については，その子どもの病気や親（子）のニーズに沿った団体が居住区にないとしても，多くの親の会がウェブ上で活動しており，情報交流できる組織団体があることも少なくない．すぐに参加する意思がなくとも，必要なときにアクセスできるよう，会の状況を確認したうえで情報提供をしておく必要がある[36)]．また，実際に親の会という場に母親たちが踏み出すには，①その子どもの成長発達の状態，②治療が一段落していることなどの要件が整うことが必要となる[37, 38)]．また，子どもを疾患や障がいでひと括りにされることに抵抗をもつ場合もあり，情報提供の時期や方法には，個別の対応が必要となる場合もある．

表 6-2-1　専門的援助と非専門的援助の比較

専門的	非専門的
知識・洞察・基礎となる原則・倫理・構造を強調する．	感情（フィーリング）・効果（具体的・実際的）を強調する．
系統的（な知識が中心）である．	経験・常識的な直感・ふつうの知識が中心である．
「客観的」―距離を保つ．全体的に見渡す．自己を確知することを重視し，「感情転移」が起こることをコントロールする．	「主観的」―親密さ，自分自身を投入する．
感情移入（制御された温かさ）する．	（相手と）同一視する．
一定の基準に則って仕事をする．	自発的に自分自身のパーソナリティに則って仕事をする．
「アウトサイダー」志向である．	「インサイダー」志向で，自分をありのまま出す．
（訓練を経た後に理論的な方向性をもって）実践する．	（経験に即して）実践する．
時間に注意を向け制限している，系統的な評価・治療（curing）を重視する．	ゆるやかに進む．時間は問題ではない．インフォーマルである．直接責任をとる．ケア（caring）を重視する．

（久保紘章（2004）：セルフヘルプグループ　当事者へのまなざし．相川書房，p17．より一部改変／原典は Gartner A，Riessman F（1977）：Self-Help in the Human Services．Jossey-Bass Publishers，pp110-111．）

COLUMN　セルフヘルプ・グループ(SHG)

セルフヘルプ・グループ（self help group；SHG）は，同じ病気や問題をかかえた人びとの自主的な集まりであり，①メンバーが共通の問題をもつ当事者であること，②参加は自発的なものであること，③メンバーは対等な関係であり，仲間（peers）であること，④感情を共有していること，⑤共通のゴールをもっていること，⑥基本的には専門家の関与がない，などの共通点がある[39]．

おもな機能として，①情報を共有し広げる，②メンバーのサポート，③社会への提言，などがあげられる．SHG は，定期的なミーティングを繰り返し行っていることが多く，そこでは「自由に」そして「これまで語ってこなかった自身の物語」を話すことができ，評価や査定のない空間が維持されている[40]．

会の活動に参加するなかで，人びとは生きいきとしはじめ，次第に援助を受ける側から援助する側へ，あるいは両者の役割を担うようになり，“援助をする人がもっとも利益を受ける”（ヘルパー・セラピーの原則）という新しい経験を獲得し，それを力にしていくことが知られている[41]．

4　先天異常をもつ子どもに続く妊娠への支援

1）障がいをもつ子どもに続く妊娠を考慮すること

先天異常をもつ子どもの母親は，そのことが原因で子どもを亡くした母親よりも，その後に子どもを得ることが少ないことが示され[42]，次子妊娠を躊躇し，一時的であっても差し控える傾向があることがいくつかの調査で明らかになっている[43, 44, 45]．両親が次回妊娠を現実的に考慮する時期とは，子どもの健康状態が安定している段階（急性期を過ぎ，慢性的な経過を辿っている），あるいは育っていく過程を見守る段階に入っている場合が多い．たとえば，ダウン症候群をもつ子どもに続く妊娠では，女性たちは次回妊娠の時期を慎重に見極めていた[46]．ダウン症候群をもつ子どもの成長を促す存在としての次子への期待，また両親たち自身が亡き後に支援者の役割を担える唯一の肉親としての期待，また健康上の問題や障がいといった先の見通しに不安のない育児への期待などがあった[47]．今日，障がいをもつ子どもに続く妊娠を希望する人びとが，次子妊娠に関する悩みを相談できる場（遺伝相談・遺伝カウンセリング部門）を備えている施設が国内でも多くみられるようになった．そこでは，前子と同様の疾患や障がいがきょうだいに起こる確率（再発リスク）がどの程度あるのかについても考慮しつつ，それがどのような意味をもつのか，つまりどのような対応が可能であるのか，夫婦にとってそのことがどういう意味をもつのかをともに話し合い，次子妊娠に向けた夫婦の理解を促すことが行われている．看護者は，対象となる人びとを見極め，潜在的なニーズも含めて拾いあげ，そのニーズや悩みの本質を明らかにし，遺伝に関する相談の機会につなげることが求められる．

2）遺伝相談・カウンセリング部門の紹介と連携

遺伝カウンセリングとは，疾患の遺伝学的側面における医学的，心理的，さらに家族の問題について人びとが理解し，適切に対応できるように支援する過程である[48]．とくに周産期の相談に際し行われるおもな内容を**表 6-2-2** に示した．

「遺伝」という言葉は，国内ではまだまだ否定的なイメージを惹起するため，遺伝相談・カウンセリングを必要とするカップルには，遺伝なのか，そうでないのかということだけでなく，赤ちゃんの生まれつきの病気についてゆっくりと相談できることを伝えられるべきである．

実際の相談場面では，カップルが必要とする場合に次の妊娠をどのように考えていくのか，将来的な意思決定の助けとなる情報を提供することができる．しかしながら次子の健康を保証することができるわけではない．多くの場合，両親は次の子どもに同じことが起こるリスク（可能性）ことを心配し，また，自身の子どもが自分と同じ経験をするのではないかという思いをめぐらせている．それは次のようなことであり，両親には必ず伝えられるべきことである．

・自分の赤ちゃんはどこが悪かったのか，なぜそれが起こったのか
・次の妊娠で同じことが起こる可能性があるのか，それを避ける手段があるのかどうか
・次の妊娠で行われる検査はどのようなものか
・すでにいる子どもたちにも将来自分たちと同じことが起こるのではないか

遺伝カウンセリングによって，これらすべての問いやニーズに答えられるわけではないが，次のような利点があると考えられている．

・確定診断により疾患の自然歴と予後がわかり，それに応じた治療や健康管理が可能となる
・なぜこのようなことが起こったのか，原因がわかる
・次の子どもや家系内のメンバーが同じ病気を有する可能性があるかどうか（再発率）が判明する
・同じ疾患の親，患者の会に出会う機会がもてる

正確で科学的な説明をし，すべての妊娠において人びとが等しく負っている先天異常のリスクがあり，それが一定の頻度で起こることを根拠をもとに伝えたとしても，両親は「なぜ，私たちの子にそれが起こったのか」という問いをかかえ続けている場合が少なく

表 6-2-2　周産期の遺伝相談・遺伝カウンセリングにおいて行われること

・過去の妊娠・出産の経過，現在の妊娠の経過，背景となる状況の確認
・両親それぞれの家族の病歴の聴取と家系図の作成
・現在の新生児や胎児の状態と今後予想される状況の詳しい説明
・胎児の出生前診断（染色体や遺伝子の検査）に関する説明
・その他の必要な検査や診断についての説明
・染色体や遺伝子の仕組み，遺伝形式に関する説明
・先天異常の割合や原因に関する説明
・両親に対する心理社会的な支援
・両親が決定しなければならない事項と選択肢の提示，決定に向けての支援
・次回妊娠に向けての情報提供

ない．正しい知識を得てそれを理解することと，それを納得して受け入れることは本質的に異なるものである．看護者がさまざまな場でかかわる際に，それまでには表出できなかった思いが次子妊娠に向けての葛藤として語られる場合も多い．人びとのなかで整理されていない思いや不安を受け止めながら，そこに見えてくる遺伝に関する相談ニーズを見出し，適切な時期に遺伝相談・カウンセリング部門につなげるなどの対応が必要である．医療者の中で妊娠，出産というライフステージにおいて女性の最も身近なパートナーとなる看護者に求められている役割は，非常に大きい．

3）次子を妊娠中の女性の心の揺れを理解すること

先天異常をもつ子どもを出産した背景をもつ女性が次回妊娠に臨むとき，胎児は医学的にはより丁寧に経過をみていくべき状況として認識されることが多い．この場合，妊娠中に胎児の出生前検査の選択に関連した葛藤が体験されることが知られている[49]．ダウン症候群をもつ子どもに続く妊娠に関する調査では，対象である 5 人の女性たちの葛藤は検査を選択するか否かといった場面に限定されていなかった[50]．女性たちは妊娠が確定する以前から，胎児の出生前検査（羊水染色体検査）を受検するか否かについての意思（構え）をもっていたが，実際に妊娠し，現実のものとして検査に直面することにより，自らの選択に葛藤や揺らぎを感じていた．出生前検査の選択を決めた後の葛藤は，「胎児の存在を感じていたこと」と「ダウン症候群をもつわが子の存在」によって生じていた．ルービン（Rubin R）は，「妊娠 4 カ月に始まる散発的な胎動と見えてくるお腹の隆起と，女性の身体上の外観や機能や活動に対しての子どもの存在の影響は，人格を有しない抽象であった 1 人の子どもを，特定のこの子に変える」としている[51]．妊娠期に，胎児がかけがえのないわが子として認識するプロセスがあることで，胎児の存在を自身の身体感覚として知覚していく女性は苦境に立たされる．

また，たとえば第一子が重篤な遺伝性疾患に罹患してすでに確定診断がついており，出生前診断が可能である疾患の場合，次子の妊娠を考慮するにあたり両親は，①子どもを諦める，②出生前診断を受けて同じ疾患をもつ子どもの出産を回避する，③疾患のあるなしにかかわらず妊娠，出産するかを思い悩むことが考えられる．もし，出生前診断により疾患をもたない子どもを選択して出産しようとする場合，第一子と同じ障がいをもつことを否定しようとする自分たちに葛藤をかかえ続ける可能性がある[52]．

先天異常をもつ子どもに続く妊娠を選択する人びとへの個別の支援を検討する際には，その子どもの出産が女性自身にとってどのように体験されているのかを，前回の出産からの長い経過を通して知り，理解しようとする姿勢が求められ，さらに次回妊娠を視野に入れた継続的な支援が必要とされる．人びとは，疾患や障がいをもつわが子を育てながら，さまざまに価値観を変容させ成長を遂げていく存在であるからこそ，次子妊娠において体験する葛藤が大きい．日々変わっていく存在として当事者を見守り，その迷いや葛藤に寄り添う姿勢がより良い支援につながることを忘れてはならない．

〈文献〉

1）川目　裕（2010）：第 2 章　先天異常症候群の理解．「遺伝カウンセラーのための臨床遺伝学講義ノート」．千代豪昭監修，オーム社，p9．

2）小崎健次郎（2013）：第 14 講 発生遺伝学と先天異常．「遺伝医学やさしい系統講義 18 講」．福嶋義光監修，メディカルサイエンスインターナショナル，pp209–220．

3）野辺明子，他編著（1999）：障害をもつ子を産むということ　19 人の体験．中央法規出版，pp69–80，pp98–113．

4）中込さと子（2000）：妊娠中に胎児の異常を知った中で出産を選んだ一女性の体験．日本助産学会誌，13(2)：5–19．

5）月野隆一（2010）：先天異常児を育てる．「赤ちゃんに先天異常が見つかった女性への看護」．山中美智子編著，メディカ出版，pp102–109．

6）荒木奈緒（2011）：異常を診断された胎児と生きる妊婦の経験．日本看護科学会誌，31(2)：3–12．

7）Buckman R（1992），恒藤 暁監訳（2000）：真実を伝える コミュニケーション技術と精神的援助の指針，診断と治療社，pp8–9．

8）前掲 5)．

9）玉井真理子，他（1995）：本邦におけるダウン症の告知をめぐる現状と課題 第 2 報 告知の際の「父母同席」に関する検討．日本新生児学会雑誌，31(2)：318–322．

10）玉井真理子，他（1995）：本邦におけるダウン症の告知をめぐる現状と課題 第 1 報 患児の親を対象とした全国調査より明らかになった告知の早期化傾向．日本新生児学会雑誌，31(2)：310–317．

11）前掲 7)．

12）長谷川知子，他（2012）：ダウン症のある子を授かったご家族に何をどのように伝えるか．助産雑誌，66(7)：582–590．

13）前掲 5)．

14）飯沼和三（1997）：ダウン症児の療育相談 Q & A．大月書店，p34．

15）前掲 5)．

16）川目　裕（2004）：家族への告知と受容支援．小児科診療，67(2)：229–234．

17）前掲 5)．

18）前掲 5)．

19）玉井邦夫（2000）：ダウン症をもつ子どもの家族へのケア　看護職への期待．小児看護，24(1)：94–98．

20）Olshansky S（1962），松本武子訳（1968）：絶えざる悲しみ　精神薄弱児を持つことへの反応，「家族福祉：家族診断・処遇の論文集」．家政教育社，pp133–138．

21）石川　准（1998）：第一章 障害児の親と新しい「親性」の誕生．「ファミリズムの再発見 第 2 版」．井上眞理子，大村英昭編，世界思想社，pp25–59．

22）辻　恵子（2003）：ダウン症児に続く妊娠・出産を選択した女性の体験．日本看護科学会誌，23(1)：46–56．

23）要田洋江（1989）：親の障害受容過程．「ダウン症児の育児学」．藤田弘子編，同朋舎，pp35–50．

24）前掲 5)．

25）長谷川知子（1997）：出生前のダウン症の告知とカウンセリング．産婦人科の世界，49(2)：109–116．

26）前掲 21)．

27）春日キスヨ（2011）：介護問題の社会学．岩波書店，p77–79．

28）前掲 21)．

29）前掲 21)．

30）大石まり子，他（2011）：世界に拡がるピアサポート　Peer Support Around the World．糖尿病診療マスター，9(5)：552–555．

31）岩本聖子（1998）：情報ネットワークを利用したセルフヘルプグループの運営「障害児と働く母親ネットワーク」おや同士のつながりを求めて．看護学雑誌，62(4)：310–315．

32）石橋みちる，中込さと子（2014）：ダウン症候群のある乳幼児を育てる母親が親仲間との経験を生かし社会化する過程．日本遺伝看護学会，12(2)：18–32．

33）新谷優子（1997）：1996 年度聖路加看護大学修士論文　ダウン症児の母親の養育体験とそれを支えた要件　診断から就学までの時期に焦点をあてて．

34）前掲 10)．

35）大日向輝美，木原キヨ子（1996）：幼児期のダウン症児をもつ母親の体験．小児保健研究，55(6)：713–720．

36）前掲 14）.
37）前掲 32）.
38）辻 恵子（2002）：ダウン症児の親の会の活動趣旨と抱えている課題．助産婦雑誌，56(7)：595-600.
39）前掲 31）.
40）野口裕二（2002）：物語としてのケア　ナラティブ・アプローチの世界へ．医学書院，pp164-168.
41）久保紘章（2004）：セルフヘルプ・グループ　当事者へのまなざし．相川書房，pp16-17.
42）Rubin JD, Ferencz C（1985）：Subsequent Pregnancy in Mother of Infants with Congenital Heart Disease. Pediatrics, 76(3)：371-374.
43）前掲 42）.
44）Ando H（1978）：Reproductive behaviors of Japanese parents of children with mongolism. International Journal of Social Psychology, 24(1)：67-69.
45）鈴木康之（1982）：第 1 子に異常のあった場合の指導．周産期医学，12(7)：905-908.
46）辻　恵子（2001）：2000 年度聖路加看護大学修士論文　ダウン症児に続く妊娠・出産を選択した女性の体験．pp23-109.
47）前掲 22）.
48）右田　真（2010）：14 章　先天性疾患　遺伝相談・カウンセリング．「小児科臨床ピクシス 16　新生児医療」．五十嵐隆総編集，中山書店，pp290-292.
49）Evers-Kieboooms G（1998）：Psychological aspects of amniocentesis：Anxiety feelings in three different risk groups. Clinical Genetics, 33(3)：196-206.
50）前掲 22）.
51）Rubin R（1984），新藤幸恵，後藤桂子訳（1997）：ルヴァ・ルービン母性論　母性の主観的体験．医学書院.
52）前掲 48）.

第3節
周産期に子どもを亡くした女性と家族への看護

学習のねらい

❶ 周産期の喪失の特徴を知る
❷ 周産期の喪失が家族に及ぼす影響を知る
❸ 周産期に子どもを亡くした両親に対するケアの姿勢を理解する

1 周産期の喪失（ペリネイタル・ロス）とは

周産期の喪失（ペリネイタル・ロス）は，文献や統計により定義が異なることがある．ここでは，「流産・死産・新生児死亡等により子どもを亡くすこと」として述べる．

1）統計にみる周産期の喪失

WHOにより定められた国際疾病分類（ICD10）は，周産期を「妊娠22週に始まり，出生後7日未満で終わる」と定義している．日本では，1995年よりICD10を適用したことに伴い，周産期死亡数を「妊娠22週以降の死産数と生後1週未満の早期新生児死亡数」として厚生労働省は算出している．なお，妊娠22週未満であっても，妊娠12週以降は死産として届け出を行うことが義務づけられている（厚生省令第42号）．

厚生労働省発表の人口動態調査によると，2017年の周産期死亡，死産および新生児死亡の数と割合は**表6-3-1**のとおりである．日本では，死産の数が周産期死亡を大きく上回る．これは妊娠22週未満の死産が多いことを意味する．また，妊娠の約15%が流産に終わるといわれるが，その多くは妊娠12週未満の早期流産の時期に起こり，統計としては上記の数に反映されていない．出産に至ることなく，あるいは生まれて間もなく子どもを亡くすケースは決して少ない数ではない．

2）周産期の喪失の原因

周産期の喪失の原因を**表6-3-2**に示す．しかし，流産や死産では原因がわからないことも多く，死産ではその1/4が原因不明とされる．

表 6-3-1 周産期死亡，死産および新生児死亡の数と割合（2017）

	実数	率*	
死産	20,358	21.1	*死産率：出産（出生＋死産）千対
自然死産	9,738	10.1	
人工死産	10,620	11.0	
周産期死亡	3,308	3.5	*周産期死亡率：出産（出生＋妊娠 22 週以後の死産）千対
妊娠 22 週以後の死産	2,683	2.8	
早期新生児死亡	625	0.7	
新生児死亡	832	0.9	*新生児死亡率：出生千対

（厚生労働省：人口動態調査）

表 6-3-2 周産期の喪失の原因

喪失の種類	原因
早期流産 （妊娠 12 週未満の流産）	多くは染色体異常などの胎児側の要因による． 3 回以上流産を繰り返す習慣流産や，妊娠は成立するが，流産・死産を繰り返して生児を得られない不育症では，母体側の抗リン脂質抗体や子宮奇形，糖尿病，甲状腺機能異常，多嚢胞性卵巣症候群などによる場合がある[1]．
後期流産 （妊娠 12 週以降，22 週未満の死産）	多くは組織学的絨毛膜羊膜炎などの感染による[2]．その他，子宮頸管無力症や絨毛膜下血腫などが要因となる．胞状奇胎などの胎児付属物側要因による場合もある．
死産	常位胎盤早期剝離をはじめ，臍帯因子などの胎児付属物側の要因や，児の形態異常，胎児水腫などの児の先天異常によるものが上位を占める[3]．
新生児死亡	超早産児などの未熟性に起因する要因や，先天的な奇形や重症な疾患による．分娩時の異常なストレスで死亡することもある．

2 周産期の喪失悲嘆の特徴

1）トラウマとなりうる体験

妊娠は多くの両親にとって喜びであり，子どもの存在は未来への希望をつなぐものである．周産期の喪失は，その喜びや期待を予期せず覆す．喜びが突然悲しみに変わる落差の大きさゆえに，周産期の喪失は両親にとってトラウマとなりうる体験である．

一般に，子どもを亡くした最初の 1 年は感情の起伏が激しく，悲しみや抑うつ，不安，怒り，自責，嫉妬など，さまざまな感情が強く現れることがある．予定日だった頃，妊娠がわかった頃，最初の命日などの節目には，とくに気持ちの落ち込みが大きい（記念日反応）．最初の 1 年を過ぎると徐々に感情の振れ幅は小さくなり，日常生活への影響も少なくなる．しかし，トリガーとなる出来事があれば，年月を過ぎていても強い悲しみを表出する可能性がある．また，心的外傷後ストレス障害（post traumatic stress disorder；PTSD）を発症したり，複雑性悲嘆として症状が長く続く両親もいる．

2）親としてのアイデンティティが揺らぐ体験[4)]

他の死別であれば，亡くなった人との関係はすでに確立されており，その関係は自他ともに周知のものである．しかし，周産期の喪失では，親子の関係性はまだ不確かである．たとえ妊娠中から子どもの存在を感じ，絆を育んできた両親であっても，実際に愛情を向け，親役割をとる対象が目の前にいないことで，親としてのアイデンティティは揺らぎやすい．親としての想いはあり続けるものの，親としての確かな手応えはなく，目の前に子どもがいないため，社会においても親として認識されにくい．このような状態のなかで，亡くなった子どもとの関係の不確かさに両親は苦悩することがある．

3）亡くなった子どもの思い出が少ない

周産期の喪失では多くの場合，子どもの誕生と死が同時に，あるいは誕生後きわめてすぐに訪れる．そのため，両親が亡くなった子どもと一緒に過ごす時間は短く，思い出の時間，思い出の品は限られている．社会には，思い出が少ない分だけ両親の悲しみはそれほど深くないと考える人もいるが，思い出が少ないからこそ両親の悲しみやつらさが増幅されることもある．

4）周囲の人のサポートを得られにくい喪失

周産期の喪失には，次のような特異性がある．

(1)周囲の人からはその喪失がみえにくい

流産など早い週数での喪失は，母親が妊娠していたことを周囲の人が知らないこともある．また，生まれる前や生まれてすぐに亡くなった子どもは，周囲の人にとって未知の存在であり，その死がそれほど重要視されないことがある．

(2)周囲の人の言葉に傷つく

周囲の人にとってはなぐさめや励ましのつもりの言葉が，両親を傷つけることがある．たとえば，「次の子どもを産めばいい」などの言葉は，亡くなった子どもは代替可能で，その存在が軽視されているかのように両親には感じられる．何週の胎児の死であろうとも，両親にとってはかけがえのない一人の子どもの死であり，喪失悲嘆は周囲の人が思う以上に深く，長い．喪失を尊重されていないように感じる周囲の人の言葉や態度に傷つくことを恐れ，しばらく社会との交わりを両親（とくに母親）が断つことは珍しいことではない．

(3)公に語りにくい

人工死産など自分たちで妊娠の中断を決めた場合には，両親の自責の念は強い．また，流産や自然死産，新生児死亡でも，両親は自分を責めることがある．さらに，元気な子どもを産むことができなかった自分の身体に，女性としての自信を喪失する母親もいる．

こうした特異性があり，周囲の人は両親に声をかけることを躊躇し，両親は子どもの死を社会の人に打ち明けることに慎重である．そのため，両親は周囲の人にサポートを求めにくく，社会的に孤立しやすい状態となる．PTSD の発症や複雑化した悲嘆は，社会的なサポートの有無やその質と関連がある[5)]．周産期の喪失は悲嘆が複雑化するリスクの高い喪失である[6)]．

3 周産期の喪失が家族に及ぼす影響

1）夫婦間への影響

周産期の喪失は，夫婦の関係に緊張や衝突をもたらすことがある．

女性は妊娠中から胎動を通じて胎児の存在を感じ，母親としての自分の役割を経験しながら子どもとの絆を築いていく[7]．一方，男性は身体的に子どもの存在を感じることがなく，親としての実感がわくのは女性に比べて遅いといわれる．また，男性は女性に比べると悲しみの強度は低く，悲しみが持続する期間が短いことを示す研究もある[8]．しかし，男性も女性と同様に，喪失に伴う悲しみやさまざまな感情を体験している[9]．ただし，女性は泣く，話をするなど，悲しみの感情を表出することを欲する傾向があるが，男性は悲しみに理性で対処し，感情を表出しない傾向がある．さらに，男性としての役割期待から，自分をパートナーである女性のサポーターとして認識し，夫婦の間でも社会のなかでも男性は悲しみを抑制していることがある．このように，子どもを亡くした後の悲しみの表れ方には，夫婦の間で違いがあり，個別性がある．

この悲しみ方の違いを互いに認め合えない場合には，夫婦間の緊張は強くなる．しかし，違いを認め，相手の悲しみ方を尊重しながら喪失の体験を共有することで，2人の絆は以前より強まったと感じる夫婦もいる[10]．

社会のサポートと同様に，夫婦の関係性も，喪失に伴う悲嘆が複雑化するリスク因子である[11]．夫婦の関係性，夫婦のなかでそれぞれが体験していることに目を向けて，支援を提供することは，看護の重要な役割である．その際，父親を母親のサポーターとしてとらえず，父親も子どもを亡くした当事者であり，支援のニーズをもつ対象であることを認識することが重要である．

2）同胞への影響

亡くなった子どもの同胞である上の子どもも，喪失による影響を受ける．期待していたきょうだいが亡くなったこと，自分の知っているこれまでの両親とは様子が違うこと，家庭が自分にとって安心できる場所ではないことを敏感に感じ取り，感情が不安定になったり，両親の前で我慢をしたりすることがある．これらの反応は，子どもの年齢や喪失に対する親の態度によっても影響を受ける．よって，この時期の両親と子どものコミュニケーションは非常に重要である．

亡くなった子どもを上の子に会わせることに迷う両親もいるが，きょうだいの死を隠さず，亡くなった子どもに会わせたことを肯定的にとらえている両親は多い[12]．両親とともにきょうだいの死を悲しむことが，家族のなかで何が起こっているのかを上の子が理解する助けになる．

しかし，両親の悲嘆反応が強く，上の子の対応が難しい場合もある．また，喪失に対する上の子どもの反応が両親の悲しみにも影響を及ぼし，時には両親のつらさが増すこともある．よって，家族を支える周囲のサポートが重要である．

4 両親へのケア

1）ケアのスタンス

周産期の死別におけるケアは，1980〜1990 年の前後で大きく変化している．

1980〜1990 年以前は，「亡くなった子どもとの絆を断ち切ることが悲嘆からの回復につながる」と社会で広く考えられており，「忘れたほうがいい」というスタンスでケアが行われていた．そのため，死産で亡くなった子どもに「会う」という選択肢すら両親に与えられることが少なかった．しかし，たとえ死産であっても多くの両親が亡くなった子どものことを忘れずにいること[13]，子どもは亡くなってしまったが親役割をとったという思いが悲しみのプロセスのなかで心の支えとなることなど[14]，子どもを亡くした両親の体験が次第に明らかになってきた．そして，このような両親の声をもとに，近年は「亡くなった子どもとの絆は死別後も続く」というスタンスで，両親の意向を確認しつつ，両親と亡くなった子どもとの絆を結ぶことを後押しするケアが広く行われるようになっている．先述した周産期の喪失悲嘆の特徴をふまえて，長期的な視点からケアを提供することが重要である．

2）両親のニーズにもとづくケア

両親に提供されるケアは，両親のニーズにもとづくものでなければならない．ケアにマニュアルはなく，提供されるケアの内容もタイミングも，それぞれに個別性が考慮されるべきである．しかし，次にあげるケアは，多くの両親がありがたかったと述べるものである．

(1)両親と子どもの絆を結ぶ

●両親が子どもと過ごす時間をもつための支援

生きている子どもであれば当たり前の「子どもに会い，抱く」という行為を，両親は怖いと感じることがある．その理由は，死産で亡くなった子どものイメージができない怖さや，お腹の中で死なせてしまった子どもへの申し訳なさなど，さまざまである．また，亡くなった子どもに会うことが両親の悲しみを深くし，精神面やその後の妊娠にネガティブな影響をもたらすのではないかと，周囲の人が懸念をすることもある．

たしかに，亡くなった子どもに会ったことで，その後 PTSD の症状が強くなったという報告がある[15]．しかし一方で，亡くなった子どもに会った女性のほうが，会わなかった女性よりもその後の抑うつや不安が少なかったこと，子どもに会った女性のほとんどが子どもと一緒に過ごせたことを高く評価し，子どもに会わなかった女性の多くが会う機会をもてなかったことを後悔していたという報告もある[16]．また，子どもに会う体験は，医療者の態度に影響を受けるといわれる[17]．

よって，両親の気持ちの揺れに寄り添い，両親が自分たちで意思決定できるような支援が重要である．イギリスの国立医療技術評価機構（NICE）のガイドラインでは，周産期の喪失のケアに熟練した支援者が，子どもに会うこと，抱くこと，思い出の品を残すことなどを，両親やその家族と話し合うことを推奨している[18]．両親の希望を尊重し，希望があれば，亡くなった子どもと一緒に過ごす時間をゆっくりともてるように両親を支援する．子どもに洋服を着せる，布団に寝かせる，子どもに話かけるなど，生きている子どもと同じように自然に接する医療者の態度を，悲しい出来事のなかでの嬉しい思い出として多く

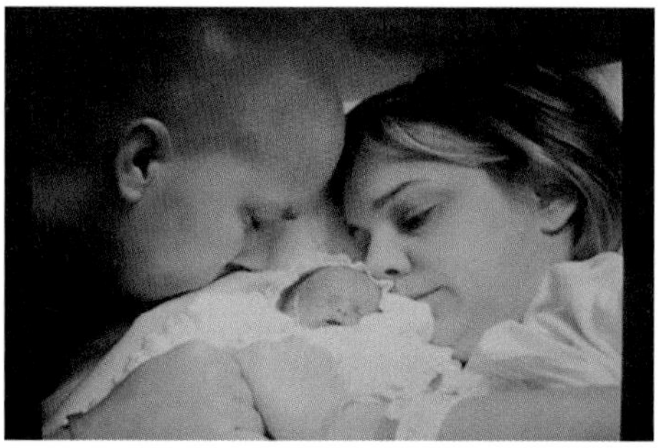

親子で過ごす穏やかな時間
（Ms. Tammy Ruiz より許可を得て掲載）

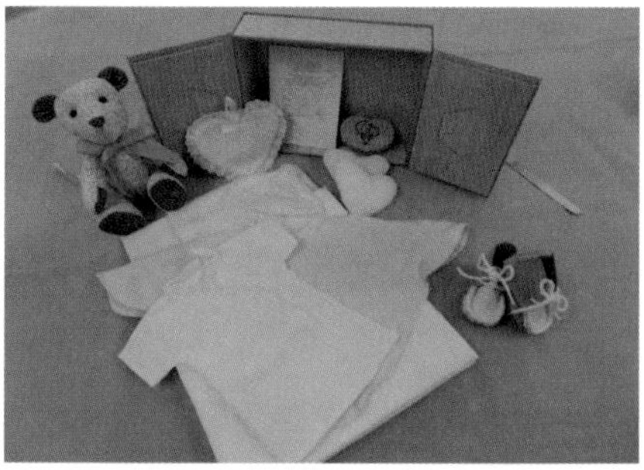

思い出を残すためのキットとお洋服・布団

の両親が語っている．

●子どもとの思い出をつくる支援

写真や手型・足型，爪や髪の毛など，子どもに関連するあらゆるものが思い出の品となる．これらの品は，子どもが生きていた証として大切に保管されるだけでなく，家族のスペースに置かれ，語りかける対象となる．また，これらの品を外出時に持ち歩く両親もいる．思い出の品は亡くなった子どもの象徴であり，その象徴を通して親として子どもに向き合うことで，身体は存在しないが，亡くなった子どもと今を一緒に生きている感覚を両親は体験する．そのような体験を積み重ね，やがて亡くなっていても絆は続いていると感じることに安心し，喪失の悲しみが和らいだと述べる両親は多い[19,20]．

写真や手型・足型など，生きている子どもであればあたり前に残すものも，亡くなった子どもの場合には思いつかず，何も残していないことを後悔する両親もいる．医療者は，これらの品を残せることを説明し，両親が写真や手型・足型などを残すプロセスを支援する．手型をとる，足型をとる，その１つひとつの時間が，両親には亡くなった子どもとの貴重な思い出の時間となる．

(2)情報提供

●供養に関する情報

子どもの死後，多くの両親は火葬や納骨など供養に関する決定を慌ただしく迫られる．しかし，たいていの場合，突然のことに何の準備もできておらず，決定のよりどころとなる情報をもち合わせていない．そのため，周囲にすすめられるままに火葬や納骨を進めてしまい，のちに後悔することがある．たとえば，一般的な慣習では四十九日に納骨をするが，その頃はまだ，子どものお骨と離れがたいと感じている両親は多い．気持ちに無理をして早々に納骨をすることで，精神的に変調をきたす両親もいる．

周産期の喪失では，両親が子どもと過ごせる時間があまりにも短い．法的に何ら決まりはなく，火葬は急がなくてもよいこと，火葬の前に一度自宅に子どもを連れて帰り，家族の時間をゆっくり過ごすこともできること，納骨はせずに手元にお骨を置いている両親もいることなど，周産期の喪失ならではの特性を考慮した情報提供を行う．

●退院後の感情の変化とサポートのリソース

子どもを亡くした後の悲しみは両親の想像以上に深く長い．苦しみは永遠に続くように思われ，いつまでこの状態が続くのかと戸惑い，不安になる人は多い．悲しみに伴う感情の波はしばらく大きいが徐々に小さくなっていくことなど，一般的な心理の経過に関する予期的な情報提供が有効なこともある．

また，悲しみが長く続き，身体面での不調を訴えることもあるため，医療者が長期的に継続してかかわることが理想的である．しかし，出産後の１カ月健診が終われば医療者とのかかわりがなくなることが多い．長期的な経過を考え，その後のサポートのリソースとして，グリーフを専門とするカウンセリングを紹介したり，子どもを亡くす同じ体験をした両親と話す機会をもつことができるセルフヘルプ・グループを紹介したりする．セルフヘルプ・グループは，悲しみやつらさなどいまかかえている気持ちを体験者同士で分かち合うだけでなく，つらいときの対処法や子どもとの向き合い方などを他者の話から知る機会となる．また，社会のなかで子どもの親としての思いを存分に語ることができる数少ない場所として，意味を見出す両親もいる．

●次の妊娠に関する情報

喪失後の妊娠は不安とストレスが非常に大きなものである．次の妊娠のタイミングは個々の夫婦の事情にもよるが，妊娠により悲しみがなくなるわけでないことや，妊娠によりかかえる新たな不安やストレスについて情報提供をする．そのような不安やストレスに対処できる心の状態か，新しい子どもを迎える心の準備はできているのか，夫婦で十分に考えて決めることができるように支援する．

また，喪失後の次の妊娠の時には，両親は医療者との頻繁な接触を求める傾向がある．両親がかかえる不安や抑うつが高いことをふまえ，精神的な支援を提供することが重要である．

3）ケアにおける態度

子どもを亡くした両親のケアにおける医療者の態度として，望ましい態度と望ましくない態度を示す．

(1)望ましい態度

・話をするより，聴く
・注釈をはさまず話を聴き，受け止める
・悲嘆に伴って体験している感情を否定しない，それが当然の感情であると認める
・感情を無理に表出させようとしない
・沈黙を恐れず，そばにいる
・かかわりを継続し，ケアに関する患者自らの要望が出るのをじっくり待つ
・患者の意向を尊重する
・情報は丁寧に，繰り返し伝える．伝わっているかを確認する
・すべて自分でなんとかしようとせず，適切な人につなぐ
・もし両親が名前をつけていたら，子どもを名前で呼ぶ
・両親と亡くなった子どもの話をする
・母親と父親，その他家族の重要なメンバー全員と話をする

(2)望ましくない態度

・両親の話を聴くよりも自分が話し，矢継ぎ早に質問する
・決めつけた判断をする
・否定する

・居心地が悪いために両親を避ける
・答える必要がないことまで，すべて答えようとする
・アドバイスを与えようとする
・子どもの生と死を軽視する言動をする
・両親が亡くなった子どもの話を始めると話題を変える
・母親とだけ（あるいは父親とだけ）話をする

〈文献〉

1）杉浦真弓，他（2010）：習慣流産の診断と治療．日本臨牀，68(12)：2351-2356.
2）長谷川ゆり，他（2014）：後期流産の原因と次回妊娠への対策．日本周産期・新生児医学会雑誌，50(1)：139-140.
3）佐藤昌司（2008）：日本の死産の疫学　日本産科婦人科学会周産期登録データベースから．産科と婦人科，4(9)：413-417.
4）蛭田明子（2009）：死産を体験した母親の悲嘆過程における亡くなった子どもの存在．日本助産学会誌，33（1）：59-71.
5）Kersting A（2012）：Complicated grief after perinatal loss. Daialogues in Clinical Neuroscience,14（2）：187-194.
6）Worden JW（2008），上池雄一郎，他訳（2011）：悲嘆グリーフカウンセリング　臨床実践ハンドブック．誠信書房.
7）Rubin R（1984），新道幸恵，後藤桂子訳（1997）：ルヴァ・ルービン母性論　母性の主観的体験．医学書院.
8）Due C, et al（2017）：The impact of pregnancy loss on men' s health and wellbeing: a systematic review. BMC Pregnancy Childbirth, 17(1)：380.
9）Nguyen V, et al（2019）：Men' s lived experiences of perinatal loss: A review of the literature. Aust N Z J Obstet Gynaecol, 2019 Aug 15, [Epub ahead of print].
10）Avelin P, et al（2013）：Parental grief and relationships after the loss of a stillborn baby. Midwifery, 29：668-673.
11）Burden C, et al（2016）：From grief, guilt pain and stigma to hope and pride - a systematic review and meta-analysis of mixed method research of the psychosocial impact of stillbirth. BMC Pregnancy Childbirth, 16：9.
12）Avelin P, et al（2012）：Make the stillborn baby and the loss real for the siblings：parents' advice on how the siblings of a stillborn baby can be supported. J Perinat Edu, 21（2）：90-98.
13）Arnold J, et al（2005）：Exploring Parental Grief: Combining Quantitative and Qualitative Measures. Archives of Psychiatric Nursing, 19(6)：245-255.
14）Meert KL, et al（2005）：The spiritual needs of parents at the time of their child' s death in the pediatric intensive care unit and during bereavement-A qualitative study. Pediatr Crit Care Med, 6(4)：420-427.
15）Saiki-Craighill S（2001）：The grieving process of japanese mothers who have lost a child to cancer-part ii -establishing a new relationship from the memories. J Pediatr Oncol Nurs, 18(6)：260-267.
16）Cacciatore J, et al（2008）：Effects of contact with stillborn babies on maternal anxiety and depression. Birth, 35(4)：313-320.
17）Kerstin E, et al（2013）：Seeing and holding a stillborn baby-mothers' feelings in relation to how their babies were presented to them after birth-findings from an online questionnaire. Midwifery, 29：246-250.
18）Antenatal and postnatal mental health: clinical management and service guidance. http://nice.org.uk/guidance/cg192［2019/9/1 閲覧］
19）蛭田明子（2009）：死産を体験した母親の悲嘆過程における亡くなった子どもの存在．日本助産学会誌，23(1)：59-71.
20）Klass D（2001）：遺された親の精神的・社会的ナラティブに見られる亡き子どもの内的表象.「喪失と悲嘆の心理療法　構成主義から見た意味の探求」. Neimeyer RA 編（2001），富田拓郎，菊池安希子監訳（2007），金剛出版.

第4節
メンタルヘルスに問題をかかえる女性と家族の支援

学習のねらい

❶ 周産期メンタルヘルスケアの必要性について理解する
❷ 周産期メンタルヘルスを支援する方法について理解する
❸ 切れ目のない連携づくりについて理解する

周産期メンタルヘルスケアには，妊娠期から産褥期にわたり切れ目なくケアを行う支援体制が求められる．近年は，児童虐待や母親の自殺との関連から，出産の場である医療機関と，母子の生活する場である地域の保健機関が連携しながら支援することの重要性がいわれるようになってきた．とくに妊娠初期から，妊婦の心理・社会的側面を把握し，メンタルヘルスに問題をかかえる妊婦を把握することで，継続的な支援につなげなければならない．

周産期ケアを行う看護職は，妊産婦の心身のリスクを十分に把握し，必要時には，適切な医療機関へ橋渡しすることや，予防的・治療的にかかわることが求められている．とくに周産期にある女性のメンタルヘルスに関しては，うつ病を中心としたメンタルヘルスケアを行う機会が多いため，看護職が周産期うつ病を発見する能力を身につけることが大切となる．また，共感的な対応で接する技術や相手のペースに合わせて話をする技術を向上することも大切となる．看護職が質の高い心理援助を行うことは，周産期にある女性のみならず，乳幼児や家族にとっても重要である．

1 周産期メンタルヘルスの動向

周産期にある女性は，妊娠期も産褥期もうつ病を中心とした気分障害や不安障害が出現する割合が高く，それぞれの有病率は約10%である[1)]．周産期のうつ病は，早期発見と早期介入により病態を改善できるため，周産期にある女性に密にかかわることのできる看護職が，メンタルヘルスケアを行うことによる効果は大きい．日本産婦人科医会は，2017年に発刊した『妊産婦メンタルヘルスケアマニュアル　産後ケアへの切れ目のない支援に向けて』において，妊産婦メンタルヘルススクリーニングの必要性を述べている（**図 6-4-**

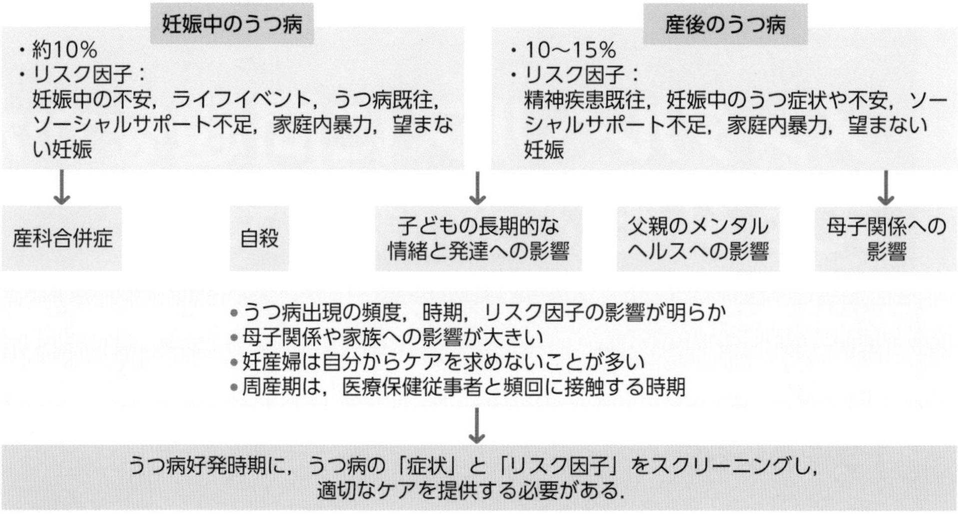

図 6-4-1 妊産婦メンタルヘルスのスクリーニングの必要性
(日本産婦人科医会 (2017)：妊産婦メンタルヘルスケアマニュアル　産後ケアへの切れ目のない支援に向けて．p26.)

1)．

周産期メンタルヘルスケアにおいては，うつ病の好発時期に，うつ病の「症状」と「リスク因子」をスクリーニングし，適切なケアを提供することが大切となる．具体的には，妊娠初期から産後にかけて「育児支援チェックリスト」「エジンバラ産後うつ病自己調査票（EPDS，詳細は後述）」「赤ちゃんへの気持ち質問票」の 3 つのスクリーニングツールを用いて，養育環境，周産期うつ病，母親のわが子に対する情緒的絆の 3 点を確認し，その情報をもとに切れ目のない支援につなげることがすすめられている[2]．また，その確認は，妊産婦と接する機会の多い産科医療機関の看護職が行うことをすすめている．周産期メンタルヘルス支援については，日本周産期メンタルヘルス学会の『周産期メンタルヘルス　コンセンサスガイド 2017』[3] にも示されている．

2 周産期メンタルヘルスとは

周産期にある女性には，さまざまな要因により心理的問題が出現するため，症例ごとに問題点を明らかにすることが大切となる．産後の発症率が高いうつ病の発症要因はさまざまあり（**図 6-4-2**），本人の気質や性格，認知スタイルや対処行動，ソーシャルサポート，また，親のパーソナリティなど，心理的要因と同時に社会的要因も関係するため，支援者はどこに問題があるのかについて見極めて支援する．

また，周産期うつ病以外の精神疾患においても，看護職の行うサポートは個々をみることに変わりはなく，母児，そしてその家族が安定した生活が送れるよう，妊産婦の背景にある問題点を整理しながら，その困っている点に焦点をあてて支援することが重要となる．

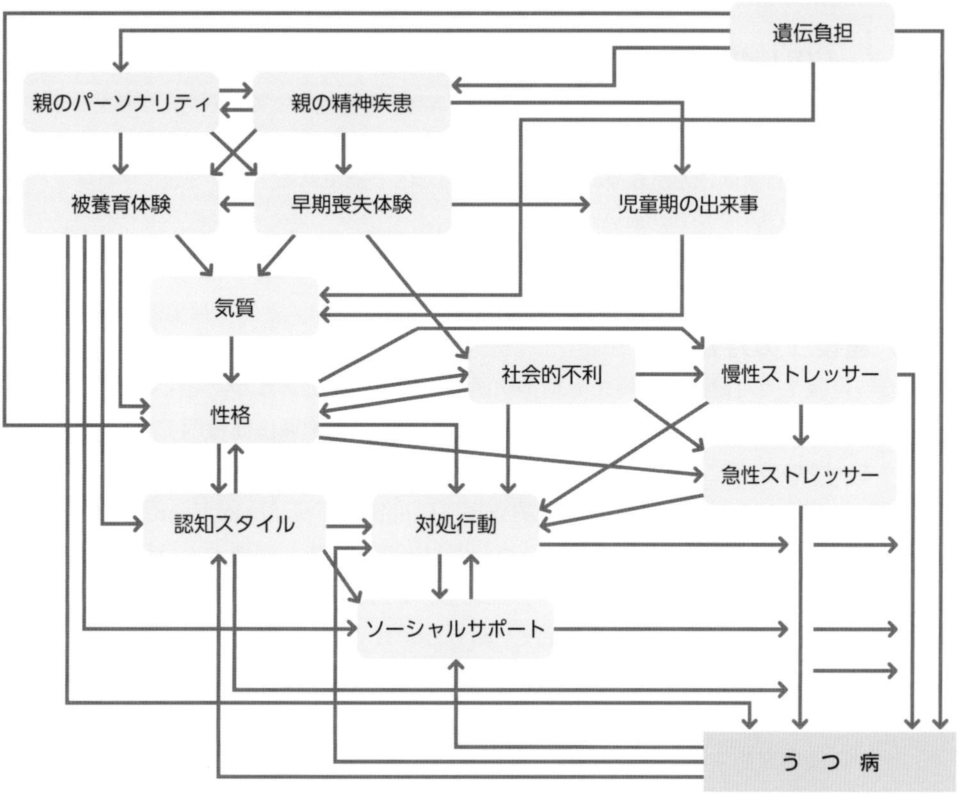

図 6-4-2 うつ病発症のメカニズム

（北村俊則（2007）：周産期メンタルヘルスの理論．医学書院．）

1）入院中から産後 1 カ月健診まで

産後は，分娩の疲労感や育児による睡眠不足，また，さまざまな痛みなどが影響し，精神的に不安定になることがある．その多くが「涙もろくなる」「いらいらする」「気分が落ち込む」などのマタニティ・ブルーズの症状を呈する．産後 3 日から 10 日ぐらいで症状が改善していく場合がほとんどである．しかし，マタニティ・ブルーズの症状がある褥婦は，産後うつ病になりやすい傾向があり注意が必要となる．

産後は，身体的回復がみられる数日で退院となる施設が多い．しかし，分娩直後は日々の身体的，心理的変化に戸惑う褥婦も多く，産褥期に経験する困難感をきっかけに精神的に不安定となる褥婦もいるため，入院中の心理的側面の観察はもちろんのこと，褥婦が何を問題と思っているのかについて聞くことが重要となる．退院直後から支援を要する母児に対しては，入院中からの地域連携が重要であり，社会的リスクを伴う褥婦に関しては入院中に保健師の面談を行うことも有用である．また，すべての褥婦に産後 2 週間程度で育児状況や精神状態の確認を行うことも大切である．身体的にも心理的にも不安定な産後 2 週間程度で，育児に関する相談の場があることで，褥婦の精神的安定にもつながり，また，精神的不調をきたしている褥婦の早期発見にもつながるため，重要な支援のひとつである．

COLUMN　エジンバラ産後うつ病自己調査票（EPDS）

10 項目からなるスクリーニングツールで，うつ病によくみられる症状をわかりやすい質問にしたもので（表 6-4-1），褥婦による自己記入後，その場で合計点数を出す．各項目の点数は，上から順に 3 点，2 点，1 点，0 点である．日本では，9 点以上の場合は「うつ病の可能性が高い」と判断される．

2）産後 1 カ月健診

産後 1 カ月健診においても精神状態の確認が必要であるが，とくに産後うつ病に対しては，その発症率の高さから，多くの産婦人科および地域保健機関で支援が行われるようになっている．

「エジンバラ産後うつ病自己調査票（Edinburgh postnatal depression scale；EPDS）」は，簡便な産後うつ病のスクリーニングツールとして，産後 1 カ月健診での実施が推奨されており，広く用いられている．ただし，EPDS は産後のスクリーニングのひとつであり，診断を確定することも重症度を測ることもできないため，ハイリスクと思われる褥婦に出会ったときには，産後 1 カ月健診で支援を終了するのではなく，支援を継続しなければならない．

産後に発症する精神疾患は，うつ病以外にも多岐にわたり，見過ごしてはならない．また，既往のある精神疾患が再燃・悪化することがあるため注意が必要である．看護職は育児状況を観察し，「何か気になる」と思ったときには，多職種連携，地域連携を行うとともに継続的な支援を行うことが重要となる．

精神的に不調をきたす褥婦には，育児や生活のサポートを行う人の存在が大切であるため，夫や家族などによるサポート体制をできるだけ早期に確認する．夫・家族がいるのにもかかわらず，協力が得られない場合には，夫・家族に対しても看護職が話を聞き，地域保健機関と連携を取りながら，褥婦に合ったサポート体制を早急に整える必要がある．

また，看護職が面談するなかで，精神科への受診が必要と思われる場合には，褥婦にその必要性を丁寧に説明する．褥婦の理解が不十分であると，適切な時期に治療が受けられない場合があるため注意が必要である．また，周産期メンタルヘルスを専門とする地域の精神科を調べておくことも大切である．

自殺の危険性（自殺念慮や自殺企図）がある場合は，精神科の受診を考慮し，保健師が早期から介入するとともに，信頼関係が構築されている医療機関の看護職も支援を継続することが大切である．

メンタルヘルスでのハイリスク妊産婦に対しては，医療機関と地域保健機関が同時に妊産婦へ支援することで，質の高い支援へとつながる．

表 6-4-1　エジンバラ産後うつ病自己調査票（EPDS）

母氏名＿＿＿＿＿＿＿＿＿＿＿＿＿＿　実施日　　年　　月　　日（産後　　日目）

産後の気分についておたずねします．あなたも赤ちゃんもお元気ですか．

最近のあなたの気分をチェックしてみましょう．今日だけではなく，過去７日間にあなたが感じたことに最も近い答えに○をつけてください．かならず 10 項目全部答えて下さい．

1）笑うことができたし，物事のおもしろい面もわかった．
（　　　）いつもと同様にできた．
（　　　）あまりできなかった．
（　　　）明らかにできなかった．
（　　　）全くできなかった．

2）物事を楽しみにして待った．
（　　　）いつもと同様にできた．
（　　　）あまりできなかった．
（　　　）明らかにできなかった．
（　　　）ほとんどできなかった．

3）物事が悪くいった時，自分を不必要に責めた．
（　　　）はい，たいていそうだった．
（　　　）はい，時々そうだった．
（　　　）いいえ，あまり度々ではなかった．
（　　　）いいえ，全くなかった．

4）はっきりした理由もないのに不安になったり，心配になったりした．
（　　　）いいえ，そうではなかった．
（　　　）ほとんどそうではなかった．
（　　　）はい，時々あった．
（　　　）はい，しょっちゅうあった．

5）はっきりした理由もないのに恐怖に襲われた．
（　　　）はい，しょっちゅうあった．
（　　　）はい，時々あった．
（　　　）いいえ，めったになかった．
（　　　）いいえ，全くなかった．

6）することがたくさんあって大変だった．
（　　　）はい，たいてい対処できなかった．
（　　　）はい，いつものようにうまく対処できなかった．
（　　　）いいえ，たいていうまく対処した．
（　　　）いいえ，普段通りに対処した．

7）不幸せなので，眠りにくかった．
（　　　）はい，ほとんどいつもそうだった．
（　　　）はい，時々そうだった．
（　　　）いいえ，あまり度々ではなかった．
（　　　）いいえ，全くなかった．

8）悲しくなったり，惨めになったりした．
（　　　）はい，たいていそうだった．
（　　　）はい，かなりしばしばそうだった．
（　　　）いいえ，あまり度々ではなかった．
（　　　）いいえ，全くそうではなかった．

9）不幸せなので，泣けてきた．
（　　　）はい，たいていそうだった．
（　　　）はい，かなりしばしばそうだった．
（　　　）ほんの時々あった．
（　　　）いいえ，全くそうではなかった．

10）自分の体を傷つけるという考えが浮かんできた．
（　　　）はい，かなりしばしばそうだった．
（　　　）時々そうだった．
（　　　）めったになかった．
（　　　）全くなかった．

（岡野禎治，他（1996）：日本版エジンバラ産後うつ病評価票（EPDS）の信頼性と妥当性．精神科診断学，7（4）：525-533.）

3 精神的不調を訴える褥婦への支援

1）具体的な支援内容

・精神的に不安定な褥婦の訴えを，時間をかけて傾聴する
・看護職による継続した心理支援を実施する
・必要時には家族からも話を聞くようにする
・精神疾患が疑われる場合には精神科へ紹介する
・精神科でフォローされている褥婦であっても，看護職も継続して支援する（育児に伴う不安を軽減するためには，周産期にかかわる看護職の存在は欠かせない）．
・地域保健機関と連携する
・産後 1 カ月健診以降も継続支援が必要と思われる褥婦へは，医療機関の看護職も継続支援を行う

2）精神的不調をきたしている褥婦と面談する際の留意点

・精神状態に関することは，家族の前では話さないこともあるため，個室を使用し，まずは褥婦と一対一で話をする
・自分の価値観や人生観を押しつけない
・指導的な対応はしない
・患者の体験，行動，考え方，感じ方を理解する
・これまでの生活でできていることを肯定する
・精神的に不安定な褥婦に対しては，たとえ精神科受診中であっても育児支援も必要になることが多い．褥婦の希望に合わせて看護職が支援を継続する．

4 切れ目のない連携づくり

切れ目のない連携には，医療機関，地域保健機関ともに担当者がいることが望ましい．しかし，連携の主となる対応者は，医療機関，自治体ともに多様であるため，その地域や医療機関の連携体制を確認する必要がある．医療機関では，その主体がメディカルソーシャルワーカーであったり，産科医であったり，看護職であったりする．また，地域保健機関では，異動などにより担当者が変わる場合や，そもそも自治体によって支援内容が異なる場合などがあるため，その都度対応を変えなければならないことがある．

連携づくりにおいては，その地域の特性に合った連携モデルがあることが望ましい．そこで，『妊産婦メンタルヘルスケアマニュアル』に示されているモデルを**図 6-4-3** に示す．このモデルは，それぞれの医療機関や地域保健機関の状況に違いがあっても参考となるモデルである．

周産期メンタルヘルスにおいては，妊娠中にとくに気になることがなかった女性であっても，産後に精神的不調を訴えることが多い．児の気質やサポートの不足など，さまざまな理由で精神的不調をきたすことがあるため，医療機関の看護職がどれだけ，その褥婦に

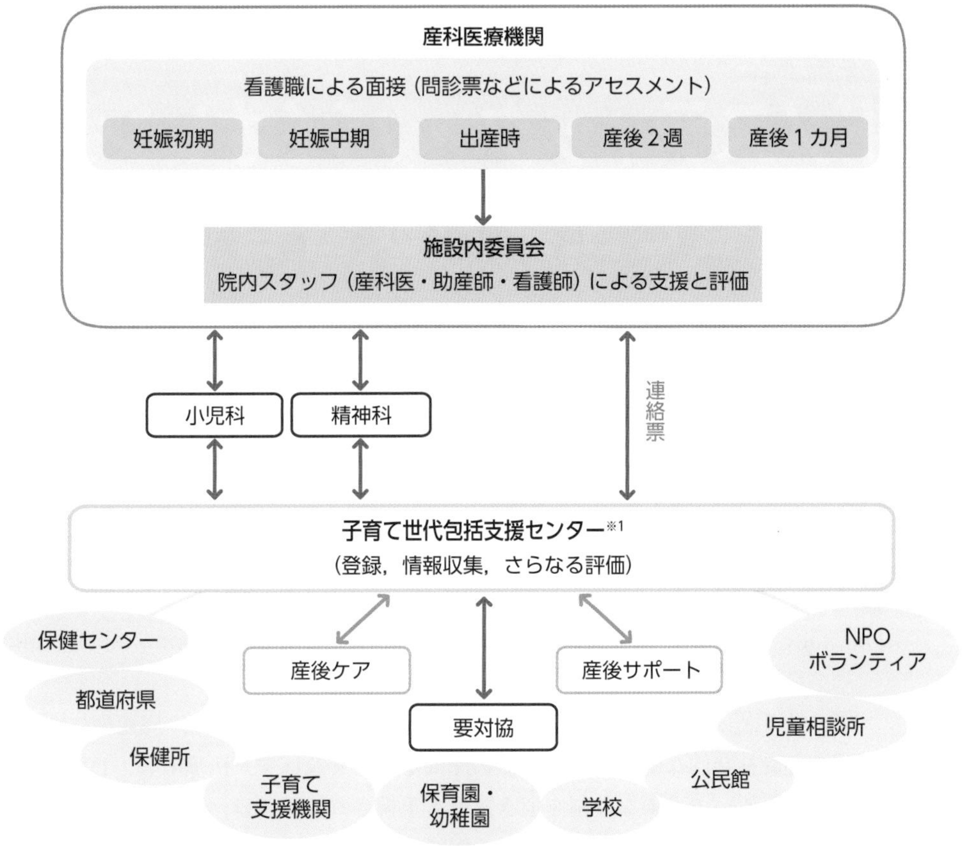

※1 子育て世代包括支援センターは，子育て支援のためのワンストップ窓口として2020年までに全国に整備される予定であるが，当面は市町村の母子保健課，児童福祉課などがこの業務を行っているので，各市町村で窓口を確認しておく必要がある．

図 6-4-3 **妊産婦メンタルヘルスケアのための評価と連携**
（日本産婦人科医会（2017）：妊産婦メンタルヘルスケアマニュアル　産後ケアへの切れ目のない支援に向けて．p29.）

傾聴できるかが大切となる．看護職は，精神的不調を訴える妊産婦を地域保健機関や精神科へつなぐ重要な役割を担っており，その調整能力を高めることも必要である．

〈文献〉

1）Kitamura T, et al（2006）：Multicentre prospective study of perinatal depression in Japan：Incidence and correlates of antenatal and postnatal depression. Arch Womens Ment Health, 9（3）：121–30.

2）日本産婦人科医会（2017）：妊産婦メンタルヘルスケアマニュアル　産後ケアへの切れ目のない支援に向けて.

3）日本周産期メンタルヘルス学会（2017）：周産期メンタルヘルス コンセンサスガイド 2017. http://pmhguideline.com/consensus_guide/consensus_guide2017.html［2020/1/10 閲覧］

第 5 節

ドメスティック・バイオレンス被害者と性暴力被害者への支援

学習のねらい

❶ ドメスティック・バイオレンスの定義と実態を理解する
❷ ドメスティック・バイオレンス被害者への支援を理解する
❸ 性暴力の実態と被害者への支援を理解する

ドメスティック・バイオレンス（domestic violence；DV）は，周産期にある女性や子どもの心身社会的な健康や日常生活に深刻な影響を及ぼす．医療者は，DV 被害女性に対する支援において重要な役割を担う．最も重視される役割は，DV 被害女性の発見と早期介入・連携である．周産期にかかわる病院・診療所・助産所等において，潜在化しやすい DV 被害女性を発見し，適切な支援機関へつなぐことにより，女性の保護および回復に向けての適切な介入が行われるようになる．

DV 被害女性への支援に関する具体的な方法については，「周産期ドメスティック・バイオレンスの支援ガイドライン（2004）」に示されている[1)]．

1 ドメスティック・バイオレンスとは

DV とは，配偶者や恋人など親密な関係にある / あった者から振るわれる暴力である．親密な関係にある / あった者とは，夫，元夫，恋人，元恋人，婚約者，元婚約者などをさす．DV の形態には，おもに身体的暴力，精神的暴力，性的暴力があり，複合した状況もみられる（**表 6-5-1**）．

表 6-5-1 ドメスティック・バイオレンスの形態

身体的暴力	外傷など女性に危害を及ぼすかもしれない身体的な力を故意的に使うこと
精神的暴力	女性に対し精神的な危害または苦痛となる行為，あるいは，そうなるおそれのある行為であり，さらに，そのような行為の威嚇・脅しを含む．言葉の暴力や社会的隔離，経済的暴力などがある．
性的暴力	女性の意思に反して，性的な行為を強要すること

内閣府男女共同参画局の平成29年度調査によると，19.8％の成人女性が，これまでにパートナーから身体的暴行を受けたことがある[2]．また，16.8％が心理的攻撃を，10.0％が経済的圧迫を受けたことがある．そして，14.4％の女性がパートナーから性的な行為を強要されたことがあると報告されており，DVは決してまれなことではないことがわかっている．

同調査によると，被害を受けた女性の約4割はどこにも相談していないと回答している．その理由としては，相談するほどのことではない（54％），自分にも悪いところがあると思った（33％），自分さえ我慢すれば何とかやっていける（31％），相談しても無駄（25％），恥ずかしい（22％）などがあげられた．

また，最初に被害を受けた時の行動では，相手と別れたのは12％のみであり，別れたいと思ったが別れなかった（44％），別れたいとは思わなかった（26％）が多くを占めていた．理由は，子どものことを考えた（66％），経済的な不安（48％），相手が変わってくれると思った（19％），世間体が悪いと思った（17％），相手が別れることに同意しなかった（9％）などであり，被害女性が置かれる厳しい現状がうかがえる．

2 医療におけるDV被害女性への支援

1）医療者の基本的態度

DV被害者支援を始めるために，まず人的・物的な支援環境を整える必要がある．物理的な環境に加え，人的な環境，つまり医療者の適切な態度や正確な知識が欠かせない．とくに被害女性の対応において，女性を非難する，医療者が独断で判断する，心ない言葉をかけることによる二次被害が懸念されている．支援者の悪い対応の例を表6-5-2に示した．

表6-5-2 悪い対応例

・被害者の意思を尊重せずに，支援者個人の価値観を押しつける 「○△□しなければならない」 「○△□しなさい」
・被害者の側に落ち度があると責める 「あなたにも悪いところがあったのではないか」 「あなたが○△□しないから，暴力を振るわれたのではないか」
・支援者が主導権を握って，物事を進めようとする 「私に任せなさい」 「私があなたにとって最善の方法を考えてあげます」
・安易な励ましや気休めを言う 「心配しなくても大丈夫です」 「嫌なことは忘れて，元気を出してください」
・他人と比較する 「もっとひどい暴力を受けている人に比べたら，あなたの場合は大したことありません」 「世の中にはもっと大変な状況に置かれている人がいますよ」

（内閣府男女共同参画局（2005）：配偶者からの暴力相談の手引．改訂版，p40.）

2）支援環境の整備

支援環境として，まず女性と1対1で話ができる場所（部屋）を確保する．女性が相談しやすい雰囲気をつくるために，DV支援に関するポスターを待合室に貼ったり，女性が一人きりになることができるトイレに配偶者暴力相談支援センターの情報やホットラインの電話番号が示されたDVリソースカードを設置したりする．外来や病棟には，その地域のDVに関する社会資源，支援体制が書かれたリーフレットなどを置くとよい．

3）全妊婦へのDVスクリーニング

DVスクリーニングは，全妊産婦に対してDVの有無について質問するという方法がすすめられる．女性のプライバシーが守られる場所（部屋）を確保し，夫や家族が同席しない状況で実施する．日本語のスクリーニングツールとして実践で活用しやすい「女性に対する暴力スクリーニング尺度（violence against women screen；VAWS）短縮版」がある（表6-5-3）．この尺度は4項目で構成され，短時間でスクリーニングできる．初診での問診や，分娩後の入院中などが良い機会となる．日本においては，スクリーニング用紙に自分で記入してもらう方法がすすめられる．なお，スクリーニングの前には，妊婦に次のような説明をするとよい．

「夫との関係，とくに夫からの暴力は妊娠や子どもに大きな影響を及ぼすことがわかってきました．そこで，当院ではすべての妊婦さんに聞くことにしています」

4）DVによる臨床症状の探索

複数回の流産／中絶の経験のある妊婦，外傷のなかでも，とくに頭部・頸部・顔面のけが，妊娠中の体重増加異常，心的外傷後ストレス障害（PTSD）や情緒的抑圧状態などの精神症状は，DVの臨床指標として注意する．また，性交への恐れや性欲障害，妊婦健診受診時期が遅れている場合は，過去のパートナーからのDV経験，低出生体重児の出産，胎児仮死または胎児死亡の場合は，DVを疑う臨床指標として注意を払う．

5）支援に対する意思の確認

DVスクリーニングが陽性であったときは，まず女性がパートナーからの暴力について医療者に話したい（話してもよい）と思っているかどうかを確認する必要がある．他の人

表6-5-3　女性に対する暴力スクリーニング尺度（VAWS）短縮版

①　あなたは，パートナーのやることや言うことを怖いと感じることはありますか？	□ よくある	□ たまにある	□ まったくない
②　あなたのパートナーは，気に入らないことがあると怒って壁をたたいたり，物を投げたりすることがありますか？	□ よくある	□ たまにある	□ まったくない
③　あなたは，気が進まないのにパートナーから性的な行為を強いられることがありますか？	□ よくある	□ たまにある	□ まったくない
④　あなたのパートナーは，あなたをたたく，強く押す，腕をぐいっと引っ張るなど強引に振る舞うことがありますか？	□ よくある	□ たまにある	□ まったくない

（今関美喜子（2011）：改訂版「女性に対する暴力スクリーニング尺度」の検討．2011年聖路加看護大学大学院課題研究論文．）

に話すのは恥ずかしい，医療者から否定的にみられる，パートナーからの報復のおそれなどの思いから，DV を打ち明けるのは容易ではない．女性から無理に聞き出したり，医療者の価値観や意見を押しつけたり，威圧的な態度を示すことは好ましくない．医療における被害女性の支援の目標のひとつは，女性が暴力によって失った自己コントロール感および安全感を確保することであり，すべてのケアに関して女性に選択肢を提示し，その意思を尊重することが重要である．

6）危険性の査定

スクリーニング後の医療者の支援は，DV の程度および女性と子どもの生命への危険性によって異なるため，危険性の査定が重要である．「首を絞めるなど生命の危機を感じるような暴力がある」「暴力がエスカレートしている」「凶器で脅される」「子どもへの虐待がある」などの場合は，危険性が高いと判断する．

7）DV 被害女性への支援

(1)警察または配偶者暴力相談支援センターへの通報

女性の意思を確認したうえで，医療者が警察もしくは配偶者暴力相談支援センターへ通報することができる（DV 防止法第六条 2 項）．一般的に警察は緊急性が高いときに利用する．

(2)安全な滞在場所を見つけるようすすめる

配偶者暴力相談支援センターは，DV 支援の中心的な機関であり，女性の安全を確保するための施設であるシェルターなどに関する情報を得ることができる．もし，女性がパートナーと離れることを決めた場合は，医療施設への入院，ホテル滞在，シェルター入所などの選択肢がある．被害女性への支援は，1 人の医療者で行うことなく，複数でチームを組んで対応する．他機関および多職種との連携が必須である．

(3)セイフティ・プラン

女性が帰宅する場合は，セイフティ・プランについて話し合い，次回の健診時などにフォローアップを行う必要がある．セイフティ・プランとは，パートナーから暴力を振るわれそうになったとき，女性が自分の安全を守るための行動を迅速にとれるように準備しておくことである．セイフティ・プランを立てることは，女性が「自分で行動できる」「対策が立てられる」という自己効力感を実感することにもつながる．

以下に，セイフティ・プランの例を示す．

・逃げるときに持っていく物を準備し，ひとまとめにしておく
・家の中にある凶器を隠しておく
・危険な状態になったときに，逃げる経路を考えておく
・避難場所を確保しておく（病院は，避難する場所のひとつの選択肢になりうる）

8）社会資源に関する情報提供とフォローアップ

社会資源に関する情報を提供することで，利用できる支援の選択肢が増え，女性の健康の向上や暴力の再発予防につながる．DV に関するパンフレットや資料は，加害者が目にしない，または見つからないような形態に工夫し，配布することで女性にさらなる危険が

及ばないように十分に検討しなければならない．

DV スクリーニングが陽性であった女性は，状況に応じていつでも支援できるようにフォローアップを計画する．医療記録に DV に関する客観的情報を記載しておくことは，将来的に女性が法的な手段をとる際に役立つ．スクリーニングに使用した用紙は，医療記録として保管し，DV に関する詳細の内容は，女性に了承を得てから保存する．保管した記録は慎重に取り扱い，本人の自発的な承諾なしには加害者や家族へ開示されるべきではない．記録の管理については，医療にかかわる全スタッフへ十分に周知する必要がある．

3 性暴力とは

性暴力は，身内での暴力（性虐待，夫や恋人などの親密なパートナーからの暴力など），一般社会における暴力（買売春，セクシュアル・ハラスメント，強姦，痴漢，ストーカー行為，ポルノなど），国家による暴力（武力紛争下での集団強姦など）など，幅広い行為を含んでいる．性暴力は，女性への攻撃と人権侵害であり，全世界で起こっている深刻な社会問題である．しかしながら，発生件数などの正確な把握や調査が難しく，被害者支援などの対応が遅れている．

性暴力はどれくらい起こっているのだろうか？　内閣府男女共同参画局の全国調査によると，異性から無理やり性交されたことがあるかという問いに対して，3.9% の女性が 1 人からあった，1.7% が 2 人以上あったと回答しており，約 17 人に 1 人の女性が被害を経験していたことが明らかになった[3)]．一方，2018 年に警察庁が認知していた強制性交等は 1,307 件であることから[4)]，いまだ多くの被害が潜在化していると考えられる．

4 性暴力被害者への支援

性暴力の被害者は，被害直後に外傷の診断と治療，緊急避妊，証拠採取，性感染症検査を目的に受診することが考えられる．さらに，時間が経過した後，性感染症や妊娠の検査，精神症状，身体の不調などで病院を訪れることもある．被害者へのケアは，women-centered care を基盤に「女性の安心・安全の確保」「女性の意思の尊重」「有用な情報提供」が重視される．

性暴力は，女性の安心・安全感を脅かす体験となるため，看護者が女性にとって信頼・安心できる存在になることが最も重要である．看護者が，**表 6-5-4** にあげた強姦神話に対する事実を知っていれば，女性の落ち度を責めたり，傷つけたりすることは減るであろう．さらに，プライバシーを守ること，女性の意思決定を尊重すること，社会資源の情報を提供することも重要である．社会資源については，女性センターや警察の相談窓口，民間団体の電話相談など，各団体の作成しているリーフレットなどを設置して情報提供するとよい．

表 6-5-4 強姦神話

神 話	事 実
強姦は，暗い夜道で見知らぬ男性から被害にあう.	室内などの安全な場所で，顔見知りの男性から被害を受けることが多い．内閣府の調査によると，まったく知らない人が加害者であるケースは 11% にすぎない.
男性を挑発した女性が強姦される.	被害者の言動が強姦の原因になることはない.
男性は，欲求不満から衝動的に強姦する.	強姦は，意図的で計画的に行われることが多い.
本当にいやなら最後まで抵抗するはずだ.	加害者は，さまざまな手段を巧妙に使い，被害者を脅して従わせる．また，女性は，恐怖のため体が動かなかったり，命を守るために抵抗できなかったりすることもある.

〈文献〉

1）聖路加看護大学女性を中心にしたケア研究会（2004）：周産期ドメスティック・バイオレンスの支援ガイドライン．金原出版.
2）内閣府男女共同参画局（2018）：男女間における暴力に関する調査報告書　平成 29 年度調査結果.
3）前掲 2)
4）警察庁（2019）：犯罪統計資料（平成 30 年分）.

第6節
子ども虐待の予防と早期発見

学習のねらい

❶ 児童虐待の定義と健康への影響を理解する
❷ 虐待のリスクアセスメントについて理解する

子どもの虐待は，世界的にも大きな社会問題になっている．日本においては，虐待事例の増加により，2004（平成16）年に「児童虐待の防止等に関する法律」および「児童福祉法」の改正が行われ，児童虐待防止事業や子ども家庭支援センターの設置など，地域に密着した取り組みが始まった．しかし，虐待対応相談件数は増加の一途をたどっており，2018（平成30）年度には約16万件に達した[1)]．

被虐待経験は，自己効力感の低下やうつ病の発症などにより社会生活に障害を生み，生涯にわたって健康に深刻な影響を与える．虐待の早期発見と予防的介入は，医療者に課せられた重要な役割である．また，虐待で死亡した子どもの53.8%は0歳児であることから[2)]，虐待リスクをできるだけ早期に査定する必要性が高まっている．児童虐待の防止等に関する法律により，医療者には児童虐待通告義務が規定されているが，医療者は虐待の予防や早期発見，重症化の防止などの重要な役割を担っている．また，効果的で充実した育児支援こそが虐待の予防になることを認識しておかなければならない．

1 児童虐待とは

「児童虐待の防止等に関する法律」によると，児童虐待とは，保護者（親権を行う者，未成年後見人その他の者で，児童を現に監護する者）が，その監護する児童（十八歳に満たない者）について行う次に掲げる行為をいう．

①児童の身体に外傷が生じ，または生じるおそれのある暴行を加えること
②児童にわいせつな行為をすること，または児童をしてわいせつな行為をさせること
③児童の心身の正常な発達を妨げるような著しい減食，または長時間の放置，保護者以外の同居人による前二号，または次号に掲げる行為と同様の行為の放置，その他の保護者としての監護を著しく怠ること

④児童に対する著しい暴言，または著しく拒絶的な対応，児童が同居する家庭における配偶者に対する暴力，その他の児童に著しい心理的外傷を与える言動を行うこと

2 虐待リスクアセスメント

虐待のリスク因子として，親側の因子では〈被虐待経験〉〈貧困〉〈地域からの孤立〉，子ども側の因子では〈低出生体重児〉〈アタッチメントの低さ〉〈子どもの心身の障害〉〈実の親と住んでいない子ども〉が報告されている[3, 4)]．厚生労働省の「子ども虐待による死亡事例等の検証結果」によると，虐待者は「実父母」が最も多く，実母の状況として〈育児不安〉〈うつ状態〉〈精神疾患〉〈DV 被害経験〉〈地域での孤立〉〈低所得者層〉が多くみられた．また，産科的には〈望まない妊娠〉〈母子健康手帳の未発行〉〈妊婦健診未受診〉〈若年妊娠〉があげられている．

ここでは，虐待のリスク因子を用いた取組み Healthy Families America Initiative の活動を紹介しよう[5)]．Healthy Families America Initiative は，両親の子ども虐待のリスクをアセスメントし，早期に集中的な家庭訪問やペアレンティング・クラスへの参加を促すことで虐待の発生を予防するのが目的である．虐待のスクリーニングは，問診・診療記録の情報からリスクを査定する第 1 次スクリーニングと，ハイリスク者の絞り込みをする第 2 次スクリーニングの 2 段階で実施される（**図 6-6-1**）．第 1 次スクリーニングは，褥婦と夫・パートナーの虐待のリスクファクターの有無，婚姻状態（未婚／既婚），パートナーの職業，収入，住所の有無，電話の有無，学歴，薬物使用の既往，精神疾患の既往，人工妊娠中絶の既往，養子縁組の希望，夫婦・家族間の問題，うつ病の既往を医療記録から把握し，リスクスクリーニングを行う．これらのリスクファクターがありハイリスクと判定された場合は，第 2 次スクリーニングを実施する．第 2 次スクリーニングは，Family Stress Checklist（ケンプ・アセスメント）という会話形式で行うアセスメントツールが用いられている[6)]．10 の領域〈両親の生育歴と子ども時代の環境〉〈生活様式と精神保健〉〈親としての経験〉〈日常の問題解決技術と支援組織〉〈現在のストレス源〉〈怒りの処理の技術〉〈乳幼児の発達段階の知識と期待〉〈しつけの計画〉〈新しい赤ちゃんに対する想い〉〈アタッチメントとボンディング〉に関して，評価基準を用いて各項目「0 点」「5 点」「10 点」

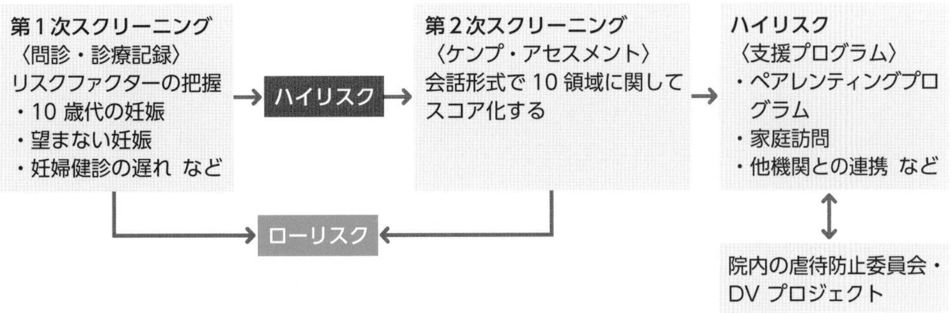

図 6-6-1 Healthy Families America Initiative の虐待スクリーニング

の3段階（合計0〜100点）でスコア化する．得点が高いほどリスクが高いとみなし，25点以上で虐待のハイリスクと判定する．

3 虐待ハイリスク者（親）へのプログラム

アメリカでは，子ども虐待の予防を含む親への育児支援を目的に家庭訪問を実施するプログラムがある．具体的にはFamily Stress Checklist（ケンプ・アセスメント）を使用し，スクリーニング陽性者には，支援計画を立て，必要性に応じて妊娠中または出産後早期からの家庭訪問プログラムを実施することがすすめられている[7]．また，カナダで開発されたNobody's Perfectプログラムは，乳幼児のいる親，とくに虐待のハイリスク者を対象に作成されたプログラムである．親が安全な場所に集い，関心のあることや悩み度をわかり合うことで自分のもつ力に気づき，健康で幸せな子育て方法を見つけることを目的としている．2時間のグループセッションを6〜8週間継続的に行う参加者中心型アプローチである[8]．その他，虐待のリスクがある親へのさまざまなプログラムが開発されている[9]．

〈文献〉

1）厚生労働省（2019）：子ども虐待による死亡事例等の検証結果（第15次報告）及び児童相談所での児童虐待相談対応件数．
2）前掲1）．
3）Knutson JF（1995）：Psychological characteristics of maltreated children：putative risk factors and consequences. Ann Rev Psychol, 46：401-431.
4）Murphy S, et al（1985）：Prenatal prediction of child abuse and neglect：a prospective study. Child Abuse Negl, 9(2)：225-235.
5）Joseph G（2007）：The Families America Initiatitive：Integrating Research, Theory and Practice. the Haworth Press.
6）Milner JS, Wimberley RC（1979）：An inventory for the identification of child abusers. J Clin Psychol, 35(1)：95-100.
7）新井香里，片岡弥恵子（2010）：産褥早期における児童虐待の早期発見に向けたケンプ・アセスメントの実用の可能性．日本助産学会誌，24(2)：215-226.
8）子ども家庭リソースセンター（2008）：ノーバディス・パーフェクトファシリテーター・ガイド．pp3-5.
9）Nygren P, et al（2004）：Screening children for family violence：a review of the evidence for the US Preventive Services Task Force. Ann Fam Med, 2(2)：161-169.

第 7 節
在日外国人の母子保健

学習のねらい

❶ 統計にみる日本の国際化の現状を理解する
❷ 在日外国人の母子保健の制度について理解できる
❸ 多様な背景をもつ人びとへの看護について理解する
❹ 在日外国人の母子保健に関する課題とその解決策について理解できる

1 統計にみる日本の国際化

1）外国人入国者数の推移

2019 年の外国人入国者数は約 3,118 万 7,179 人で，前年から 108 万 5,077 人（3.6％）増加し，過去最高となった[1]．政府は当初，2020 年までに訪日外国人数 2,000 万人を目指していたが，2016 年に達成している．過去のオリンピック・パラリンピック開催の国々（スペイン，オーストラリア，ギリシャ，中国，英国など）においては，開催決定から開催後にかけて，インバウンドが長期間に渡って上昇する傾向があり[2]，日本に入国する外国人の数も，さらに増加することが見込まれる．政府は現在，2020 年までに 4,000 万人，2030 年までに 6,000 万人という新たな目標を掲げている[3]．

2）日本に在住する外国人人口の推移

60 年間使用されてきた外国人登録制度が 2012 年に廃止された[4]．外国人登録証明書のかわりに，日本に中長期在留する者には「在留カード」が発行されることとなった．この新制度の導入により，2011 年までの在留外国人人口とは単純に比較できなくなったが，法務省によれば，2019 年末の在留外国人数は 293 万 3,137 人で，2018 年末から 20 万 2,044 人（6.8%）増加し，過去最高となった．さらに，外国人人口の総数に占める在留資格「永住」の人口は，2015 年に 70 万人を超え，2019 年には 79 万 3,164 人（27.0％）に達した[5]．このことからも，外国人の「定住化」が進んでいることが明らかである．今後もその傾向に注視する必要がある（**表 6-7-1**）．

このように日本における国際化は加速している．そのため，看護の対象は日本人だけで

表 6-7-1 在留資格等別在留外国人数の推移

在留資格	平成 27 年末 (2015)	平成 28 年末 (2016)	平成 29 年末 (2017)	平成 30 年末 (2018)	令和元年末 (2019)	構成比 (%)	対前年末増減率 (%)
総　数	2,232,189	2,382,822	2,561,848	2,731,093	2,933,137	100.0	7.4
特別永住者	348,626	338,950	329,822	321,416	312,501	10.7	-2.8
中長期在留者	1,883,563	2,043,872	2,232,026	2,409,677	2,620,636	89.3	8.8
永住者	700,500	727,111	749,191	771,568	793,164	27.0	2.8
技能実習	192,655	228,588	274,233	328,360	410,972	14.0	25.2
技能実習 1 号イ	4,815	4,943	5,971	5,128	4,975	0.2	-3.0
技能実習 1 号ロ	87,070	97,642	118,101	138,249	164,408	5.6	18.9
技能実習 2 号イ	2,684	3,207	3,424	3,712	4,268	0.1	15.0
技能実習 2 号ロ	98,086	122,796	146,729	173,873	210,965	7.2	21.3
技能実習 3 号イ			-	220	605	0.0	175.0
技能実習 3 号ロ			8	7,178	25,751	0.9	258.7
留　学	246,679	277,331	311,505	337,000	345,791	11.8	2.6
技術・人文知識・国際業務	137,706	161,124	189,273	225,724	271,999	9.3	20.5
定住者	161,532	168,830	179,834	192,014	204,787	7.0	6.7
家族滞在	133,589	149,303	166,561	182,452	201,423	6.9	10.4
日本人の配偶者等	140,349	139,327	140,839	142,381	145,254	5.0	2.0
特定活動	37,175	47,039	64,776	62,956	65,187	2.2	3.5
技　能	37,202	39,756	39,177	39,915	41,692	1.4	45
永住者の配偶者等	28,939	30,972	34,632	37,998	41,517	1.4	9.3
経営・管理	18,109	21,877	24,033	25,670	27,249	0.9	6.2
企業内転勤	15,465	15,772	16,486	17,328	18,193	0.6	5.0
高度専門職	1,508	3,739	7,668	11,061	14,924	0.5	34.9
高度専門職 1 号イ	297	731	1,194	1,576	1,884	0.1	19.5
高度専門職 1 号ロ	1,144	2,813	6,046	8,774	11,886	0.4	35.5
高度専門職 1 号ハ	51	132	257	395	570	0.0	44.3
高度専門職 2 号	16	63	171	316	584	0.0	84.8
教　育	10,670	11,159	11,524	12,462	13,331	0.5	7.0
教　授	7,651	7,463	7,403	7,360	7,354	0.3	-0.1
宗　教	4,397	4,428	4,402	4,299	4,285	0.1	-0.3
文化活動	2,582	2,704	2,859	2,825	3,013	0.1	6.7
興　行	1,869	2,187	2,094	2,389	2,508	0.1	5.0
医　療	1,015	1,342	1,653	1,936	2,269	0.1	17.2
特定技能					1,621	0.1	-
特定技能 1 号					1,621	0.1	-
特定技能 2 号					-	-	-
研　究	1,644	1,609	1,596	1,528	1,480	0.1	-3.1
研　修	1,521	1,379	1,460	1,443	1,177	0.0	-18.4
介　護			18	185	592	0.0	220.0
芸　術	433	438	426	461	489	0.0	6.1
報　道	231	246	236	215	220	0.0	2.3
法律・会計業務	142	148	147	147	145	0.0	-1.4

（法務省（2020）：令和元年末現在における在留外国人数について．第２表　在留資格等別在留外国人数の推移．）

はなく多様な背景をもつ人びとも含まれ，その数は増加していくと予測される．どのように看護を提供できるのか，「外国人」ということにとらわれない視点が求められる．

2 在日外国人の母子保健

1）外国人女性の人口の推移と出産の動向

日本に暮らす外国人を男女別にみると，2019 年では，女性 148 万 7,338 人（50.7%），男性 144 万 5,799 人（49.3%）と女性の数が多い[5]．また，外国人女性の人口は 1990 年から約 3 倍に増加しており（**図 6-7-1**），そのうち 20〜30 歳代の女性が半数を占めている．出産の動向としては，父母の一方が外国人の出生数は 1995 年に 2 万人を超え，以降 2 万人前後を維持し，その数はわが国における全出生数の約 2%にあたる．父母の一方の国籍が日本であればその子どもは日本国籍を取得できるため，日本人の多様化が確実に進んでいる．これらのことから，在日外国人女性に対する母子保健ニーズの高さを推測できる．

2）在日外国人の母子保健医療福祉制度

すべての女性は，リプロダクティブヘルス／ライツの理念のもと，安全に妊娠・出産し，健康に子どもを育てる権利を有している．さらに，「内外人平等」の原則に則り，在日外国人にも日本人と同様のヘルスケア・サービスが提供される．

在留資格の有無にかかわらず，次の制度が適用される．

●入院助産制度（児童福祉法第22条）

経済的理由で入院助産を受けることができない妊産婦を助産施設に入所させ，助産できる措置のことである．2000 年の内閣総理大臣の答弁書によると，「緊急に入院助産させる必要があると認められる場合には，在留資格や外国人登録の有無にかかわらず」入院助産を受けることが可能であるという見解が示されている[6]．

●母子健康手帳の交付（母子保健法第16条）

2000 年の内閣総理大臣の答弁書によると，「外国人登録を受けていない外国人が妊娠の届け出を行う場合の届け出先は，居住地の市町村とすることが適当であり，当該市町村が

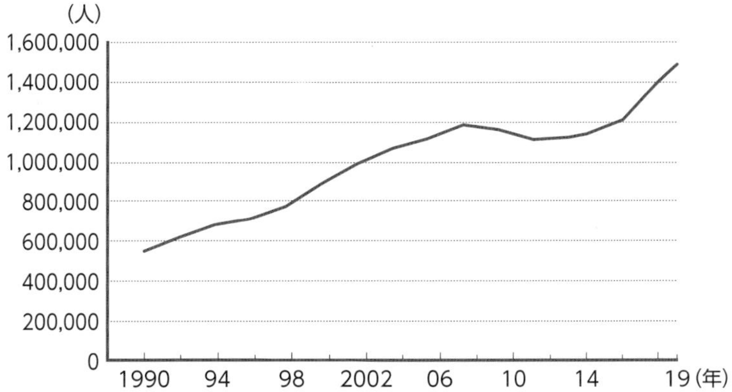

図 6-7-1 日本における外国人女性の人口

母子健康手帳を交付することとなる」とされ，在留資格がなくとも母子手帳を受け取ることができる[6]．

また，「配偶者からの暴力防止及び被害者の保護に関する法律」（2004年施行）や，「児童福祉法」に位置づけられた乳児家庭全戸訪問事業（こんにちは赤ちゃん事業，2009年）の対象にも，在日外国人とその家庭が含まれる．

さらに，2012年7月からは，在日外国人にも「住民基本台帳法」が適用されるようになった．これにより，在日外国人も住民として，国民健康保険，国民年金，介護保険などを届け出ることが可能となり，自治体としても行政サービスを提供しやすくなった．

3 多様な背景をもつ人びとへの看護

1）異文化看護

外国人母子の出産へのケアを考える手立てとして，異なる文化をもつ対象への看護を考える異文化看護（transcultural nursing）という考え方が参考になる．この看護の考え方として，文化人類学を基盤にした「文化ケア理論」を提唱したのがレイニンガー（Leininger MM）である．レイニンガーは，人間を文化的な背景をもつ存在と位置づけ，対象を理解する際には，対象のもつ文化的背景を理解することが大切であり，そのことによって対象のニーズに沿った個別的で満足感を与える看護が提供できるとした．また，異なる文化間においてもケアには普遍性があるとし，その一方で相違点がある多様性もあると認め，文化とケアを一体のものとして考えている．これを文化ケアという．文化ケアは，「特定の文化のなかで，人間の条件もしくは生活様式を改善して，安寧（または健康）を促進または維持するために，あるいは障害や死に向き合うことができるように，個人または集団を援助し，支持し，能力を与えること」としている[7]．つまり，文化が違えばケアの考え方や方法が異なるということである．

出産はどの文化でも普遍であるが，出産に対する考え方や慣習は多様である．とくに文化固有の伝統や特徴的な価値観などがあり，外国人母子とその家族のニーズは多様であることも多い．そのニーズに沿える看護を提供するために参考となる考え方である．

しかし，異文化看護は，対象が多様な文化をもつ外国人の場合にのみ活用する考え方にとどまらない．日本人であっても，地域による文化や習慣，価値観などは多様である．そのため，誰が対象であっても，ケアを提供するときに「文化」という視点は考慮すべきであるといえる．

2）Transcultural Assessment Model

外国人母子を理解する手段の一例として，ガイガー（Giger JN）とデビットハイザー（Davidhizar RE）のTranscultural Assessment Modelがある（**図6-7-2**）．このモデルには，情報収集のための6項目，生物学的変動，環境コントロール，時間，社会的方向づけ，空間，コミュニケーションが網羅的に示されている[8]．このモデルを通じた情報収集によってアセスメントが可能になり，外国人母子のみでなく，多様な背景をもつ人びとの理

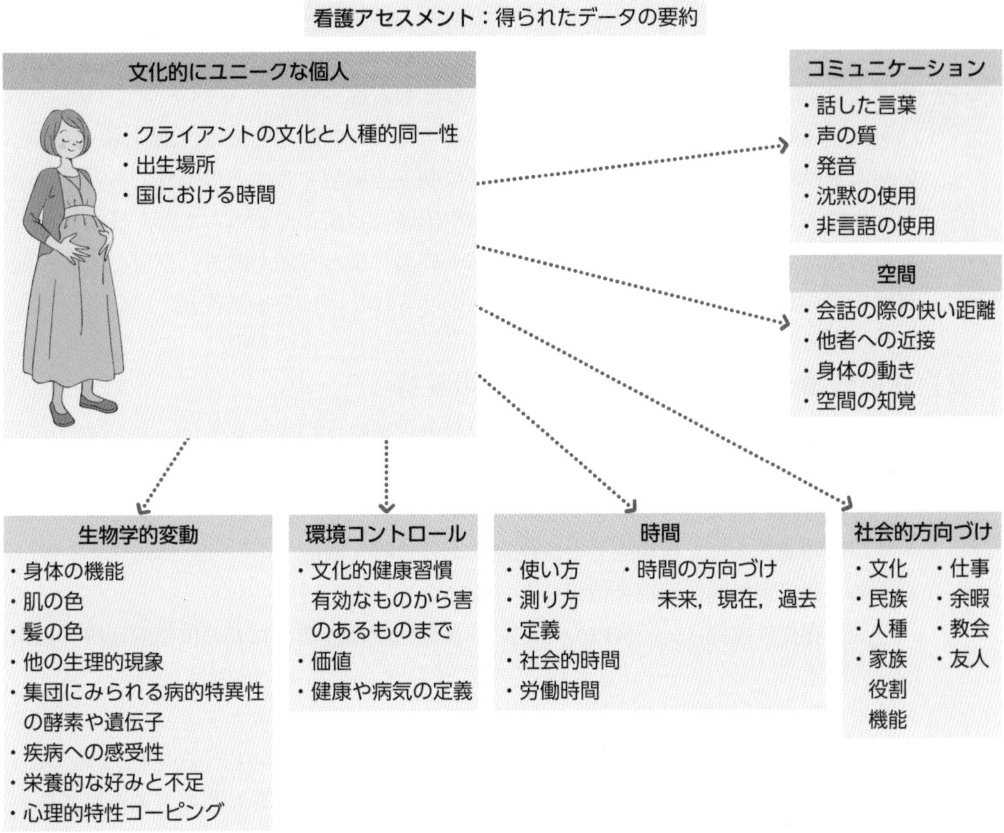

図 6-7-2 Transcultural Assessment Model
(Giger JN, Davidhizar RE (1991)：Transcultural nursing—assessment and intervention. Mosby. を加納尚美が和訳)

解と，その人びとに合った柔軟で適切なケアの提供につながる．さらに，このモデルは対象だけでなく，看護者にも有用である．文化は日々意識しないことが多いため，モデルの項目を確認することで自己と対象者の文化的相違を振り返る手立てにもなりうる．これは，自己のもつ文化を知ったうえでケアを提供するという看護者に大切な姿勢につながる．

4 在日外国人の母子保健上の課題とその支援

1）在日外国人の母子保健上の課題

外国人医療において課題となるのは，大きく分けて，①言語・コミュニケーションの違い，②異文化理解，③保険，経済的問題，④保健医療システムの違い，の4つに集約されるといわれているが[9]，外国人の母子保健においても課題は同様である．

言語・コミュニケーションの違いによる課題としては，情報が正しく伝わらないために，定期的に妊婦健康診査を受けなかったり，必要な内服をしなかったりするなどして，母子ともにハイリスクな状態に陥ってしまうことがある．

異文化理解の不足による課題としては，出産への価値観，出産にまつわる慣習の違いが文化的な摩擦を生んでしまうこともある．日本人には個々の価値観や信念を尊重したケアを提供しているにもかかわらず，外国人がもつ価値観や信念には偏見があることもあって，外国人母子は個別的なケアを受けられないこともある．

保険・経済的問題や保健医療システムの違いによる課題としては，出身国の制度との違いが大きければ大きいほど，日本の保健医療制度を理解することは困難である．出産費用が無料である国もあるが，日本は妊婦健診や出産に費用がかかる．また，妊婦健診の助成も自治体によって異なり，出産費用も地域や施設によって差がある．享受できる保健医療制度を知らないために，適切なサービスを受けられないことも多い．

2）在日外国人の母子保健向上のための支援

これらの課題を解決するためには，次の対策が求められている[10]．

・対象の多様性に対応した柔軟なサポート体制の見直し
・支援者側の異文化コミュニケーション能力の向上とグローバルな人権感覚の育成
・専門知識と高度な技術をもつ医療通訳士の養成と派遣
・多言語母子保健医療福祉情報の有効性のある配布と活用
・地域在住外国籍住民，NPO／NGO，保健医療福祉機関などの機能的連携・協力体制の確立
・地方自治体と国の役割分担・財政的保証

このような政策やシステムを整備することで，外国人母子への支援が向上するであろう．具体的にどのような対応を行うかについては，重要なポイントとして考えられることに注目し，以下に説明する．

(1)看護者の人材育成

前述のとおり，日本のグローバル化は著しい．多領域の職種が外国人への対応に取り組んでいるのと同様に，看護者も異文化コミュニケーション能力とグローバルな感覚を身につける必要がある．

異文化コミュニケーション能力は，日本語以外の言語を話すことだけをさすのではない．

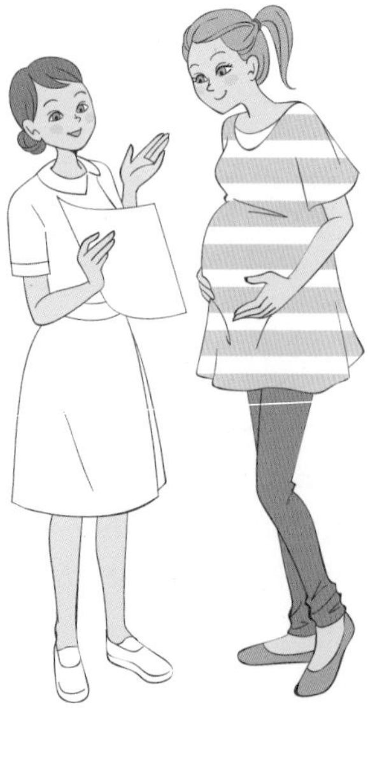

多言語を話せるのならそれに越したことはないが，専門性が高く，日々研鑽を求められている看護者に，さらに語学能力の習得を課すのは困難であると思われる．

同じ言語を話さなくともコミュニケーションは成立する．気持ちが言葉にのって相手に伝わるという経験は誰にもあるだろう．あいさつなどの一般的なかかわりは，たとえ日本語で話したとしても，伝えようとする「気持ち」は確かに伝わる．しかし，医療現場においては，情報が正確に伝わることが最も重要である．その場合は，どのようにしたらよいだろうか．状況をアセスメントし，コミュニケーションを成立させるため，その場面にあったリソースを選択するのである．そのためには，活用できるリソースを把握し，状況に合わせた使用方法を考えておく必要がある．たとえば，問診では「多言語医療問診票」などの媒体を使用することで情報伝達が可能である．また，緊急手術の場合には「電話通訳」が有効だろう．重篤な疾患や化学療法などの説明には「訓練された通訳者」が必要になる．このように，状況の重要度や，それぞれのコミュニケーション手段の利点と欠点（**表 6-7-2**）を考慮して検討し，即座に使用できるように準備しておくことが重要である．

また，グローバルな感覚をもつ看護者を目指すなら，世界の情報に敏感になることも必要である．世界情勢や社会動向の情報を収集することが，外国人の背景をイメージすることに役立つこともある．

諸外国では，移民が多いため多文化な環境で働くことが多い．一方，日本では，外国人が看護師免許を取得することが困難なため，外国人看護師は非常に少なく，看護者が多文

表 6-7-2　コミュニケーション手段の利点と欠点

	利点	欠点
通訳者による同行通訳	・患者の理解度を確認できる ・場面や状況に合わせて臨機応変に対応できる ・安心感がある ・患者からの利用評価が高い	・通訳者のレベルが統一されていない ・時間，曜日に制限がある ・利用料に差がある ・少数言語への対応は難しい
通訳者による電話通訳	・迅速である ・利用したいときに利用できる ・通訳者の移動時間がかからない ・通訳者の確保が困難な遠隔地でも利用できる ・感染症などの場面で有用である	・通訳者のレベルにばらつきがある ・状況がみえないため得られる情報が少ない ・文書の説明や動作指示の説明に向いていない ・利用料や機材が必要である
アプリによる多言語通訳	・24 時間使用できる ・個々人で所有できる ・多言語に対応できる	・使用場面に制限がある（複雑な状況は不可） ・コンテンツの更新にコストがかかる ・機材が必要である
パソコンによる多言語通訳	・24 時間使用できる ・ランニングコストが安価である	・設置場所が必要である ・正確さが低い
紙媒体による多言語通訳	・簡便である ・24 時間使用できる ・個々人で所有できる ・多言語に対応できる	・使用場面に制限がある（複雑な状況は不可） ・頻繁には更新できない

（中村安秀，南谷かおり編（2013）：医療通訳士という仕事　ことばと文化の壁をこえて．大阪大学出版会，p152／多文化共生センターきょうと（2013）：外国人患者への接し方　外国人医療カンファレンス編．p58．を参考に作成）

化な環境で働くことはまれであった．しかし，フィリピン，インドネシアおよびベトナムとの経済連携協定（economic partnership agreement；EPA）により，日本で働く外国人看護者が育成されている．2009年の国家試験合格者は0人であったが，2012年は47人にまで上昇した．その後は減少したものの，2016年には再び47人となり，2019年には69人が合格した．2016年に合格率が10%を超えてから，その数字を維持している[11]．今後は，看護の対象としてだけでなく，同僚としても外国人が増加する可能性があり，ますますグローバルな感覚をもつ人材が求められるといえる．

近年，日本を受け入れ国とするメディカルツーリズム（メディカルトラベル，ウェルネスツーリズムを含む）が成長市場として注目されている．2011年1月から医療滞在ビザ（医療サービスを受けることを目的として最大6カ月間続けて滞在可能）が発行されることとなり，在住する外国人の他に，短期滞在で訪れる外国人も増加していくであろう．また，2016年11月に「外国人の技能実習の適正な実施及び技能実習生の保護に関する法律（技能実習法）」が公布され，2017年11月に施行された．技能実習制度の定義は，わが国で培われた技能，技術または知識を開発途上地域等へ移転し，当該開発途上地域の経済発展を担う「人づくり」に寄与するという，国際協力の推進である[12]．在留資格は技能実習1号～3号まであり，各区分において認定が必要ではあるが，在留期間は最長5年ある．対象国は，東・東南・南アジア等のフィリピン，ベトナム，インドネシア，タイなど，15カ国に及ぶ．さらに，2018年12月には「出入国管理及び難民認定法及び法務省設置法の一部を改正する法律」が成立し，公布された．この改正法は，在留資格「特定技能1号」（通算5年間の滞在），「特定技能2号」（条件を満たせば回数の制限なく更新可能，配偶者と子どもの家族帯同可能）の創設と，出入国在留管理庁の設置等を内容とする[13]．これにより，たとえば特定技能1号では，特定産業分野とされる介護，飲食から航空業まで広く14業種で外国人の就労が可能となり，多様な人びとが日本社会を支える一員となる．

このように，日本には多様な背景をもつ生活者が増加している状況であるため，今後医療の現場においても同じ状況になっていくことが予測される．法律等の変更によって急速に変化していく社会状況に対応するためにも，看護者の人材育成は重要な課題である．

(2)連携を基盤とした支援システムの構築

外国人のもつ課題は複合化していることがある．それは，治療を目的に医療施設を受診するものの，状況を把握していくと，かかえている課題が単に疾患に関することだけではないことが明らかになっていくからである．語学，教育，就労などの生活全般にまで広がり，看護の領域だけでは解決が困難なことも多い．そのようなときに，看護で解決できることと，他の領域に依頼すべきことを明らかにし，課題解決のための役割分担を行う必要がある．そのためには，どこにどのような課題を依頼できるのか，連携できる職種，たとえばソーシャルワーカーなどを事前に把握しておくことも重要である．

また，地域との連携も必要である．入院中に課題を解決できないこともあるため，長期的な視点で支援していくための継続ケアの道筋を構築しなければならないこともある．その連携先は，行政機関だけでなく，民間団体等まで多岐にわたる．

(3)外国人への情報提供

母子保健においては，セルフケアの視点が非常に重要であり，外国人それぞれが情報にアクセスできる環境を整えなければならない．その取り組みとして最近では，多言語で情報を提供する団体が増加してきている．たとえば，厚生労働省ウェブサイトには「外国人向け多言語説明資料」（**図 6-7-3**）が掲載されている．また，浜松市の運営するウェブサイト「カナル・ハママツ」は，外国人にわかりやすい平易な日本語で情報を提供している．さらに，「多言語版母子手帳」「多言語問診票」「動画　外国人住民のための日本の子育てシリーズ」なども作成されている（**図 6-7-4**）．外国人が日本で子どもを産み育てていくために必要な情報を得られる環境をより整備することが必要である[14]．

国際化，グローバル化，多文化共生など，社会の現状が多様に表現されているが，外国人人口が統計上増加していても，実際は，日常的に外国人と出会う確率には地域差がある．しかし，たまにしか出会うことのない外国人，いわゆるマイノリティと表現される人びとは，マジョリティの日本人と比べ看護の対象として優先順位が低くなるのだろうか．看護の対象は「人」であり，国籍や文化的背景による優先順位があってはならない．

2006 年 3 月の総務省「多文化共生社会の推進に関する研究会報告書」によると，多文化共生とは「国籍や民族などの異なる人々が，互いの文化的な違いを認め合い，対等な関係を築こうとしながら，地域社会の構成員としてともに生きていくこと」とある[15]．さらに，李は，「外国人ケアにおいて大切なのは『言葉の壁』『心の壁』『制度の壁』を乗り越える気持ちと努力である」と述べている（**図 6-7-5**）[16]．つまり，異なる背景をもつ人びとともに生きていくことを認識することで現れる個々の気持ちの変化と，努力という重要な姿勢をもつことが，障壁を取り除くことにつながっていくといえる．しかし，障壁を乗り越える努力をしても，その過程で外国人に，あるいはお互いに「違和感」「居心地の悪さ」などを感じることがあるかもしれない．しかし，それは起こりうる自然な気持ちの動きである．自分のもつ価値観との違いに対しては，そのような感情が湧き上がることもあ

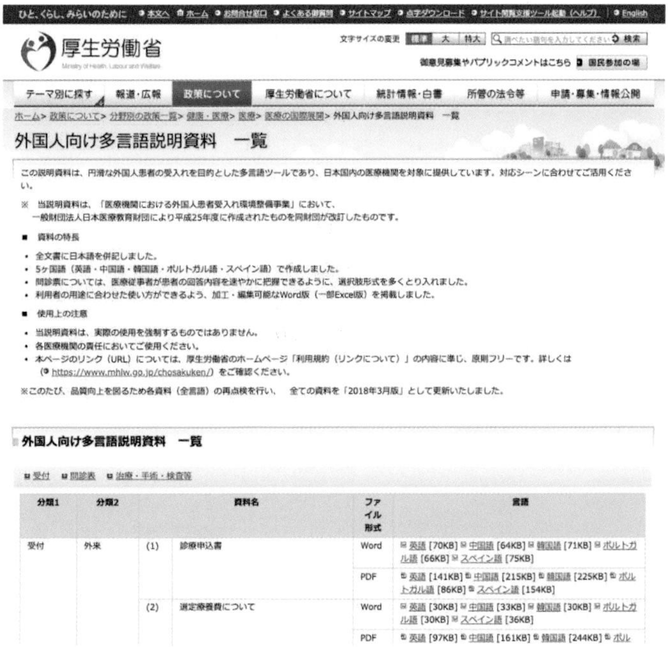

図 6-7-3 外国人向け多言語説明資料　（厚生労働省ウェブサイト）

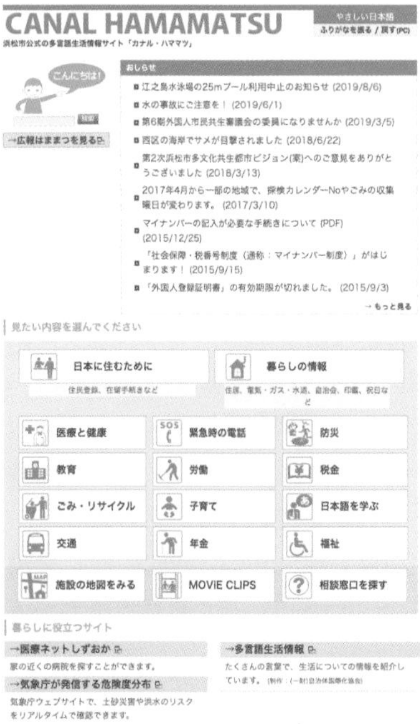

カナル・ハママツ　やさしい日本語
（浜松市公式の多言語生活情報サイト）

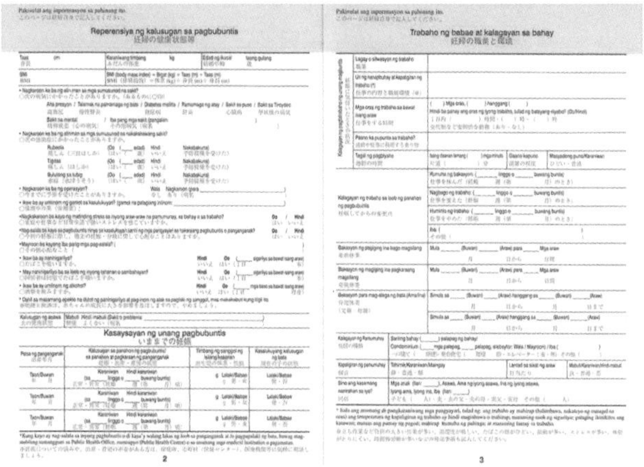

多言語版母子手帳　タガログ語版　（母子健康財団）

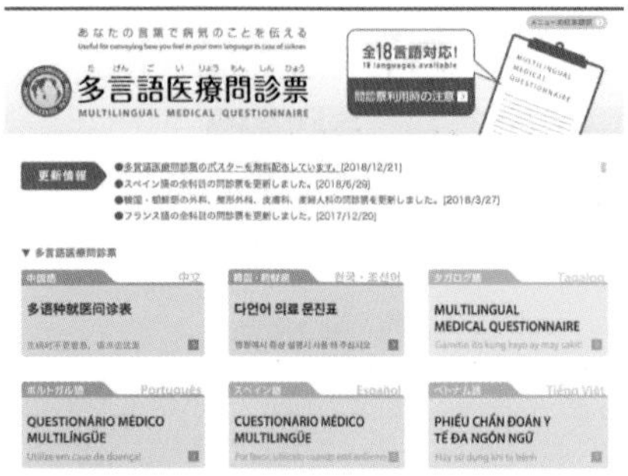

多言語医療問診票（国際交流ハーティ港南台，かながわ国際交流財団）

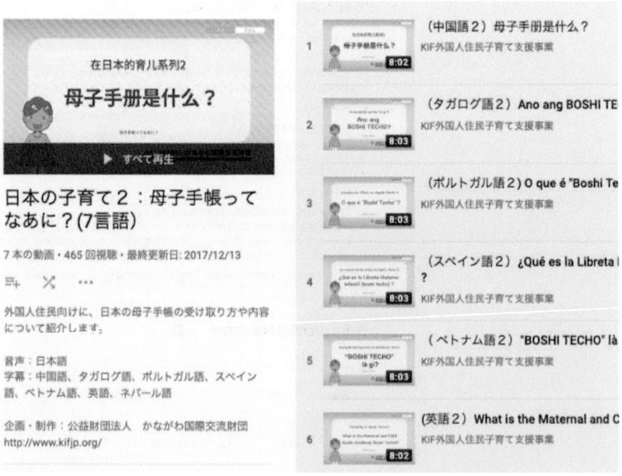

外国人住民のための日本の子育てシリーズ［動画］
（かながわ国際交流財団）

図 6-7-4　外国人が日本で子どもを生み育てていく際に有用な情報やツール

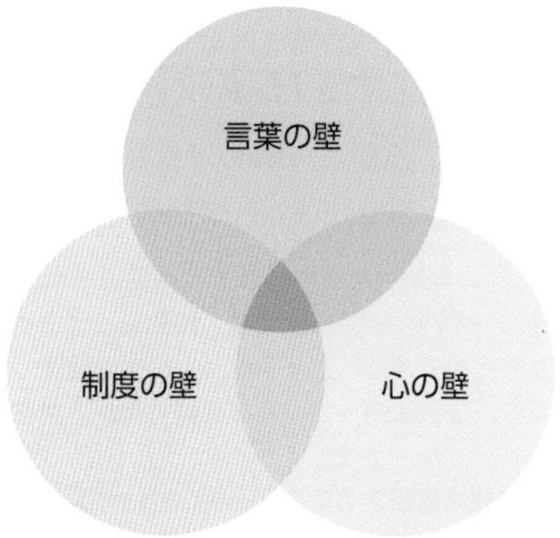

図 6-7-5 日本における外国人医療の障壁
（李　節子（2010）：日本における母子保健　グローバル化の現状と課題．母性衛生，41(1)：53.）

るだろう．

大切なことは，まずは，違いがあることを認め，違いを間違いとしないことである．誰にでも自己の価値観から大切にしている譲れない部分がある．当然，同じように，対象にも文化的価値観を基盤とした大切な何かが存在するのである．そのような考えがあることを知り，受け入れるというよりは，まずは認めることからはじめよう．無理に同調せずに，その違いを多様な人びとがいることへの理解につなげることが大切である．看護者は，自己のもつ文化的価値観でケアを提供するのではなく，文化の違いによるケアの多様性があることを理解し，対象にとって最適なケアを提供することが求められる．

たとえ日本人であっても，地域によって多様な文化をもっている．外国人はその人びとと同じように異なる文化をもつ人びとなのである．外国人は特別な存在なのではなく，配慮が必要な対象であるということを忘れないでほしい．

COLUMN　異文化適応力と国家試験

2014 年，2015 年の国家試験に，次のような問題が出題されている．近年，看護職の能力として異文化適応力（Cultural Competency）が注目されていることがわかる．

外国人の女性が 38.5℃の発熱のある生後 3 カ月の男児を連れて小児科診療所を受診した．男児は上気道炎であった．女性は日本語が十分に話せず，持参した母子健康手帳から，男児はこの女性と日本人男性との間に生まれた子どもであることがわかった．夫は同居していない様子である．外来看護師は女性に，4 カ月児健康診査のことを知っているかを尋ねたが，女性は看護師の質問を理解できない様子であった．

男児が 4 カ月児健康診査を受診するために必要な社会資源で優先度が高いのはどれか．

（2014 年の問題）

1. 近所の病院
2. 通訳のボランティア
3. 児童相談所の児童福祉司
4. 地区担当の母子健康推進員

正答：2

A さんは，3 年前に来日した外国人でネフローゼ症候群のため入院した．A さんは日本語を話し日常会話には支障はない．A さんの食事について，文化的に特定の食品を食べてはいけないなどの制限があるがどうしたらよいかと，担当看護師が看護師長に相談した．担当看護師に対する看護師長の助言で最も適切なのはどれか．

（2014 年の問題）

1. 日本の病院なので文化的制限には配慮できないと話す．
2. 文化的制限は理解できるが治療が最優先されると話す．
3. A さんの友人から文化的制限に配慮した食事を差し入れてもらうよう話す．
4. 文化的制限に配慮した食事の提供が可能か栄養管理部に相談するよう話す．

正答：4

A さん（37 歳，女性）は，アジアの出身で 1 カ月前に日本人の夫（40 歳）と娘（12 歳）とともに日本に移住した．母国語以外に簡単な言葉であれば日本語と英語は理解できる．A さんは胸のしこりに気づき 1 週間前に受診し，検査の結果，乳癌と診断された．今後の治療について説明を受けるため外来を受診する予定である．夫から「仕事が忙しく説明に立ち会えない．妻は日本語がうまく話せないがどうしたらいいですか」と電話があった．

（2015 年の問題）

このときの夫への対応で最も適切なのはどれか．

1. 電話で治療について説明をする．
2. 英語での説明を医師に依頼すると伝える．
3. 母国語の医療通訳者について情報提供する．
4. 日本語を話せる娘に通訳を依頼するよう伝える．

正答：3

術前に，術後の A さんの苦痛の程度を確認する方法について説明することになった．苦痛の程度を確認する方法として最も適切なのはどれか．

1. 日本語を覚えてもらう．
2. 母国語と日本語の対応表を準備する．
3. ナースコールの利用方法を説明する．
4. まばたきをしてもらうことを説明する．

正答：2

入院初日．A さんの同室の患者から，A さんが使用している香水の香りが強く気分が悪くなるので何とかして欲しいという訴えがあった．病棟では香水の使用を禁止している．看護師が香水の使用をやめるように説明すると，A さんは医師から何も言われていないと話した．A さんへの対応で最も適切なのはどれか．

1. 個室の利用をすすめる．
2. 同室の患者を説得する．
3. 禁止されている理由を説明する．
4. 医師の許可があればよいと説明する．

正答：3

〈文献〉

1）法務省（2020）：令和元年末における外国人入国者数及び日本人出国者数等について.

2）観光庁スポーツ観光推進室（2014）：平成25年度都道府県等観光主管部長会議　資料5　過去のオリンピック・パラリンピックにおける観光の状況.

3）国土交通省観光庁（2018）：インバウンドと地方創生.

4）法務省入局管理局（2011）：新しい在留管理制度がスタート！.

5）法務省（2020）：令和元年末現在における在留外国人数について.

6）外国人の医療と福祉に関する質問主意書（2000年4月28日）および外国人の医療と福祉に関する質問主意書答弁書（2000年5月26日）

7）Leininger M（1991），稲岡文昭監訳（1995）：レイニンガー看護論　文化ケアの多様性と普遍性．医学書院，p186.

8）李　節子（1998）：在日外国人の母子保健 日本に生きる世界の母と子．医学書院，p56.

9）KOBE外国人支援ネットワーク（2003）：在日マイノリティスタディーズ　在日外国人の医療事情．神戸定住外国人支援センター，p9.

10）丸井英二（2012），他：国際看護・国際保健．弘文堂，p137.

11）厚生労働省（2019）：経済連携協定（EPA）に基づく外国人看護師候補者の看護師国家試験の結果（過去11年間）.

12）国際研修協力機構：外国人技能実習制度
https://www.jitco.or.jp/ja/regulation/［2019/12/18閲覧］

13）出入国在留管理庁（2018）：入管法及び法務省設置法改正について

14）五十嵐ゆかり（2017）：特別記事　外国人妊産褥婦のケア．助産雑誌71（3），220-226.

15）総務省（2006）：多文化共生社会の推進に関する研究会報告書.

16）李　節子（2010）：日本における母子保健　グローバル化の現状と課題．母性衛生，41(1)：47-53.

第 8 節

災害時における女性と妊産婦・新生児への支援

学習のねらい

❶ 災害の時間経過を知り，看護者として被災地に入るときの心構えを理解する
❷ 災害時に起こりうる女性と妊産婦の健康課題を理解する
❸ 災害時に起こりうる女性と妊産婦への必要な支援について理解する

1 災害時の時間経過

災害が発生してからの時間経過は表 6-8-1 のように 5 つの時期に分けられる．被災地の状況は時間経過に伴って変化するため，災害後の支援として求められる対応も異なってくる．本節では，災害直後の専門性の高い医療活動を終えた応急対応期（1 週間以降）からの被災地の状況に注目し，支援について述べる．支援者として現地に赴く場合，応急対応期以降の場合が多いと思われるので，参考にしていただきたい．

本節では，とくに支援の必要な「女性と妊産婦，新生児」に注目して述べる．2013 年度の改正災害対策基本法では「高齢者，障害者，乳幼児その他の特に配慮を要する者」を要配慮者として定義しているが[1]，地方自治体で作成する実際の指針やガイドラインでは，例外なく「妊産婦」も含まれている．つまり，妊産婦も特別な配慮が必要であることがわかる．

災害に対してより脆弱な人びとがいるということを知ったうえで，支援を考えていきたい．

表 6-8-1 災害時の時間経過

① 初動期	災害発生～72 時間
② 急性期	72 時間～1 週間
③ 応急対応期	**1 週間～1 カ月**
④ 復旧復興始動期	1 カ月～6 カ月
⑤ 復旧・復興期	それ以降

（黒田裕子，酒井明子（2011）：ナーシンググラフィカ EX 災害看護．メディカ出版，pp82-83．を参考に作成）

2 看護者として被災地に入るときの心構え

大混乱の状況のなかで，現場での支援活動に参加したい場合は，その強い意思だけで行動すべきではない．個々人がそれぞれに被災地へ向かうことで，さらに混乱を大きくしてしまうことがある．人材不足に陥っている被災地で，自身の意思を有効に活用してもらうためには，すでに支援活動を行っている民間団体，看護協会などの職能団体などに，どのような支援を必要としているのかなどをまずは問い合わせてみる．あるいは，社会福祉協議会が中心となって被災地にボランティアセンターを開設するため，確認してみるとよい．

現地に入ったら，現地の食料や宿泊施設などの資源に頼らないことが最低条件である．また，さまざまな職種，立場の人びとと「協働」できることが必要である．現場の力になりたいという思いだけを先行させて個別的な行動をとってしまうと，支援活動の遂行を妨げることがある．現場の状況をよくみて情報を共有し，大きなチームに属していることをつねに意識するべきである．たとえ災害医療の経験がなくとも，看護者としてできることは無限にある．傷病者の対応だけが災害時の看護者の役割ではない．時間経過に伴って現場のニーズは変化する．災害から時間が経てば経つほど，「医療」というよりは「公衆衛生」の課題が増えてくる．被災した人びとの健康課題を解決するための支援を考え，「繊細にかつ迅速な対応」をできることが求められる．

3 応急対応期とは

1）初動期と応急対応期

初動期には，2005 年に発足した日本災害派遣医療チーム（Japan Disaster Medical Assistance Team；日本 DMAT）が，被災地域の都道府県の派遣要請に基づき，おおよそ 48 時間以内に医療の立場から被災地に入る[2)]．急性期には，DMAT を中心に，自衛隊，警察，消防，NGO／NPO 団体，ボランティアなどが人命救助を行い，傷病者への対応と初動体制を確立していく．

応急対応期は，大混乱にあった被災地の状況が収束し，医療対象の中心は負傷者から疾病者へと変化していく．必要物資等の被災者ニーズも被災地の状況の回復に伴い変化していく．自宅を失くした人びとは避難所などでの集団生活が続く．しかし，上下水道の復旧には至っていない場合がほとんどで，避難所における保健衛生状況は悪化していることが多い．このように，被災者の置かれた環境や状況が多様な時期である．また，交通インフラが復旧することにより多数の支援者が被災地に入れるようになる．

2）応急対応期の健康課題と支援活動

この時期は，避難生活の長期化により，疲労，ストレスなどの新たな健康課題が発生してくる．そのため，次の 2 つがこの時期の支援の目標となる[3)]．

・被災者の健康維持

・避難所の環境改善

この時期の女性と妊産婦と新生児の状況と支援のポイントを表 6-8-2, 3 に示す．妊婦は母子手帳を失っていることもあるため，健康状態のアセスメントには妊婦特有の質問項目が入っている「妊娠女性の健康状態チェックリスト」（表 6-8-4）が参考になる．

また，市販されている「防災拭い　レディのココロエ」には，「いつも持っていたいもの」「非常持ち出し品」「避難するときの知恵」「避難所での知恵」がまとめて記されており，女性が日常から備えておくべきことや防災情報として参考になる（**図 6-8-1**）．

(1) 専用スペースの確保

女性には，妊娠している場合，または妊娠している可能性がある場合，そのことを周り

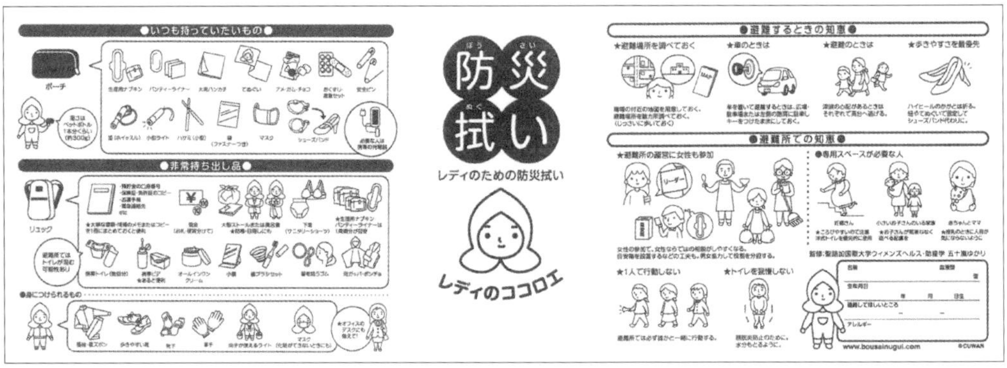

図 6-8-1 防災拭い　レディのココロエ

表 6-8-2 応急対応期における女性と妊産婦と新生児の状況

	女　性	妊　婦	褥　婦	新生児
身体的状態	不眠，血圧上昇など			
	・月経不順 ・更年期障害の悪化など	・マイナートラブルの悪化 ・切迫流産，早産の危険性（性器出血，子宮収縮） ・外陰部の掻痒感 ・膀胱炎症状 ・便秘 ・食欲増進または低下	・悪露の量が増える / 排出期間が延びる ・母乳分泌が少なくなる ・乳腺炎 ・会陰切開，帝王切開などの創痛増強や炎症	・おむつかぶれ ・湿疹 ・哺乳力の低下 ・脱水
精神的状態	不安，心配，ショック，ストレスなど			
	・不安や心配な気持ちを表出せずに，我慢していることもある	・週数にもよるが，胎児の成長発達に対する不安，出産場所への心配など，妊婦である現在の状況と出産を迎える将来への不安がある ・高揚状態で話し続けたり，ひどく泣き悲しんだりする	・自己の体の回復の遅れや母乳分泌，児の世話，さらに泣き声への周りへの配慮や粉じんなどの児への配慮などがストレスを増強させる ・子育てへの気力がなくなることもある	・環境の変化や親の異変により，夜泣き，ぐずぐず言う，物音に反応するなど

表 6-8-3 応急対応期における女性と妊産婦と新生児への支援のポイント

<table>
<tr><th></th><th>女　性</th><th>妊　婦</th><th>褥　婦</th><th>新生児</th></tr>
<tr><td rowspan="2">健康状態をアセスメントする</td><td colspan="4">無理に聞き出さず，話したいことを聞く．また，いつでも聞く準備があることを示す．</td></tr>
<tr><td>・月経や更年期障害の状態を確認する</td><td>・妊娠の経過を確認する（母子手帳の確認）</td><td>・授乳状況を確認する</td><td>・胎外生活への適応状態を確認する</td></tr>
<tr><td rowspan="2">生活を支援する</td><td colspan="4">生活状況のアセスメントに基づき，日常生活環境（食事，排泄，睡眠，休息，清潔，更衣など）を調整する．屋外トイレの利用を我慢することで，膀胱炎，便秘になることが多いため，その確認とアドバイスを行う．また，汚れやすい陰部や殿部を優先して部分清拭することによって清潔を維持する方法を説明する．感染症の予防のため，手洗い，うがいを促す．</td></tr>
<tr><td>・妻，母，嫁などの社会的役割を避難所でもそのまま担い，気づかずに疲労が蓄積していることが多いため，役割調整について説明する</td><td>・栄養の偏りや塩分のとりすぎによって体重増加や合併症が出現する可能性を説明する</td><td>・周りに気がねなく新生児の世話ができるよう環境を調整する
・避難所から別の場所へ移っても，安全で安心して子育てができるよう環境を調整する</td><td>・保温する
・栄養状態を確認し，授乳を支援する（母乳，人工乳）
・可能なかぎりおむつ交換を行う
・清潔維持のため沐浴や清拭を行う</td></tr>
<tr><td rowspan="2">必要な情報を伝える</td><td colspan="4">いつでも相談できるように相談窓口を提示する．</td></tr>
<tr><td>・がれきなどで死角が多いうえに，支援者や見知らぬ人が多く出入りすることから，犯罪に巻き込まれる可能性が高いことを注意喚起する</td><td colspan="3">・出産，子育てのための準備（必要物品，場所，サポート体制など）を進める</td></tr>
<tr><td rowspan="4">医療機関を確保する</td><td colspan="4">必要時に受診できるように確保する（婦人科，産科，小児科）．</td></tr>
<tr><td>・継続的に内服しているものがあれば，医療機関へつなげる</td><td>・妊婦健康診査を継続する
・正常経過から逸脱している場合は，医療機関へ診察を依頼する
・分娩のために医療機関を確保する</td><td colspan="2">・正常経過から逸脱している場合は，医療機関へ診察を依頼する</td></tr>
<tr><td colspan="4">医療機関への連絡が必要な症状</td></tr>
<tr><td></td><td>・胎動が減少し，1 時間以上ない
・規則的な子宮収縮（1 時間に 6 回以上あるいは 10 分ごとのお腹の張り），腹痛，性器出血，破水などの分娩開始の兆候
・頭痛や眼華閃発（目がチカチカする）などの症状（妊娠高血圧症候群の可能性）
・不眠，気か滅入る，無気力になる，イライラ / 物音や揺れに敏感，不安で仕方がない状態などが続く</td><td>・発熱がある
・直径 3 cm 以上の血塊，悪露の増加，悪露が臭い（子宮収縮不良，子宮内感染の可能性）
・傷（帝王切開や会陰切開の創部）の痛み，発赤，腫脹，浸出液の出現（創の感染の可能性）
・乳房の発赤，腫脹，しこり，汚い色の母乳が出る（乳腺炎の可能性）
・強い不安や気分の落ち込みがある</td><td>・発熱，下痢，食欲（哺乳力）低下がある（感染や脱水の可能性）
・子どもの様子がいつもと異なることが続く（夜泣き，寝付きが悪い，音に敏感になる，表情が乏しいなど）</td></tr>
<tr><td>避難に備える</td><td colspan="2">避難場所からの避難が必要な場合もあるため，避難経路と方法を確認する．</td><td colspan="2">母児がともに避難する場合の方法も確認しておく．</td></tr>
</table>

表 6-8-4 妊娠女性の健康状態チェックリスト

氏名	
生年月日	年　月　日（　）歳
最終月経開始日	年　月　日
分娩予定日	年　月　日
通院中の医療機関	
妊娠中の経過	
最後の妊婦健診日	年　月　日
母親学級の受講	□ なし　□ あり（場所：　）
現在の体重・身長	体重（　）kg，身長（　）cm
妊娠前の体重	体重（　）kg
服薬中の薬	□ なし　□ あり（　）
入院歴・手術歴	□ なし　□ あり（　）
アレルギー	□ なし　□ あり（　）
アルコール	□ なし　□ あり（1日　ビール・焼酎・ワイン　杯）
タバコ	□ なし　□ あり（1日　本　年間）
被災後の様子	
住居	□ 自宅　□ 避難所　□ 親戚・友人宅　□ その他
医療面で困っていること	
生活面で困っていること	
家族構成	□ 夫　□ 子ども（男・女　歳）（男・女　歳）　□ その他（　）
出産予定の医療機関	
出産時の入院方法	□ 徒歩　□ タクシー　□ 自家用車　□ その他（　）

（日本プライマリ・ケア連合学会東日本大震災支援プロジェクト母子保健支援チーム（2011）：派遣前研修チェックシート．）

の人やリーダーに伝えるよう促す．妊産婦と新生児は，平時であっても支援が必要な存在であり，集団生活が難しい状態にある．できるだけ早く隔離するか，専用の施設へ移送することが必要である．

交通遮断や通信途絶などですぐに移送することが難しい場合は，専用スペースをつくり，安静を促す．妊娠初期はつわりの症状があり，嘔吐することもあるため，気がねなく休める環境を調整する．妊娠後期は足元が見えず，慣れない避難所では転倒する危険があるため，段差に気をつけるよう指導する．また，和式トイレの使用は困難であるため，洋式を優先的に使用できるようにする．妊婦は不安が強いため，家族などの付き添いが必要である．授乳中の母児は，人目を気にせずに母児のタイミングで授乳ができるように配慮する．

(2) 授乳支援

授乳中の母児への支援は，母乳育児を行っている場合は継続をすすめる．母乳は乳幼児を感染から守ることができるなどの利点がある．しかし，摂取カロリーの低下やストレスのため，母乳分泌が低下していくこともある．母乳育児を継続することで分泌量が回復していくことを説明し，授乳ができる環境整備を行う．物理的な場所の確保，さらにはストレスが少しでも軽減するような精神的な支援を行う．基本的には欲しがるときに与えるが，児の排泄の回数や元気があるかどうかを確認することを説明しておく．説明にあたっては**図 6-8-2** が参考になる．

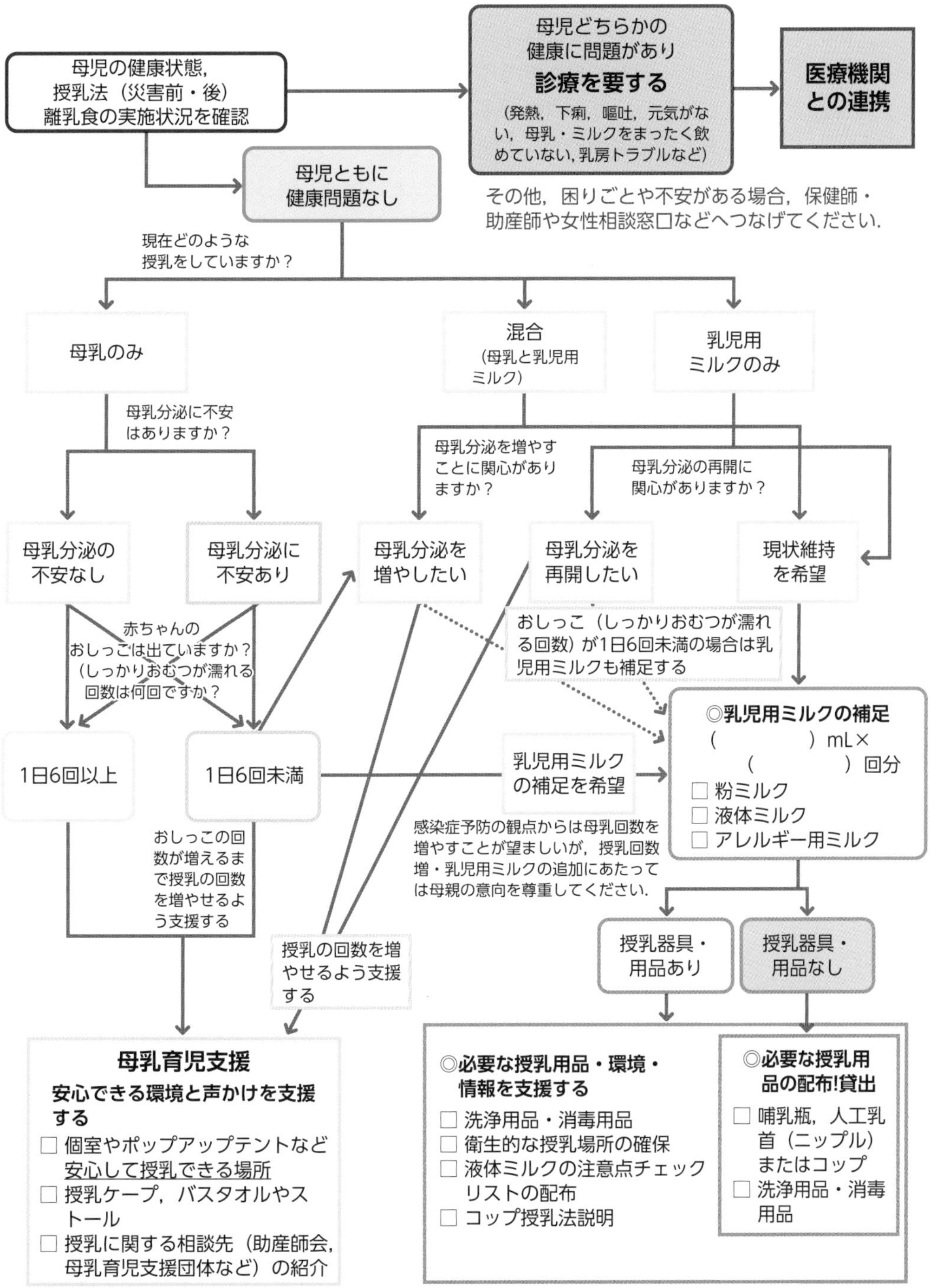

図 6-8-2 授乳アセスメントシート

（内閣府：災害対応力を強化する女性の視点．p62．2020．）

注意してほしいことは，避難所に人工乳があるからといって，安易に人工乳への切り替えをすすめないということである．母乳育児を行っている母子にとっては母乳育児の利点を失うことにつながってしまう．

また，避難所の水や燃料を使用することで，人工乳のみで授乳している児への配給が不足してしまうことにもなりかねない．母乳育児と人工乳の場合の 1 週間の必要物品を表 6-8-5 に示すので，それぞれの内容を確認してほしい．さらに，人工栄養のリスクを最小限にすることとして表 6-8-6 も参考にしてほしい．被災地での支援だけでなく，支援物資を送るときにも気をつけたい内容である．

人工乳で授乳している場合は，調乳への支援が必要である．湯を用意できないときは，衛生的な水で粉ミルクを溶かすこと，授乳ごとに準備し残ったミルクは処分することに注意する．哺乳瓶の準備が難しい場合は，衛生的なコップ，あるいは紙コップなどで代用する．哺乳瓶・コップを煮沸消毒や薬液消毒できないときは，衛生的な水でよく洗って使う

表 6-8-5　乳児に必要な 1 週間分の備蓄品

母乳だけで育っている児	・紙おむつ 100 枚 ・おしりふき 200 枚
人工乳だけで育っている児	・粉ミルク 900 g の缶 2 つ ・飲料水 56 L（1 日 8 L として計算） ・保存容器（蓋つきでつぶれない固さのもの） ・蓋つきの大きな鍋（器具を煮沸消毒するためのもの） ・やかん ・カセットコンロとカセットボンベ 8 本 ・計量カップ（お湯を量るためのもの，消毒できるよう耐熱性がよい） ・紙コップ 120 個 ・割り箸 120 組 ・大きめのペーパータオル 300 枚（手や器具を拭くため） ・洗剤 ・紙おむつ 100 枚 ・おしりふき 200 枚

（大山牧子（2015）：災害時の乳児栄養　東日本大震災における経験から．NPO 法人日本ラクテーション・コンサルタント協会，p73.）

表 6-8-6　人工栄養のリスクを最小限にすること　災害時の寄付

災害時に，母乳代用品，その他の乳製品，授乳用具（哺乳びん，人工乳頭，搾乳機など）を寄付したり受け取ったりしないようにすること．寄付された母乳代用品は，

・概して質がバラバラである
・適切でない種類のミルク
・ニーズに合わない支給
・ラベル（製品表示）の言語が読めない
・一連の必須のケアが同時に提供されていない
・無差別に配布
・必要とする人を対象にしていない
・持続して提供されていない
・リスクを軽減するために余分な時間やリソースを使っている

（NPO 法人日本ラクテーション・コンサルタント協会訳（2017）：災害時における乳幼児の栄養　災害救援スタッフと管理者のための活動の手引き　日本語版．pp23–24）

表 6-8-7　液体ミルク（乳児用調整液状乳）の取り扱い

2018 年 8 月から日本国内での液体ミルクの製造・販売が許可されました．乳児用液体ミルクの正式名は乳児用調製液状乳といい，液体状の密閉された人工乳のことを指します．調乳済み，滅菌済みのため，粉を溶かさず，すぐにそのまま飲むことができます．常温（おおむね 25℃以下）で保存ができるのも特徴です．高温下に置かないよう注意が必要です．

製品状態の確認	期限表示の確認や容器に破損等がないかを確認します．また，授乳前に製品の色味や匂いも確認しましょう．メーカーにより，褐色化している場合もありますが，滅菌過程によるものです．
授乳のための容器の確保	液体ミルクは，紙パックやプラスチック容器，缶等の製品があります．その場合は，消毒した哺乳瓶に移し替えて乳首をつけます．また，清潔なコップに移し替えたり，スプーン等で，授乳できる状態にします．哺乳瓶に乳首を取り付ける場合には，包装の汚れや破損がないか確認しましょう．
その他	以下の注意点を把握して，適切な使用を促してください． ・飲む前によく振って攪拌する ・開けたらすぐに飲む．飲み残しは捨てる ・常温（おおむね 25℃以下）で適切に保存する （常温で保管されていれば，温めて与える必要はありません．温めて与えることもできますが，温め方は説明書に沿って下さい（レンジ不可；電子レンジは，加熱が不均衡で，一部に熱い部分（「ホット・スポット」）ができ，乳児の口に火傷を負わす可能性があります）．温めたミルクを乳児が飲まなかった場合は保存せずに破棄してください） ・災害時には外国製品が支援物資として届くこともあります．外国語の表示に注意してください．特に，月齢に適した製品であるかを必ず確認してください ・外国製品の場合，日本製品と期限表示が異なります．期限表示の記載「*BBE：04-20」「USE BY: Apr 20」はどちらも 2020 年 4 月まで，「24.11.18」は 2018 年 11 月 24 日までという意味です．（*BBE：best before end）

（日本栄養士会（2019）：赤ちゃん防災プロジェクト　災害時における乳幼児の栄養支援の手引き．p6）

などして，感染予防にとくに留意するよう説明する[4]．

また，2019 年から日本でも液体ミルクが購入できるようになった．使用方法については，母と子の育児支援ネットワーク[5]や日本栄養士会[6]による説明が公開されている（表 6-8-7）．保存方法や注意事項などが詳細に書かれているため，支援者が参考にするだけでなく，授乳中の女性や家族にもぜひ紹介してほしい．

(3)気分転換

疲労やストレスは，被災者本人のみに影響するのではなく，被災者同士の関係性にも影響する．プライバシーがないこと，食事の配分や配膳の順番，各家族の生活スペースの確保などの問題が，お互いの精神状態を追いこみ，共同生活を難しくすることもある．健康を維持するためには，精神状態を改善することも大切である．

このようなストレス状態が続いているため，まずは被災者の話を聞くという支援が最優先される．被災者のそばに座って傾聴し，不安な気持ちに寄り添うことも求められる．また，気分転換ができるような支援も必要である．狭いスペースで不自然な姿勢を強いられるため，運動やストレッチを促すことなども健康の維持につながる．

(4)生活環境の衛生維持

生活環境の衛生維持には避難所の運営管理が大きく関与する．避難所生活が長期化すると，その運営の質が被災者の生活を左右していく．多くの場合，地域住民からの信頼がある自治会や自主防災組織の役員が統率をとり，地域リーダー主導型による運営がなされる．

東日本大震災の時には，その役職につく者の大半は男性であったため，女性のもつ健康課題やニーズが支援に反映されにくかった．たとえば，月経の症状や尿失禁用パットの必要性などについては，男性には伝えにくいため，女性の状況を把握し，その課題を解決できるように働きかけてくれる人材が避難所運営に必要である．内閣府による「避難所運営ガイドライン 2016」[7] にも「過去の災害時には，女性たちが意見を言う機会が限られていた．女性たちが避難所運営の意思決定に加わることができるよう配慮することで，特に高齢者や障害者，子供たちの命・健康のリスクの見守り体制が強化されることになり，避難所の質の向上につながることが期待される」と記されている．そのため，避難所運営に女性が参画していない場合は，管理者に女性のニーズを伝えることも重要であるし，女性の管理者を決めるようにアドバイスすることが必要なこともある．また，必要なものを伝えにくい場合は，リクエスト票などを使用してニーズを伝えやすいように配慮する[7]．**表 6-8-8** は，実際に被災地で配布された女性のための物品が入ったバッグの内容である．非常に役に立ったという声を聞いており，まずは災害への備えとして必要な物品を用意する際に参考にできる．

避難所運営については，簡潔にまとめた「避難所運営の手引き」[8] がある．**図 6-8-3** のようなレイアウトや**図 6-8-4** のようなゾーン分けをすることで，避難所運営が円滑になるとともに被災者の生活の質も向上する．また，避難所の質を向上するために参考にすべき国際基準として「スフィア・プロジェクト」[9] がある．2019 年にスフィア・プロジェクト日本語版が公開されたため，支援の際にも参考にしてほしい．

さらに，感染症の流行も念頭に置き，感染予防への注意も必要である．トイレを使用した後に手洗いを徹底する環境を整えるとともに，手洗いや消毒，感染予防については，その方法を詳細に示したポスターを作成し，避難所に提示するとよい．とくにトイレの管理

表 6-8-8　女性のための必要用品として，被災地で配布されたバッグの内容

・ポーチ
・ふえ，LED 懐中電灯
・生理用ナプキン，尿もれパット，パンティライナー
・ビデ
・生理用ショーツ
・化粧水，洗顔石鹸，保湿クリーム，ハンドクリーム，リップクリーム
・ブラシ，髪ゴム，鏡

（マガジンハウス編（2011）：女性のための防災 BOOK．p74.）

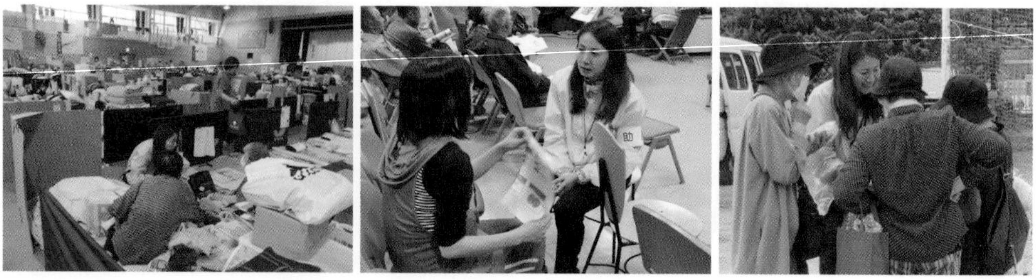

写真　東日本大震災での支援活動の様子

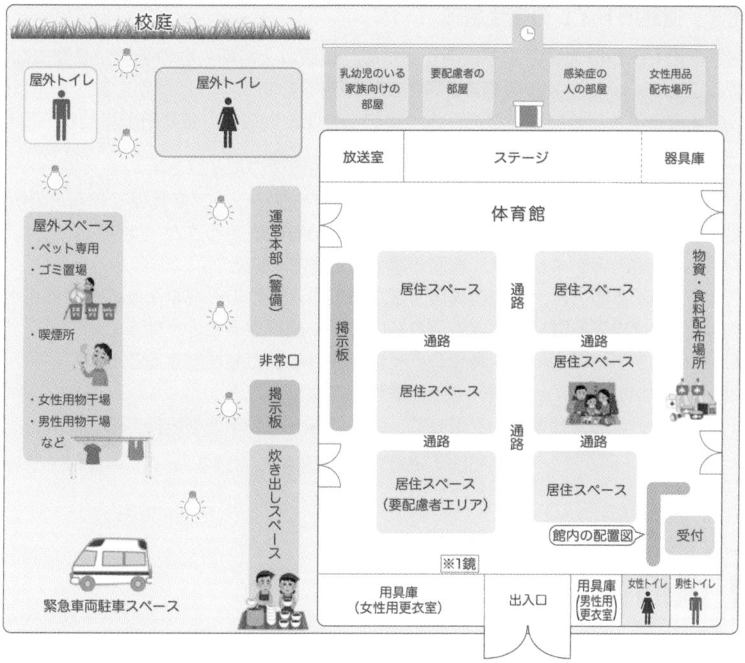

図 6-8-3 避難所のレイアウト例
（四日市市危機管理室（2016）：避難所運営の手引き．p4）

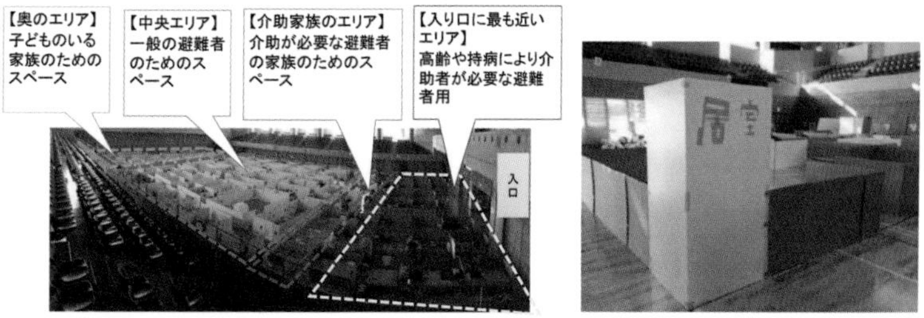

上の写真は，ある避難所でのゾーン分けの例と，居室と通路を分離するための段ボールを設定した事例である．

図 6-8-4 避難所のゾーン分けの例
（内閣府（2017）：平成 28 年度避難所における被災者支援に関する事例等報告書．p20）

に関しては，内閣府がガイドラインを提示している．表 6-8-9 に衛生管理のポイントを示すのであわせて参考にしてほしい．

地域コミュニティ力が弱い地域の避難所や大きい避難所ほど，チームワークができるまでに時間がかかる場合が多いため，生活を改善するための役割（トイレ掃除など）を分担できるようなアドバイスが必要なこともある．被災者自身での自治を尊重することも大切であるが，避難所でともに生活していない第三者が客観的な状況を伝えることで，生活環境が改善することもある．

表 6-8-9 避難所トイレの衛生管理

避難所のトイレは大勢の人が使用するため，普段以上に衛生面の配慮が必要になる．清潔な環境を維持することで，ノロウィルス感染症等，二次被害を抑制することができる．トイレの衛生管理は，被災者の命を守ることに直結するため，水や食料の確保と同様に，避難所開設時から取り組むべきである．
[トイレの衛生管理のポイント]
・誰もが気持ちよくトイレを使うために，女性もリーダーシップを発揮できる避難所運営体制にすること
・感染症を予防するために手洗い水の確保や手洗いを徹底すること
・体育館等の室内のトイレでは，専用の履物を用意すること
・便袋を使用する場合は，汚物処理の方法を徹底し，汚物の保管場所を確保すること
・便袋の保管は出来る限り，雨水で濡れない場所を選択することが望ましい
・感染症患者が出た場合には，専用のトイレを設けることも検討すること
・避難者の中から，トイレの責任者と掃除当番を決めること
・ボランティア等の支援者の力を借りて，衛生的なトイレ環境を維持すること

（内閣府（2016）：避難所における トイレの確保・管理ガイドライン．p17）

4 復旧復興期とは

1）復旧復興期と仮設住宅

復旧復興期においては，避難所で集団生活をしていた被災者が仮設住宅という個別のスペースへと移動することにより，人びとのニーズが多様化してくる．また，これまでの集団生活でストレスが増大していたことにより，アルコールなどに依存する人やプライベートな空間を得たことでそのまま引きこもってしまう人が出てくるなど，避難所での健康課題に加え，新たな課題が生じる．とくに心理的な要因に起因した課題が増えてくる．

2）復旧復興期の健康課題と支援活動

生活の場の変化を踏まえて，被災者それぞれの生活を確立していくことがこの時期の支援の目標となる[3)]．

(1)仮設住宅における生活の安定化

この時期，災害時に被災地にいた妊産婦は，より安全な場所に移送されていることが多い．むしろ，仮設住宅に入居してから新たに妊娠する人もいる．その際の妊産婦への支援は**表 6-8-2, 3** に準じ，正常に経過するための支援を行う．

女性に限らず被災者の多くは，仮設住宅という限られた空間で運動不足になってしまうことが多い．また，集団生活から個々の生活へと変化することで，これまでのストレスから，好みの物ばかりを摂取する傾向になるなど，食生活が乱れ，さまざまな生活習慣病を引き起こしてしまう．それは，プライベートな空間が孤立化をつくり出してしまうことも原因である．孤立化することによりうつ状態になったり，アルコール依存になったり，自殺企図などを引き起こしやすく，精神状態としては不安定な時期が続く．そのため，心のケアに関する支援がより重要な時期であるといえる．

(2)多職種による複合的な支援

仮設住宅での生活は，プライバシーが守られる一方で，個々の状況がみえにくくなってしまう．そのため，仮設住宅から外に出ることを促す支援や，巡回して健康状態を把握することも必要となってくる．その支援のポイントは，気になる対象をよく観察してアセスメントし，課題があれば心のケアの専門職または専門機関による支援につなげることである．大切なことは，対象の深刻な状況を見逃さないことである．

さらに，コミュニティ形成を視野に入れた援助も重要である．孤立者をつくってしまうと健康維持を困難にする負のスパイラルに陥ってしまうため，集団でともに何かに取り組めるような機会をつくり，人と人とのつながりをもてる場を提供することも支援のひとつといえる．岩手県陸前高田市では，2011 年 11 月から社会福祉協議会が中心となって，「お茶っこ会」というコミュニケーションの場を設けたという事例がある[10)]．この機会を利用して，看護職による健康相談や，運動療法士による運動指導，アロマセラピストによるマッサージをはじめ，被災者の健康状態の把握，情報提供，コミュニティの再構築などの複合的な支援が行われた．多職種が連携することで，より効果的な支援が提供できるため，支援側の体制の構築も必要である．

(3)合併症予防への支援

災害時の静脈血栓塞栓症（venous thromboembolism；VTE）はエコノミークラス症候群として広く注意喚起された．とくに肺血栓塞栓症（pulmonary thromboembolism；PTE）の基礎疾患である下肢の深部静脈血栓症（deep vein thrombosis；DVT）の発症の危険性が述べられている．

災害と PTE および DVT との関連は，2004 年の新潟県中越地震後に明らかとなった[11)]．男性よりも女性のほうが DVT 陽性率が高く，その原因は，車中泊，睡眠剤の使用，夜間排尿を避けること，さらに避難所生活が長期化すること，と報告がある．さらに妊婦は，妊娠によるホルモンの作用，凝固系の変化により，血栓症発症のリスクが増大する[12)]．また，新潟県中越地震では 20 代後半の出産 1 カ月以内の褥婦に DVT が認められたことから，妊娠出産は危険因子と考えられると述べられている[13)]．そのため，妊産婦を含む被災者に対し，運動ができる環境整備と運動指導，トイレ数の確保，水分摂取などの支援も非常に重要である．

5 災害への備え / わたしが守るわたしを守る

いつもの生活のなかで災害への準備をすることは，もはや特別なことではない．近年の自然災害の多さから，さまざまな状況を想定した対応を考えておくことは重要である．しかし，あらためて準備するとなると難しいことが多い．大切なことは「いつもの生活のなかに，さりげなく災害への備えを入れること」である．ふだん使用している物や生活パターンが，備えにつながるような工夫があるとよい．そのなかでも「体調を整えておくこと」も備えにつながるといっても過言ではない（**図 6-8-5**）．何らかの症状があれば，ふだんから自分でコントロールする方法を見つけておくよう伝えることも支援となる．医療者として，「備え」について人びとに伝えてほしい．

また，日々の生活のなかでの意識づけとして，**図 6-8-6** の「災害ココロエ 6 か条」が参考になる．とくに「2. 普段からシミュレーションをしておこう」のように，自己を守る手段をもっておくためにも，繰り返しシミュレーションを行うとよい．通勤・通学などの

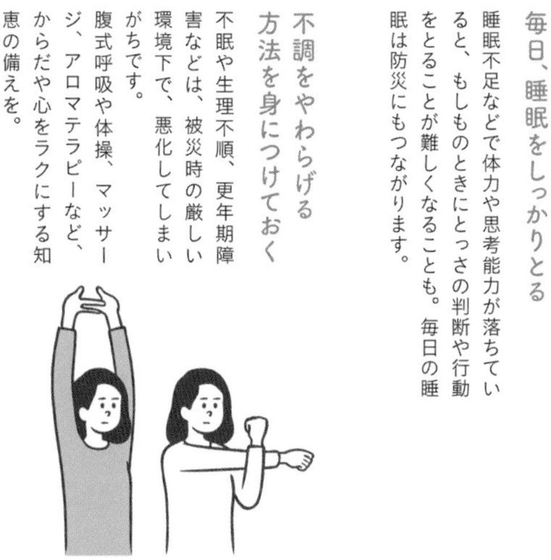

図 6-8-5 体調を整えることによる備えの一例
（東京都総務局総合防災部防災管理課（2018）：東京くらし防災　体調管理でできる防災．p62）

1. 災害は忘れたころにやってくる
2. 普段からシミュレーションをしておこう
3. 職場より自宅やひとりのときに被災する
4. ひとりでは出来ないこともチームなら
5. 被災後に物がないのは当たり前
6. 生き残るために知恵と知識をフル回転

図 6-8-6 災害ココロエ 6 カ条
（五十嵐ゆかり（2018）：女性視点の災害への備え．月刊フェスク，11：2–11）

いつものルートで，「もしいま地震に出会った場合は，どのようにしたらよいのか」などを考えることをすすめてほしい．また，マイ・タイムラインの作成も有効である．「タイムライン」は，行政の防災行動計画としての取組みであったが[14]，近年は一人ひとりが作成する「マイ・タイムライン」が注目されている．マイ・タイムラインとは，いざというときにあわてることがないよう，避難に備えた行動をあらかじめ決めておくものである[15]．さまざまな災害に対して作成してみると，いろいろな気づきがあるだろう．シミュレーションの良い点は，何度もやり直しができることである．その都度，課題に気づき，より良い方法を見出しておくことも備えである．

〈文献〉

1）内閣府（2013）：避難行動要支援者名簿災対法（第 49 条の 10 ～第 49 条の 13）関係の質疑応答．
2）DMAT 事務局：DMAT Japan Disaster Medical Assistance Team．
3）和田耕治，岩室紳也（2011）：保健・医療従事者が被災者と自分を守るためのポイント集．中外医学社，p5．
4）母と子の育児支援ネットワーク（2019）：災害時の赤ちゃんの栄養．
5）母と子の育児支援ネットワーク（2019）：液体ミルクを使用するお母さま，ご家族の方へ．
6）日本栄養士会（2019）：赤ちゃん防災プロジェクト　災害時における乳幼児の栄養支援の手引き
7）内閣府（2016）：避難所運営ガイドラン．
8）四日市市危機管理室（2016）：避難所運営の手引き．
9）Sphere（2019）：スフィアハンドブック日本語版．
10）（伊藤園ウェブサイト）CRS 東日本大震災復興支援に関する当社の活動．
11）榛沢和彦（2014）：災害と肺塞栓症（静脈血栓塞栓症）．心臓，46(5)：569–573．
12）日本産科婦人科学会，日本産婦人科医会（2017）：産婦人科診療ガイドライン　産科編 2017．pp10–14．
13）日本循環器学会 / 日本高血圧学会 / 日本心臓病学会合同ガイドライン（2014）：2014 年　災害時循環器疾患の予防・管理に関するガイドライン．
14）国土交通省：タイムライン．
15）東京都防災ホームページ：東京マイ・タイムラインとは．

巻末資料

母性看護・周産期看護に関連する法律（2019年12月現在，一部抜粋）

母子保健法

第一章　総則

（目的）

第一条　この法律は，母性並びに乳児及び幼児の健康の保持及び増進を図るため，母子保健に関する原理を明らかにするとともに，母性並びに乳児及び幼児に対する保健指導，健康診査，医療，その他の措置を講じ，もつて国民保健の向上に寄与することを目的とする．（母性の尊重）

第二条　母性は，すべての児童がすこやかに生まれ，かつ，育てられる基盤であることにかんがみ，尊重され，かつ，保護されなければならない．

（乳幼児の健康の保持増進）

第三条　乳児及び幼児は，心身ともに健全な人として成長してゆくために，その健康が保持され，かつ，増進されなければならない．

（母性及び保護者の努力）

第四条　母性は，みずからすすんで，妊娠，出産又は育児についての正しい理解を深め，その健康の保持及び増進に努めなければならない．

2　乳児又は幼児の保護者は，みずからすすんで，育児についての正しい理解を深め，乳児又は幼児の健康の保持及び増進に努めなければならない．

（国及び地方公共団体の責務）

第五条　国及び地方公共団体は，母性並びに乳児及び幼児の健康の保持及び増進に努めなければならない．

2　国及び地方公共団体は，母性並びに乳児及び幼児の健康の保持及び増進に関する施策を講ずるに当たつては，当該施策が乳児及び幼児に対する虐待の予防及び早期発見に資するものであることに留意するとともに，その施策を通じて，前三条に規定する母子保健の理念が具現されるように配慮しなければならない．

（用語の定義）

第六条　この法律において「妊産婦」とは，妊娠中又は出産後一年以内の女子をいう．

2　この法律において「乳児」とは，一歳に満たない者をいう．

3　この法律において「幼児」とは，満一歳から小学校就学の始期に達するまでの者をいう．

4　この法律において「保護者」とは，親権を行う者，未成年後見人その他の者で，乳児又は幼児を現に監護する者をいう．

5　この法律において「新生児」とは，出生後二十八日を経過しない乳児をいう．

6　この法律において「未熟児」とは，身体の発育が未熟のまま出生した乳児であつて，正常児が出生時に有する諸機能を得るに至るまでのものをいう．

（都道府県児童福祉審議会等の権限）

第七条　児童福祉法（昭和二十二年法律第百六十四号）第八条第二項に規定する都道府県児童福祉審議会（同条第一項ただし書に規定する都道府県にあつては，地方社会福祉審議会．以下この条において同じ．）及び同条第四項に規定する市町村児童福祉審議会）は，母子保健に関する事項につき，調査審議するほか，同条第二項に規定する都道府県児童福祉審議会は都道府県知事の，同条第四項に規定する市町村児童福祉審議会は市町村長の諮問にそれぞれ答え，又は関係行政機関に意見を具申することができる．

（都道府県の援助等）

第八条　都道府県は，この法律の規定により市町村が行う母子保健に関する事業の実施に関し，市町村相互間の連絡調整を行い，及び市町村の求めに応じ，その設置する保健所による技術的事項についての指導，助言その他当該市町村に対する必要な技術的援助を行うものとする．

（実施の委託）

第八条の二　市町村は，この法律に基づく母子保健に関する事業の一部について，病院若しくは診療所又は医師，助産師その他適当と認められる者に対し，その実施を委託することができる．

（連携及び調和の確保）

第八条の三　都道府県及び市町村は，この法律に基づく母子保健に関する事業の実施に当たつては，学校保健安全法（昭和三十三年法律第五十六号），児童福祉法その他の法令に基づく母性及び児童の保健及び福祉に関する事業との連携及び調和の確保に努めなければならない．

第二章　母子保健の向上に関する措置

（知識の普及）

第九条　都道府県及び市町村は，母性又は乳児若しくは幼児の健康の保持及び増進のため，妊娠，出産又は育児に関し，相談に応じ，個別的又は集団的に，必要な指導及び助言を行い，並びに地域住民の活動を支援すること等により，母子保健に関する知識の普及に努めなければならない．

（保健指導）

第十条　市町村は，妊産婦若しくはその配偶者又は乳児若しくは幼児の保護者に対して，妊娠，出産又は育児に関し，必要な保健指導を行い，又は医師，歯科医師，助産師若しくは保健師について保健指導を受けることを勧奨しなければならない．

（新生児の訪問指導）

第十一条　市町村長は，前条の場合において，当該乳児が新生児であつて，育児上必要があると認めるときは，医師，保健師，助産師又はその他の職員をして当該新生児の保護者を訪問させ，必要な指導を行わせるものとする．ただし，当該新生児につき，第十九条の規定による指導が行われるときは，この限りでない．

2　前項の規定による新生児に対する訪問指導は，当該新生児が新生児でなくなつた後においても，継続することができる．

（健康診査）

第十二条　市町村は，次に掲げる者に対し，厚生労働省令の定めるところにより，健康診査を行わなければならない．

一　満一歳六か月を超え満二歳に達しない幼児

二　満三歳を超え満四歳に達しない幼児

2　前項の厚生労働省令は，健康増進法（平成十四年法律第百三号）第九条第一項に規定する健康診査等指針（第十六条第四項において単に「健康診査等指針」という．）と調和が保たれたものでなければならない．

第十三条　前条の健康診査のほか，市町村は，必要に応じ，妊産婦又は乳児若しくは幼児に対して，健康診査を行い，又は健康診査を受けることを勧奨しなければならない．

2　厚生労働大臣は，前項の規定による妊婦に対する健康診査についての望ましい基準を定めるものとする．

（栄養の摂取に関する援助）

第十四条　市町村は，妊産婦又は乳児若しくは幼児に対して，栄養の摂取につき必要な援助をするように努めるものとする．

（妊娠の届出）

第十五条　妊娠した者は，厚生労働省令で定める事項につき，速やかに，市町村長に妊娠の届出をするようにしなければならない．

（母子健康手帳）

第十六条　市町村は，妊娠の届出をした者に対して，母子健康手帳を交付しなければならない．

2　妊産婦は，医師，歯科医師，助産師又は保健師について，健康診査又は保健指導を受けたときは，その都度，母子健康手帳に必要な事項の記載を受けなければならない．乳児又は幼児の健康診査又は保健指導を受けた当該乳児又は幼児の保護者についても，同様とする．

3　母子健康手帳の様式は，厚生労働省令で定める．

4　前項の厚生労働省令は，健康診査等指針と調和が保たれたものでなければならない．

（妊産婦の訪問指導等）

第十七条　第十三条第一項の規定による健康診査を行つた市町村の長は，その結果に基づき，当該妊産婦の健康状態に応じ，保健指導を要する者については，医師，助産師，保健師又はその他の職員をして，その妊産婦を訪問させて必要な指導を行わせ，妊娠又は出産に支障を及ぼすおそれがある疾病にかかつている疑いのある者については，医師又は歯科医師の診療を受けることを勧奨するものとする．

2　市町村は，妊産婦が前項の勧奨に基づいて妊娠又は出産に支障を及ぼすおそれがある疾病につき医師又は歯科医師の診療を受けるために必要な援助を与えるように努めなければならない．

（低体重児の届出）

第十八条　体重が二千五百グラム未満の乳児が出生したときは，その保護者は，速やかに，その旨をその乳児の現在地の市町村に届け出なければならない．

（未熟児の訪問指導）

第十九条　市町村長は，その区域内に現在地を有する未熟児について，養育上必要があると認めるときは，医師，保健師，助産師又はその他の職員をして，その未熟児の保護者を訪問させ，必要な指導を行わせるものとする．

2　第十一条第二項の規定は，前項の規定による訪問指導に準用する．

（養育医療）

第二十条　市町村は，養育のため病院又は診療所に入院することを必要とする未熟児に対し，その養育に必要な医療（以下「養育医療」という．）の給付を行い，又はこれに代えて養育医療に要する費用を支給することができる．

2　前項の規定による費用の支給は，養育医療の給付が困難であると認められる場合に限り，行なうことができる．

3　養育医療の給付の範囲は，次のとおりとする．

一　診察

二　薬剤又は治療材料の支給

三　医学的処置，手術及びその他の治療

四　病院又は診療所への入院及びその療養に伴う世話その他の看護

五　移送

4　養育医療の給付は，都道府県知事が次項の規定により指定する病院若しくは診療所又は薬局（以下「指定養育医療機関」という．）に委託して行うものとする．

5　都道府県知事は，病院若しくは診療所又は薬局の開設者の同意を得て，第一項の規定による養育医療を担当させる機関を指定する．

6　第一項の規定により支給する費用の額は，次項の規定により準用する児童福祉法第十九条の十二の規定により指定養育医療機関が請求することができる診療報酬の例により算定した額のうち，本人及びその扶養義務者（民法（明治二十九年法律第八十九号）に定める扶養義務者をいう．第二十一条の四第一項において同じ．）が負担することができないと認められる額とする．

7　児童福祉法第十九条の十二，第十九条の二十及び第二十一条の三の規定は養育医療の給付について，同法第二十条第七項及び第八項並びに第二十一条の規定は指定養育医療機関について，それぞれ準用する．この場合において，同法第十九条の十二中「診療方針」とあるのは「診療方針及び診療報酬」と，同法第十九条の二十（第二項を除く．）中「小児慢性特定疾病医療費の」とあるのは「診療報酬の」と，同条第一項中「第十九条の三第十項」とあるのは「母子保健法第二十条第七項において読み替えて準用する第十九条の十二」と，同条第四項中「都道府県」とあるのは「市町村」と，同法第二十一条の三第二項中「都道府県の」とあるのは「市町村の」と読み替えるものとする．

（医療施設の整備）

第二十条の二　国及び地方公共団体は，妊産婦並びに乳児及び幼児の心身の特性に応じた高度の医療が適切に提供されるよう，必要な医療施設の整備に努めなければならない．

（調査研究の推進）

第二十条の三　国は，乳児及び幼児の障害の予防のための研究その他母性並びに乳児及び幼児の健康の保持及び増進のため必要な調査研究の推進に努めなければならない．

（費用の支弁）

第二十一条　市町村が行う第十二条の規定による健康診査に要する費用及び第二十条の規定による措置に要する費用は，当該市町村の支弁とする．

（都道府県の負担）

第二十一条の二　都道府県は，政令の定めるところにより，前条の規定により市町村が支弁する費用のうち，第二十条の規定による措置に要する費用については，その四分の一を負担するものとする．

（国の負担）

第二十一条の三　国は，政令の定めるところにより，第二十一条の規定により市町村が支弁する費用のうち，第二十条の規定による措置に要する費用については，その二分の一を負担するものとする．

（費用の徴収）

第二十一条の四　第二十条の規定による養育医療の給付に要する費用を支弁した市町村長は，当該措置を受けた者又はその扶養義務者から，その負担能力に応じて，当該措置に要する費用の全部又は一部を徴収することができる．

2　前項の規定による費用の徴収は，徴収されるべき者の居住地又は財産所在地の市町村に嘱託することができる．
3　第一項の規定により徴収される費用を，指定の期限内に納付しない者があるときは，地方税の滞納処分の例により処分することができる．この場合における徴収金の先取特権の順位は，国税及び地方税に次ぐものとする．

第三章　母子健康包括支援センター
第二十二条　市町村は，必要に応じ，母子健康包括支援センターを設置するように努めなければならない．
2　母子健康包括支援センターは，第一号から第四号までに掲げる事業を行い，又はこれらの事業に併せて第五号に掲げる事業を行うことにより，母性並びに乳児及び幼児の健康の保持及び増進に関する包括的な支援を行うことを目的とする施設とする．
一　母性並びに乳児及び幼児の健康の保持及び増進に関する支援に必要な実情の把握を行うこと．
二　母子保健に関する各種の相談に応ずること．
三　母性並びに乳児及び幼児に対する保健指導を行うこと．
四　母性及び児童の保健医療又は福祉に関する機関との連絡調整その他母性並びに乳児及び幼児の健康の保持及び増進に関し，厚生労働省令で定める支援を行うこと．
五　健康診査，助産その他の母子保健に関する事業を行うこと（前各号に掲げる事業を除く．）．
3　市町村は，母子健康包括支援センターにおいて，第九条の相談，指導及び助言並びに第十条の保健指導を行うに当たつては，児童福祉法第二十一条の十一第一項の情報の収集及び提供，相談並びに助言並びに同条第二項のあつせん，調整及び要請と一体的に行うように努めなければならない．

児童福祉法

第一章　総則
第一条　全て児童は，児童の権利に関する条約の精神にのつとり，適切に養育されること，その生活を保障されること，愛され，保護されること，その心身の健やかな成長及び発達並びにその自立が図られることその他の福祉を等しく保障される権利を有する．
第二条　全て国民は，児童が良好な環境において生まれ，かつ，社会のあらゆる分野において，児童の年齢及び発達の程度に応じて，その意見が尊重され，その最善の利益が優先して考慮され，心身ともに健やかに育成されるよう努めなければならない．
○2　児童の保護者は，児童を心身ともに健やかに育成することについて第一義的責任を負う．
○3　国及び地方公共団体は，児童の保護者とともに，児童を心身ともに健やかに育成する責任を負う．
第三条　前二条に規定するところは，児童の福祉を保障するための原理であり，この原理は，すべて児童に関する法令の施行にあたつて，常に尊重されなければならない．
第五条　この法律で，妊産婦とは，妊娠中又は出産後一年以内の女子をいう．
第六条の三
○3　この法律で，子育て短期支援事業とは，保護者の疾病その他の理由により家庭において養育を受けることが一時的に困難となつた児童について，厚生労働省令で定めるところにより，児童養護施設その他の厚生労働省令で定める施設に入所させ，その者につき必要な保護を行う事業をいう．
○4　この法律で，乳児家庭全戸訪問事業とは，一の市町村の区域内における原則として全ての乳児のいる家庭を訪問することにより，厚生労働省令で定めるところにより，子育てに関する情報の提供並びに乳児及びその保護者の心身の状況及び養育環境の把握を行うほか，養育についての相談に応じ，助言その他の援助を行う事業をいう．
○5　この法律で，養育支援訪問事業とは，厚生労働省令で定めるところにより，乳児家庭全戸訪問事業の実施その他により把握した保護者の養育を支援することが特に必要と認められる児童（第八項に規定する要保護児童に該当するものを除く．以下「要支援児童」という．）若しくは保護者に監護させることが不適当であると認められる児童及びその保護者又は出産後の養育について出産前において支援を行うことが特に必要と認められる妊婦（以下「特定妊婦」という．）（以下「要支援児童等」という．）に対し，その養育が適切に行われるよう，当該要支援児童等の居宅において，養育に関する相談，指導，助言その他必要な支援を行う事業をいう．

○6　この法律で，地域子育て支援拠点事業とは，厚生労働省令で定めるところにより，乳児又は幼児及びその保護者が相互の交流を行う場所を開設し，子育てについての相談，情報の提供，助言その他の援助を行う事業をいう．
第十二条　都道府県は，児童相談所を設置しなければならない．
○2　児童相談所は，児童の福祉に関し，主として前条第一項第一号に掲げる業務（市町村職員の研修を除く．）並びに同項第二号（イを除く．）及び第三号に掲げる業務並びに障害者の日常生活及び社会生活を総合的に支援するための法律第二十二条第二項及び第三項並びに第二十六条第一項に規定する業務を行うものとする．
○3　都道府県は，児童相談所が前項に規定する業務のうち法律に関する専門的な知識経験を必要とするものを適切かつ円滑に行うことの重要性に鑑み，児童相談所における弁護士の配置又はこれに準ずる措置を行うものとする．
○4　児童相談所は，必要に応じ，巡回して，第二項に規定する業務（前条第一項第二号ホに掲げる業務を除く．）を行うことができる．
○5　児童相談所長は，その管轄区域内の社会福祉法に規定する福祉に関する事務所（以下「福祉事務所」という．）の長（以下「福祉事務所長」という．）に必要な調査を委嘱することができる．
第十二条の二　児童相談所には，所長及び所員を置く．
○2　所長は，都道府県知事の監督を受け，所務を掌理する．
○3　所員は，所長の監督を受け，前条に規定する業務をつかさどる．
○4　児童相談所には，第一項に規定するもののほか，必要な職員を置くことができる．
第十二条の三　児童相談所の所長及び所員は，都道府県知事の補助機関である職員とする．
○2　所長は，次の各号のいずれかに該当する者でなければならない．
一　医師であつて，精神保健に関して学識経験を有する者
二　学校教育法に基づく大学又は旧大学令（大正七年勅令第三百八十八号）に基づく大学において，心理学を専修する学科又はこれに相当する課程を修めて卒業した者
三　社会福祉士
四　児童の福祉に関する事務をつかさどる職員（以下「児童福祉司」という．）として二年以上勤務した者又は児童福祉司たる資格を得た後二年以上所員として勤務した者
五　前各号に掲げる者と同等以上の能力を有すると認められる者であつて，厚生労働省令で定めるもの
○3　所長は，厚生労働大臣が定める基準に適合する研修を受けなければならない．
○4　相談及び調査をつかさどる所員は，児童福祉司たる資格を有する者でなければならない．
○5　判定をつかさどる所員の中には，第二項第一号に該当する者又はこれに準ずる資格を有する者及び同項第二号に該当する者又はこれに準ずる資格を有する者が，それぞれ一人以上含まれなければならない．
○6　指導をつかさどる所員の中には，次の各号に掲げる指導の区分に応じ，当該各号に定める者が含まれなければならない．
一　心理に関する専門的な知識及び技術を必要とする指導　第二項第一号に該当する者若しくはこれに準ずる資格を有する者又は同項第二号に該当する者若しくはこれに準ずる資格を有する者
二　児童の健康及び心身の発達に関する専門的な知識及び技術を必要とする指導　医師又は保健師
第十二条の四　児童相談所には，必要に応じ，児童を一時保護する施設を設けなければならない．
第十二条の五　この法律で定めるもののほか，児童相談所の管轄区域その他児童相談所に関し必要な事項は，命令でこれを定める．
第十二条の六　保健所は，この法律の施行に関し，主として次の業務を行うものとする．
一　児童の保健について，正しい衛生知識の普及を図ること．
二　児童の健康相談に応じ，又は健康診査を行い，必要に応じ，保健指導を行うこと．
三　身体に障害のある児童及び疾病により長期にわたり療養を必要とする児童の療育について，指導を行うこと．
四　児童福祉施設に対し，栄養の改善その他衛生に関し，必要な助言を与えること．
○2　児童相談所長は，相談に応じた児童，その保護者又は妊産婦について，保健所に対し，保健指導その他の必要な協力を求めることができる．

第二章　福祉の保障

第二十一条の八　市町村は，次条に規定する子育て支援事業に係る福祉サービスその他地域の実情に応じたきめ細かな福祉サービスが積極的に提供され，保護者が，その児童及び保護者の心身の状況，これらの者の置かれている環境その他の状況に応じて，当該児童を養育するために最も適切な支援が総合的に受けられるように，福祉サービスを提供する者又はこれに参画する者の活動の連携及び調整を図るようにすることその他の地域の実情に応じた体制の整備に努めなければならない.

第二十一条の九　市町村は，児童の健全な育成に資するため，その区域内において，放課後児童健全育成事業，子育て短期支援事業，乳児家庭全戸訪問事業，養育支援訪問事業，地域子育て支援拠点事業，一時預かり事業，病児保育事業及び子育て援助活動支援事業並びに次に掲げる事業であつて主務省令で定めるもの（以下「子育て支援事業」という.）が着実に実施されるよう，必要な措置の実施に努めなければならない.

一　児童及びその保護者又はその他の者の居宅において保護者の児童の養育を支援する事業

二　保育所その他の施設において保護者の児童の養育を支援する事業

三　地域の児童の養育に関する各般の問題につき，保護者からの相談に応じ，必要な情報の提供及び助言を行う事業

第二十二条　都道府県，市及び福祉事務所を設置する町村（以下「都道府県等」という.）は，それぞれその設置する福祉事務所の所管区域内における妊産婦が，保健上必要があるにもかかわらず，経済的理由により，入院助産を受けることができない場合において，その妊産婦から申込みがあつたときは，その妊産婦に対し助産施設において助産を行わなければならない．ただし，付近に助産施設がない等やむを得ない事由があるときは，この限りでない.

○2　前項に規定する妊産婦であつて助産施設における助産の実施（以下「助産の実施」という.）を希望する者は，厚生労働省令の定めるところにより，入所を希望する助産施設その他厚生労働省令の定める事項を記載した申込書を都道府県等に提出しなければならない．この場合において，助産施設は，厚生労働省令の定めるところにより，当該妊産婦の依頼を受けて，当該申込書の提出を代わつて行うことができる.

○3　都道府県等は，第二十五条の七第二項第三号，第二十五条の八第三号又は第二十六条第一項第五号の規定による報告又は通知を受けた妊産婦について，必要があると認めるときは，当該妊産婦に対し，助産の実施の申込みを勧奨しなければならない.

○4　都道府県等は，第一項に規定する妊産婦の助産施設の選択及び助産施設の適正な運営の確保に資するため，厚生労働省令の定めるところにより，当該都道府県等の設置する福祉事務所の所管区域内における助産施設の設置者，設備及び運営の状況その他の厚生労働省令の定める事項に関し情報の提供を行わなければならない.

第二十三条　都道府県等は，それぞれその設置する福祉事務所の所管区域内における保護者が，配偶者のない女子又はこれに準ずる事情にある女子であつて，その者の監護すべき児童の福祉に欠けるところがある場合において，その保護者から申込みがあつたときは，その保護者及び児童を母子生活支援施設において保護しなければならない．ただし，やむを得ない事由があるときは，適当な施設への入所のあつせん，生活保護法（昭和二十五年法律第百四十四号）の適用等適切な保護を行わなければならない.

○2　前項に規定する保護者であつて母子生活支援施設における保護の実施（以下「母子保護の実施」という.）を希望するものは，厚生労働省令の定めるところにより，入所を希望する母子生活支援施設その他厚生労働省令の定める事項を記載した申込書を都道府県等に提出しなければならない．この場合において，母子生活支援施設は，厚生労働省令の定めるところにより，当該保護者の依頼を受けて，当該申込書の提出を代わつて行うことができる.

○3　都道府県等は，前項に規定する保護者が特別な事情により当該都道府県等の設置する福祉事務所の所管区域外の母子生活支援施設への入所を希望するときは，当該施設への入所について必要な連絡及び調整を図らなければならない.

○4　都道府県等は，第二十五条の七第二項第三号，第二十五条の八第三号又は第二十六条第一項第五号又は売春防止法（昭和三十一年法律第百十八号）第三十六条の二第四号の規定による報告又は通知を受けた保護者及び児童について，必要があると認めるときは，その保護者に対し，母子保護の実施の申込みを勧奨しなければならない.

○5　都道府県等は，第一項に規定する保護者の母子生活支援施設の選択及び母子生活支援施設の適正な運営の確保に資するため，厚生労働省令の定めるところにより，母子生活支援施設の設置者，設備及び運営の状況その他の厚生労働省令の定める事項に関し情報の提供を行わなければならない.

第二十五条　要保護児童を発見した者は，これを市町村，都道府県の設置する福祉事務所若しくは児童相談

所又は児童委員を介して市町村，都道府県の設置する福祉事務所若しくは児童相談所に通告しなければならない．ただし，罪を犯した満十四歳以上の児童については，この限りでない．この場合においては，これを家庭裁判所に通告しなければならない．

戸　籍　法

第四十九条　出生の届出は，十四日以内（国外で出生があつたときは，三箇月以内）にこれをしなければならない．

○2　届書には，次の事項を記載しなければならない．

一　子の男女の別及び嫡出子又は嫡出でない子の別

二　出生の年月日時分及び場所

三　父母の氏名及び本籍，父又は母が外国人であるときは，その氏名及び国籍

四　その他法務省令で定める事項

○3　医師，助産師又はその他の者が出産に立ち会つた場合には，医師，助産師，その他の者の順序に従つてそのうちの一人が法務省令・厚生労働省令の定めるところによつて作成する出生証明書を届書に添付しなければならない．ただし，やむを得ない事由があるときは，この限りでない．

第五十条　子の名には，常用平易な文字を用いなければならない．

○2　常用平易な文字の範囲は，法務省令でこれを定める．

第五十一条　出生の届出は，出生地でこれをすることができる．

○2　汽車その他の交通機関（船舶を除く．以下同じ．）の中で出生があつたときは母がその交通機関から降りた地で，航海日誌を備えない船舶の中で出生があつたときはその船舶が最初に入港した地で，出生の届出をすることができる．

第五十二条　嫡出子出生の届出は，父又は母がこれをし，子の出生前に父母が離婚をした場合には，母がこれをしなければならない．

○2　嫡出でない子の出生の届出は，母がこれをしなければならない．

○3　前二項の規定によつて届出をすべき者が届出をすることができない場合には，左の者は，その順序に従つて，届出をしなければならない．

第一　同居者

第二　出産に立ち会つた医師，助産師又はその他の者

○4　第一項又は第二項の規定によつて届出をすべき者が届出をすることができない場合には，その者以外の法定代理人も，届出をすることができる．

第五十三条　嫡出子否認の訴を提起したときであつても，出生の届出をしなければならない．

第五十四条　民法第七百七十三条 の規定によつて裁判所が父を定むべきときは，出生の届出は，母がこれをしなければならない．この場合には，届書に，父が未定である事由を記載しなければならない．

○2　第五十二条第三項及び第四項の規定は，前項の場合にこれを準用する．

第五十五条　航海中に出生があつたときは，船長は，二十四時間以内に，第四十九条第二項に掲げる事項を航海日誌に記載して，署名し，印をおさなければならない．

○2　前項の手続をした後に，船舶が日本の港に著いたときは，船長は，遅滞なく出生に関する航海日誌の謄本をその地の市町村長に送付しなければならない．

○3　船舶が外国の港に著いたときは，船長は，遅滞なく出生に関する航海日誌の謄本をその国に駐在する日本の大使，公使又は領事に送付し，大使，公使又は領事は，遅滞なく外務大臣を経由してこれを本籍地の市町村長に送付しなければならない．

第五十六条　病院，刑事施設その他の公設所で出生があつた場合に，父母が共に届出をすることができないときは，公設所の長又は管理人が，届出をしなければならない．

第五十七条　棄児を発見した者又は棄児発見の申告を受けた警察官は，二十四時間以内にその旨を市町村長に申し出なければならない．

○2　前項の申出があつたときは，市町村長は，氏名をつけ，本籍を定め，且つ，附属品，発見の場所，年月日時その他の状況並びに氏名，男女の別，出生の推定年月日及び本籍を調書に記載しなければならない．その調書は，これを届書とみなす．

第五十八条　前条第一項に規定する手続をする前に，棄児が死亡したときは，死亡の届出とともにその手続をしなければならない．

昭和二十一年厚生省令第四十二号（死産の届出に関する規程）

昭和二十年勅令第五百四十二号「ポツダム宣言ノ受諾ニ伴ヒ発スル命令ニ関スル件」に基き死産の届出に関する規程を，次のやうに定める．

第一条　この規程は，公衆衛生特に母子保健の向上を図るため，死産の実情を明かにすることを目的とする．

第二条　この規程で，死産とは妊娠第四月以後における死児の出産をいひ，死児とは出産後において心臓膊動，随意筋の運動及び呼吸のいづれをも認めないものをいふ．

第三条　すべての死産は，この規程の定めるところにより，届出なければならない．

第四条　死産の届出は，医師又は助産師の死産証書又は死胎検案書を添へて，死産後七日以内に届出人の所在地又は死産があつた場所の市町村長（都の区の存する区域及び地方自治法（昭和二十二年法律第六十七号）第二百五十二条の十九第一項 の指定都市にあつては，区長とする．以下同じ．）に届出なければならない．

○2　汽車その他の交通機関（船舶を除く．）の中で死産があつたときは母がその交通機関から降りた地の，航海日誌のない船舶の中で死産があつたときはその船舶が最初に入港した地の市町村長に死産の届出をすることができる．

○3　航海日誌のある船中で死産があつたときは，死産の届出を船長になさなければならない．船長は，これらの事項を航海日誌に記載して署名捺印しなければならない．

○4　船長は，前項の手続をなした後最初に入港した港において，速かに死産に関する航海日誌の謄本を入港地の市町村長に送付しなければならない．

第五条　死産届は，書面によつてこれをなさなければならない．

○2　死産届書には，次の事項を記載し，届出人がこれに記名捺印しなければならない．

一　父母の氏名

二　父母の婚姻の届出直前（婚姻の届出をしていないときは，その死産当時）の本籍．若し，日本の国籍を有しないときは，その国籍

三　死産児の男女の別及び嫡出子又は嫡出でない子の別

四　死産の年月日時分及び場所

五　その他厚生労働省令で定める事項

第六条　死産証書又は死胎検案書には，次の事項を記載し，医師又は助産師がこれに記名捺印しなければならない．

一　死産児の男女別及び母の氏名

二　死産の年月日時分

三　その他厚生労働省令で定める事項

第七条　死産の届出は，父がこれをなさなければならない．やむを得ない事由のため父が届出をすることができないときは，母がこれをなさなければならない．父母共にやむを得ない事由のため届出をすることができないときは，次の順序によつて届出をなさなければならない．

一　同居人

二　死産に立会つた医師

三　死産に立会つた助産師

四　その他の立会者

第八条　やむを得ない事由のため，医師又は助産師の死産証書又は死胎検案書が得られないときは，その理由を死産届書に附記し，死産の事実を証すべき書面を添付しなければならない．

第九条　母の不明な死産児があつたときは，警察官は，医師の作成した死胎検案書を添附して，その旨を遅滞なく発見地の市町村長に通知しなければならない．

第十条　死産届書，死産証書及び死胎検案書の様式は，厚生労働省令でこれを定める．

第十一条　死産の届出義務者が正当の事由なくして期間内に届出を怠つたときは，五百円以下の過料に処する．

第十二条　過料についての裁判は，簡易裁判所がこれを行う．

母体保護法

第一章　総則

（この法律の目的）

第一条　この法律は，不妊手術及び人工妊娠中絶に関する事項を定めること等により，母性の生命健康を保護することを目的とする．

（定義）

第二条　この法律で不妊手術とは，生殖腺を除去することなしに，生殖を不能にする手術で厚生労働省令をもつて定めるものをいう．

2　この法律で人工妊娠中絶とは，胎児が，母体外において，生命を保続することのできない時期に，人工的に，胎児及びその附属物を母体外に排出することをいう．

第二章　不妊手術

第三条　医師は，次の各号の一に該当する者に対して，本人の同意及び配偶者（届出をしていないが，事実上婚姻関係と同様な事情にある者を含む．以下同じ．）があるときはその同意を得て，不妊手術を行うことができる．ただし，未成年者については，この限りでない．

一　妊娠又は分娩が，母体の生命に危険を及ぼすおそれのあるもの

二　現に数人の子を有し，かつ，分娩ごとに，母体の健康度を著しく低下するおそれのあるもの

2　前項各号に掲げる場合には，その配偶者についても同項の規定による不妊手術を行うことができる．

3　第一項の同意は，配偶者が知れないとき又はその意思を表示することができないときは本人の同意だけで足りる．

第三章　母性保護

（医師の認定による人工妊娠中絶）

第十四条　都道府県の区域を単位として設立された公益社団法人たる医師会の指定する医師（以下「指定医師」という．）は，次の各号の一に該当する者に対して，本人及び配偶者の同意を得て，人工妊娠中絶を行うことができる．

一　妊娠の継続又は分娩が身体的又は経済的理由により母体の健康を著しく害するおそれのあるもの

二　暴行若しくは脅迫によつて又は抵抗若しくは拒絶することができない間に姦淫されて妊娠したもの

2　前項の同意は，配偶者が知れないとき若しくはその意思を表示することができないとき又は妊娠後に配偶者がなくなつたときには本人の同意だけで足りる．

（受胎調節の実地指導）

第十五条　女子に対して厚生労働大臣が指定する避妊用の器具を使用する受胎調節の実地指導は，医師のほかは，都道府県知事の指定を受けた者でなければ業として行つてはならない．ただし，子宮腔内に避妊用の器具を挿入する行為は，医師でなければ業として行つてはならない．

2　前項の都道府県知事の指定を受けることができる者は，厚生労働大臣の定める基準に従つて都道府県知事の認定する講習を終了した助産師，保健師又は看護師とする．

3　前二項に定めるものの外，都道府県知事の指定又は認定に関して必要な事項は，政令でこれを定める．

第六章　届出，禁止その他

（届出）

第二十五条　医師又は指定医師は，第三条第一項又は第十四条第一項の規定によつて不妊手術又は人工妊娠中絶を行つた場合は，その月中の手術の結果を取りまとめて翌月十日までに，理由を記して，都道府県知事に届け出なければならない．

（通知）

第二十六条　不妊手術を受けた者は，婚姻しようとするときは，その相手方に対して，不妊手術を受けた旨を通知しなければならない．

（秘密の保持）

第二十七条　不妊手術又は人工妊娠中絶の施行の事務に従事した者は，職務上知り得た人の秘密を，漏らしてはならない．その職を退いた後においても同様とする．

（禁止）

第二十八条　何人も，この法律の規定による場合の外，故なく，生殖を不能にすることを目的として手術又はレントゲン照射を行つてはならない．

労働基準法

第六章の二　妊産婦等

（坑内業務の就業制限）

第六十四条の二　使用者は，次の各号に掲げる女性を当該各号に定める業務に就かせてはならない．

一　妊娠中の女性及び坑内で行われる業務に従事しない旨を使用者に申し出た産後一年を経過しない女性　坑内で行われるすべての業務

二　前号に掲げる女性以外の満十八歳以上の女性　坑内で行われる業務のうち人力により行われる掘削の業務その他の女性に有害な業務として厚生労働省令で定めるもの

（危険有害業務の就業制限）

第六十四条の三　使用者は，妊娠中の女性及び産後一年を経過しない女性（以下「妊産婦」という．）を，重量物を取り扱う業務，有害ガスを発散する場所における業務その他妊産婦の妊娠，出産，哺育等に有害な業務に就かせてはならない．

○2　前項の規定は，同項に規定する業務のうち女性の妊娠又は出産に係る機能に有害である業務につき，厚生労働省令で，妊産婦以外の女性に関して，準用することができる．

○3　前二項に規定する業務の範囲及びこれらの規定によりこれらの業務に就かせてはならない者の範囲は，厚生労働省令で定める．

（産前産後）

第六十五条　使用者は，六週間（多胎妊娠の場合にあつては，十四週間）以内に出産する予定の女性が休業を請求した場合においては，その者を就業させてはならない．

○2　使用者は，産後八週間を経過しない女性を就業させてはならない．ただし，産後六週間を経過した女性が請求した場合において，その者について医師が支障がないと認めた業務に就かせることは，差し支えない．

○3　使用者は，妊娠中の女性が請求した場合においては，他の軽易な業務に転換させなければならない．

第六十六条　使用者は，妊産婦が請求した場合においては，第三十二条の二第一項，第三十二条の四第一項及び第三十二条の五第一項の規定にかかわらず，一週間について第三十二条第一項の労働時間，一日について同条第二項の労働時間を超えて労働させてはならない．

○2　使用者は，妊産婦が請求した場合においては，第三十三条第一項及び第三項並びに第三十六条第一項の規定にかかわらず，時間外労働をさせてはならず，又は休日に労働させてはならない．

○3　使用者は，妊産婦が請求した場合においては，深夜業をさせてはならない．

（育児時間）

第六十七条　生後満一年に達しない生児を育てる女性は，第三十四条の休憩時間のほか，一日二回各々少なくとも三十分，その生児を育てるための時間を請求することができる．

○2　使用者は，前項の育児時間中は，その女性を使用してはならない．

（生理日の就業が著しく困難な女性に対する措置）

第六十八条　使用者は，生理日の就業が著しく困難な女性が休暇を請求したときは，その者を生理日に就業させてはならない．

雇用の分野における男女の均等な機会及び待遇の確保等に関する法律

第一章　総則

（目的）

第一条　この法律は，法の下の平等を保障する日本国憲法 の理念にのつとり雇用の分野における男女の均等な機会及び待遇の確保を図るとともに，女性労働者の就業に関して妊娠中及び出産後の健康の確保を図る等の措置を推進することを目的とする．

（基本的理念）

第二条　この法律においては，労働者が性別により差別されることなく，また，女性労働者にあつては母性を尊重されつつ，充実した職業生活を営むことができるようにすることをその基本的理念とする．

2　事業主並びに国及び地方公共団体は，前項に規定する基本的理念に従つて，労働者の職業生活の充実が図られるように努めなければならない．

（啓発活動）

第三条　国及び地方公共団体は，雇用の分野における男女の均等な機会及び待遇の確保等について国民の関心と理解を深めるとともに，特に，雇用の分野における男女の均等な機会及び待遇の確保を妨げている諸要因の解消を図るため，必要な啓発活動を行うものとする．

第二章　雇用の分野における男女の均等な機会及び待遇の確保等

（女性労働者に係る措置に関する特例）

第八条　前三条の規定は，事業主が，雇用の分野における男女の均等な機会及び待遇の確保の支障となつている事情を改善することを目的として女性労働者に関して行う措置を講ずることを妨げるものではない．

（婚姻，妊娠，出産等を理由とする不利益取扱いの禁止等）

第九条　事業主は，女性労働者が婚姻し，妊娠し，又は出産したことを退職理由として予定する定めをしてはならない．

2　事業主は，女性労働者が婚姻したことを理由として，解雇してはならない．

3　事業主は，その雇用する女性労働者が妊娠したこと，出産したこと，労働基準法（昭和二十二年法律第四十九号）第六十五条第一項 の規定による休業を請求し，又は同項 若しくは同条第二項 の規定による休業をしたことその他の妊娠又は出産に関する事由であつて厚生労働省令で定めるものを理由として，当該女性労働者に対して解雇その他不利益な取扱いをしてはならない．

4　妊娠中の女性労働者及び出産後一年を経過しない女性労働者に対してなされた解雇は，無効とする．ただし，事業主が当該解雇が前項に規定する事由を理由とする解雇でないことを証明したときは，この限りでない．

（職場における性的な言動に起因する問題に関する雇用管理上の措置）

第十一条　事業主は，職場において行われる性的な言動に対するその雇用する労働者の対応により当該労働者がその労働条件につき不利益を受け，又は当該性的な言動により当該労働者の就業環境が害されることのないよう，当該労働者からの相談に応じ，適切に対応するために必要な体制の整備その他の雇用管理上必要な措置を講じなければならない．

2　厚生労働大臣は，前項の規定に基づき事業主が講ずべき措置に関して，その適切かつ有効な実施を図るために必要な指針（次項において「指針」という．）を定めるものとする．

3　第四条第四項及び第五項の規定は，指針の策定及び変更について準用する．この場合において，同条第四項中「聴くほか，都道府県知事の意見を求める」とあるのは，「聴く」と読み替えるものとする．

（妊娠中及び出産後の健康管理に関する措置）

第十二条　事業主は，厚生労働省令で定めるところにより，その雇用する女性労働者が母子保健法（昭和四十年法律第百四十一号）の規定による保健指導又は健康診査を受けるために必要な時間を確保することができるようにしなければならない．

（職場における妊娠，出産等に関する言動に起因する問題に関する雇用管理上の措置）

第十一条の二　事業主は，職場において行われるその雇用する女性労働者に対する当該女性労働者が妊娠したこと，出産したこと，労働基準法第六十五条第一項の規定による休業を請求し，又は同項若しくは同条第二項の規定による休業をしたことその他の妊娠又は出産に関する事由であつて厚生労働省令で定めるものに関する言動により当該女性労働者の就業環境が害されることのないよう，当該女性労働者からの相談に応じ，適切に対応するために必要な体制の整備その他の雇用管理上必要な措置を講じなければならない．

2　厚生労働大臣は，前項の規定に基づき事業主が講ずべき措置に関して，その適切かつ有効な実施を図るために必要な指針（次項において「指針」という．）を定めるものとする．

3　第四条第四項及び第五項の規定は，指針の策定及び変更について準用する．この場合において，同条第四項中「聴くほか，都道府県知事の意見を求める」とあるのは，「聴く」と読み替えるものとする．

第十三条　事業主は，その雇用する女性労働者が前条の保健指導又は健康診査に基づく指導事項を守ることができるようにするため，勤務時間の変更，勤務の軽減等必要な措置を講じなければならない．

2　厚生労働大臣は，前項の規定に基づき事業主が講ずべき措置に関して，その適切かつ有効な実施を図るために必要な指針（次項において「指針」という．）を定めるものとする．

3　第四条第四項及び第五項の規定は，指針の策定及び変更について準用する．この場合において，同条第四項中「聴くほか，都道府県知事の意見を求める」とあるのは，「聴く」と読み替えるものとする．

育児休業，介護休業等育児又は家族介護を行う労働者の福祉に関する法律

第一章　総則

（目的）

第一条　この法律は，育児休業及び介護休業に関する制度並びに子の看護休暇及び介護休暇に関する制度を設けるとともに，子の養育及び家族の介護を容易にするため所定労働時間等に関し事業主が講ずべき措置を定めるほか，子の養育又は家族の介護を行う労働者等に対する支援措置を講ずること等により，子の養育又は家族の介護を行う労働者等の雇用の継続及び再就職の促進を図り，もってこれらの者の職業生活と家庭生活との両立に寄与することを通じて，これらの者の福祉の増進を図り，あわせて経済及び社会の発展に資することを目的とする．

（定義）

第二条　この法律（第一号に掲げる用語にあっては，第九条の三並びに第六十一条第三十三項及び第三十四項を除く．）において，次の各号に掲げる用語の意義は，当該各号に定めるところによる．

一　育児休業　労働者（日々雇用される者を除く．以下この条，次章から第八章まで，第二十一条から第二十六条まで，第二十八条，第二十九条及び第十一章において同じ．）が，次章に定めるところにより，その子（民法（明治二十九年法律第八十九号）第八百十七条の二第一項の規定により労働者が当該労働者との間における同項に規定する特別養子縁組の成立について家庭裁判所に請求した者（当該請求に係る家事審判事件が裁判所に係属している場合に限る．）であって，当該労働者が現に監護するもの，児童福祉法（昭和二十二年法律第百六十四号）第二十七条第一項第三号の規定により同法第六条の四第二号に規定する養子縁組里親である労働者に委託されている児童及びその他これらに準ずる者として厚生労働省令で定める者に，厚生労働省令で定めるところにより委託されている者を含む．第四号及び第六十一条第三項（同条第六項において準用する場合を含む．）を除き，以下同じ．）を養育するためにする休業をいう．

二　介護休業　労働者が，第三章に定めるところにより，その要介護状態にある対象家族を介護するためにする休業をいう．

三　要介護状態　負傷，疾病又は身体上若しくは精神上の障害により，厚生労働省令で定める期間にわたり常時介護を必要とする状態をいう．

四　対象家族　配偶者（婚姻の届出をしていないが，事実上婚姻関係と同様の事情にある者を含む．以下同じ．），父母及び子（これらの者に準ずる者として厚生労働省令で定めるものを含む．）並びに配偶者の父母をいう．

五　家族　対象家族その他厚生労働省令で定める親族をいう．

（基本的理念）

第三条　この法律の規定による子の養育又は家族の介護を行う労働者等の福祉の増進は，これらの者がそれぞれ職業生活の全期間を通じてその能力を有効に発揮して充実した職業生活を営むとともに，育児又は介護について家族の一員としての役割を円滑に果たすことができるようにすることをその本旨とする．

2　子の養育又は家族の介護を行うための休業をする労働者は，その休業後における就業を円滑に行うことができるよう必要な努力をするようにしなければならない．

（関係者の責務）

第四条　事業主並びに国及び地方公共団体は，前条に規定する基本的理念に従って，子の養育又は家族の介護を行う労働者等の福祉を増進するように努めなければならない．

第二章　育児休業

（育児休業の申出）

第五条　労働者は，その養育する一歳に満たない子について，その事業主に申し出ることにより，育児休業をすることができる．ただし，期間を定めて雇用される者にあっては，次の各号のいずれにも該当するものに限り，当該申出をすることができる．

一　当該事業主に引き続き雇用された期間が一年以上である者

二　その養育する子が一歳六か月に達する日までに，その労働契約（労働契約が更新される場合にあっては，更新後のもの）が満了することが明らかでない者

2　前項の規定にかかわらず，育児休業（当該育児休業に係る子の出生の日から起算して八週間を経過する日の翌日まで（出産予定日前に当該子が出生した場合にあっては当該出生の日から当該出産予定日から起算して八週間を経過する日の翌日までとし，出産予定日後に当該子が出生した場合にあっては当該出産予定日

から当該出生の日から起算して八週間を経過する日の翌日までとする.）の期間内に，労働者（当該期間内に労働基準法（昭和二十二年法律第四十九号）第六十五条第二項の規定により休業した者を除く.）が当該子を養育するためにした前項の規定による最初の申出によりする育児休業を除く.）をしたことがある労働者は，当該育児休業を開始した日に養育していた子については，厚生労働省令で定める特別の事情がある場合を除き，同項の申出をすることができない.

3　労働者は，その養育する一歳から一歳六か月に達するまでの子について，次の各号のいずれにも該当する場合に限り，その事業主に申し出ることにより，育児休業をすることができる．ただし，期間を定めて雇用される者であってその配偶者が当該子が一歳に達する日（以下「一歳到達日」という.）において育児休業をしているものにあっては，第一項各号のいずれにも該当するものに限り，当該申出をすることができる.

一　当該申出に係る子について，当該労働者又はその配偶者が，当該子の一歳到達日において育児休業をしている場合

二　当該子の一歳到達日後の期間について休業することが雇用の継続のために特に必要と認められる場合として厚生労働省令で定める場合に該当する場合

4　労働者は，その養育する一歳六か月から二歳に達するまでの子について，次の各号のいずれにも該当する場合に限り，その事業主に申し出ることにより，育児休業をすることができる.

一　当該申出に係る子について，当該労働者又はその配偶者が，当該子の一歳六か月に達する日（次号及び第六項において「一歳六か月到達日」という.）において育児休業をしている場合

二　当該子の一歳六か月到達日後の期間について休業することが雇用の継続のために特に必要と認められる場合として厚生労働省令で定める場合に該当する場合

5　第一項ただし書の規定は，前項の申出について準用する．この場合において，第一項第二号中「一歳六か月」とあるのは，「二歳」と読み替えるものとする.

6　第一項，第三項及び第四項の規定による申出（以下「育児休業申出」という.）は，厚生労働省令で定めるところにより，その期間中は育児休業をすることとする一の期間について，その初日（以下「育児休業開始予定日」という.）及び末日（以下「育児休業終了予定日」という.）とする日を明らかにして，しなければならない．この場合において，第三項の規定による申出にあっては当該申出に係る子の一歳到達日の翌日を，第四項の規定による申出にあっては当該申出に係る子の一歳六か月到達日の翌日を，それぞれ育児休業開始予定日としなければならない.

7　第一項ただし書，第二項，第三項ただし書，第五項及び前項後段の規定は，期間を定めて雇用される者であって，その締結する労働契約の期間の末日を育児休業終了予定日（第七条第三項の規定により当該育児休業終了予定日が変更された場合にあっては，その変更後の育児休業終了予定日とされた日）とする育児休業をしているものが，当該育児休業に係る子について，当該労働契約の更新に伴い，当該更新後の労働契約の期間の初日を育児休業開始予定日とする育児休業申出をする場合には，これを適用しない.

（育児休業申出があった場合における事業主の義務等）

第六条　事業主は，労働者からの育児休業申出があったときは，当該育児休業申出を拒むことができない．ただし，当該事業主と当該労働者が雇用される事業所の労働者の過半数で組織する労働組合があるときはその労働組合，その事業所の労働者の過半数で組織する労働組合がないときはその労働者の過半数を代表する者との書面による協定で，次に掲げる労働者のうち育児休業をすることができないものとして定められた労働者に該当する労働者からの育児休業申出があった場合は，この限りでない.

一　当該事業主に引き続き雇用された期間が一年に満たない労働者

二　前号に掲げるもののほか，育児休業をすることができないこととすることについて合理的な理由があると認められる労働者として厚生労働省令で定めるもの

2　前項ただし書の場合において，事業主にその育児休業申出を拒まれた労働者は，前条第一項，第三項及び第四項の規定にかかわらず，育児休業をすることができない.

3　事業主は，労働者からの育児休業申出があった場合において，当該育児休業申出に係る育児休業開始予定日とされた日が当該育児休業申出があった日の翌日から起算して一月（前条第三項又は第四項の規定による申出にあっては二週間）を経過する日（以下この項において「一月等経過日」という.）前の日であるときは，厚生労働省令で定めるところにより，当該育児休業開始予定日とされた日から当該一月等経過日（当該育児休業申出があった日までに，出産予定日前に子が出生したことその他の厚生労働省令で定める事由が生じた場合にあっては，当該一月等経過日前の日で厚生労働省令で定める日）までの間のいずれかの日を当該育児休業開始予定日として指定することができる.

4　第一項ただし書及び前項の規定は，労働者が前条第七項に規定する育児休業申出をする場合には，これを適用しない．

（育児休業開始予定日の変更の申出等）

第七条　第五条第一項の規定による申出をした労働者は，その後当該申出に係る育児休業開始予定日とされた日（前条第三項の規定による事業主の指定があった場合にあっては，当該事業主の指定した日．以下この項において同じ.）の前日までに，前条第三項の厚生労働省令で定める事由が生じた場合には，その事業主に申し出ることにより，当該申出に係る育児休業開始予定日を一回に限り当該育児休業開始予定日とされた日前の日に変更することができる．

2　事業主は，前項の規定による労働者からの申出があった場合において，当該申出に係る変更後の育児休業開始予定日とされた日が当該申出があった日の翌日から起算して一月を超えない範囲内で厚生労働省令で定める期間を経過する日（以下この項において「期間経過日」という.）前の日であるときは，厚生労働省令で定めるところにより，当該申出に係る変更後の育児休業開始予定日とされた日から当該期間経過日（その日が当該申出に係る変更前の育児休業開始予定日とされていた日（前条第三項の規定による事業主の指定があった場合にあっては，当該事業主の指定した日．以下この項において同じ.）以後の日である場合にあっては，当該申出に係る変更前の育児休業開始予定日とされていた日）までの間のいずれかの日を当該労働者に係る育児休業開始予定日として指定することができる．

3　育児休業申出をした労働者は，厚生労働省令で定める日までにその事業主に申し出ることにより，当該育児休業申出に係る育児休業終了予定日を一回に限り当該育児休業終了予定日とされた日後の日に変更することができる．

（育児休業申出の撤回等）

第八条　育児休業申出をした労働者は，当該育児休業申出に係る育児休業開始予定日とされた日（第六条第三項又は前条第二項の規定による事業主の指定があった場合にあっては当該事業主の指定した日，同条第一項の規定により育児休業開始予定日が変更された場合にあってはその変更後の育児休業開始予定日とされた日．以下同じ.）の前日までは，当該育児休業申出を撤回することができる．

2　前項の規定により育児休業申出を撤回した労働者は，当該育児休業申出に係る子については，厚生労働省令で定める特別の事情がある場合を除き，第五条第一項，第三項及び第四項の規定にかかわらず，育児休業申出をすることができない．

3　育児休業申出がされた後育児休業開始予定日とされた日の前日までに，子の死亡その他の労働者が当該育児休業申出に係る子を養育しないこととなった事由として厚生労働省令で定める事由が生じたときは，当該育児休業申出は，されなかったものとみなす．この場合において，労働者は，その事業主に対して，当該事由が生じた旨を遅滞なく通知しなければならない．

（育児休業期間）

第九条　育児休業申出をした労働者がその期間中は育児休業をすることができる期間（以下「育児休業期間」という.）は，育児休業開始予定日とされた日から育児休業終了予定日とされた日（第七条第三項の規定により当該育児休業終了予定日が変更された場合にあっては，その変更後の育児休業終了予定日とされた日．次項において同じ.）までの間とする．

2　次の各号に掲げるいずれかの事情が生じた場合には，育児休業期間は，前項の規定にかかわらず，当該事情が生じた日（第三号に掲げる事情が生じた場合にあっては，その前日）に終了する．

一　育児休業終了予定日とされた日の前日までに，子の死亡その他の労働者が育児休業申出に係る子を養育しないこととなった事由として厚生労働省令で定める事由が生じたこと．

二　育児休業終了予定日とされた日の前日までに，育児休業申出に係る子が一歳（第五条第三項の規定による申出により育児休業をしている場合にあっては一歳六か月，同条第四項の規定による申出により育児休業をしている場合にあっては二歳）に達したこと．

三　育児休業終了予定日とされた日までに，育児休業申出をした労働者について，労働基準法第六十五条第一項若しくは第二項の規定により休業する期間，第十五条第一項に規定する介護休業期間又は新たな育児休業期間が始まったこと．

3　前条第三項後段の規定は，前項第一号の厚生労働省令で定める事由が生じた場合について準用する．

（同一の子について配偶者が育児休業をする場合の特例）

第九条の二　労働者の養育する子について，当該労働者の配偶者が当該子の一歳到達日以前のいずれかの日において当該子を養育するために育児休業をしている場合における第二章から第五章まで，第二十四条第一項及び第十二章の規定の適用については，第五条第一項中「一歳に満たない子」とあるのは「一歳に満たない子（第九条の二第一項の規定により読み替えて適用するこの項の規定により育児休業をする場合にあっては，一歳二か月に満たない子）」と，同条第三項ただし書中「一歳に達する日（以下「一歳到達日」という.）」とあるのは「一歳に達する日（以下「一歳到達日」という.）（当該配偶者が第九条の二第一項の規定により読み替えて適用する第一項の規定によりした申出に係る第九条第一項（第九条の二第一項の規定により読み替えて適用する場合を含む.）に規定する育児休業終了予定日とされた日が当該子の一歳到達日後である場合にあっては，当該育児休業終了予定日とされた日）」と，同項第一号中「又はその配偶者が，当該子の一歳到達日」とあるのは「が当該子の一歳到達日（当該労働者が第九条の二第一項の規定により読み替えて適用する第一項の規定によりした申出に係る第九条第一項（第九条の二第一項の規定により読み替えて適用する場合を含む.）に規定する育児休業終了予定日とされた日が当該子の一歳到達日後である場合にあっては，当該育児休業終了予定日とされた日）において育児休業をしている場合又は当該労働者の配偶者が当該子の一歳到達日（当該配偶者が第九条の二第一項の規定により読み替えて適用する第一項の規定によりした申出に係る第九条第一項（第九条の二第一項の規定により読み替えて適用する場合を含む.）に規定する育児休業終了予定日とされた日が当該子の一歳到達日後である場合にあっては，当該育児休業終了予定日とされた日）」と，同条第六項中「一歳到達日」とあるのは「一歳到達日（当該子を養育する労働者又はその配偶者が第九条の二第一項の規定により読み替えて適用する第一項の規定によりした申出に係る第九条第一項（第九条の二第一項の規定により読み替えて適用する場合を含む.）に規定する育児休業終了予定日とされた日が当該子の一歳到達日後である場合にあっては，当該育児休業終了予定日とされた日（当該労働者に係る育児休業終了予定日とされた日と当該配偶者に係る育児休業終了予定日とされた日が異なるときは，そのいずれかの日））」と，前条第一項中「変更後の育児休業終了予定日とされた日．次項」とあるのは「変更後の育児休業終了予定日とされた日．次項（次条第一項の規定により読み替えて適用する場合を含む.）において同じ.）（当該育児休業終了予定日とされた日が当該育児休業開始予定日とされた日から起算して育児休業等可能日数（当該育児休業に係る子の出生した日から当該子の一歳到達日までの日数をいう.）から育児休業等取得日数（当該子の出生した日以後当該労働者が労働基準法第六十五条第一項又は第二項の規定により休業した日数と当該子について育児休業をした日数を合算した日数をいう.）を差し引いた日数を経過する日より後の日であるときは，当該経過する日．次項（次条第一項の規定により読み替えて適用する場合を含む.）」と，同条第二項第二号中「第五条第三項」とあるのは「次条第一項の規定により読み替えて適用する第五条第一項の規定による申出により育児休業をしている場合にあっては一歳二か月，同条第三項（次条第一項の規定により読み替えて適用する場合を含む.）」と，第二十四条第一項第一号中「一歳（」とあるのは「一歳（当該労働者が第九条の二第一項の規定により読み替えて適用する第五条第一項の規定による申出をすることができる場合にあっては一歳二か月，」とするほか，必要な技術的読替えは，厚生労働省令で定める.

2　前項の規定は，同項の規定を適用した場合の第五条第一項の規定による申出に係る育児休業開始予定日とされた日が，当該育児休業に係る子の一歳到達日の翌日後である場合又は前項の場合における当該労働者の配偶者がしている育児休業に係る育児休業期間の初日前である場合には，これを適用しない.

（公務員である配偶者がする育児休業に関する規定の適用）

第九条の三　第五条第三項及び第四項並びに前条の規定の適用については，労働者の配偶者が国会職員の育児休業等に関する法律（平成三年法律第百八号）第三条第二項，国家公務員の育児休業等に関する法律（平成三年法律第百九号）第三条第二項（同法第二十七条第一項及び裁判所職員臨時措置法（昭和二十六年法律第二百九十九号）（第七号に係る部分に限る.）において準用する場合を含む.），地方公務員の育児休業等に関する法律（平成三年法律第百十号）第二条第二項又は裁判官の育児休業に関する法律（平成三年法律第百十一号）第二条第二項の規定によりする請求及び当該請求に係る育児休業は，それぞれ第五条第一項又は第三項の規定によりする申出及び当該申出によりする育児休業とみなす.

（不利益取扱いの禁止）

第十条　事業主は，労働者が育児休業申出をし，又は育児休業をしたことを理由として，当該労働者に対して解雇その他不利益な取扱いをしてはならない.

（参考　平成二十一年改正法による改正前の育児・介護休業法第 23 条及び第 24 条）

（勤務時間の短縮等の措置等）

第二十三条　事業主は，厚生労働省令で定めるところにより，その雇用する労働者のうち，その一歳（当該労働者が第五条第三項の申出をすることができる場合にあっては，一歳六か月．以下この項において同じ.）

に満たない子を養育する労働者で育児休業をしないものにあっては労働者の申出に基づく勤務時間の短縮その他の当該労働者が就業しつつその子を養育することを容易にするための措置（以下この項及び次条第一項において「勤務時間の短縮等の措置」という．）を，その雇用する労働者のうち，その一歳から三歳に達するまでの子を養育する労働者にあっては育児休業の制度に準ずる措置又は勤務時間の短縮等の措置を講じなければならない．

2　事業主は，その雇用する労働者のうち，その要介護状態にある対象家族を介護する労働者に関して，厚生労働省令で定めるところにより，労働者の申出に基づく連続する九十三日の期間（当該労働者の雇入れの日から当該連続する期間の初日の前日までの期間における介護休業等日数が一以上である場合にあっては，九十三日から当該介護休業等日数を差し引いた日数の期間とし，当該労働者が当該対象家族の当該要介護状態について介護休業をしたことがある場合にあっては，当該連続する期間は，当該対象家族の当該要介護状態について開始された最初の介護休業に係る介護休業開始予定日とされた日から起算した連続する期間のうち当該労働者が介護休業をしない期間とする．）以上の期間における勤務時間の短縮その他の当該労働者が就業しつつその要介護状態にある対象家族を介護することを容易にするための措置を講じなければならない．

（三歳から小学校就学の始期に達するまでの子を養育する労働者等に関する措置）

第二十四条　事業主は，その雇用する労働者のうち，その三歳から小学校就学の始期に達するまでの子を養育する労働者に関して，育児休業の制度又は勤務時間の短縮等の措置に準じて，必要な措置を講 ずるよう努めなければならない．

2　事業主は，その雇用する労働者のうち，その家族を介護する労働者に関して，介護休業の制度又は前条第二項に定める措置に準じて，その介護を必要とする期間，回数等に配慮した必要な措置を講ずるように努めなければならない．

索　引

す

せ

た

ち

て

と

に

は

ひ

ふ

へ

ほ

NURSING TEXTBOOK SERIES
母性看護学Ⅰ　概論　第2版
女性・家族に寄り添い健康を支える
ウィメンズヘルスケアの追求　　ISBN978-4-263-23736-6

2015年9月25日　第1版第1刷発行
2019年1月10日　第1版第6刷発行
2020年2月10日　第2版第1刷発行
2024年1月10日　第2版第5刷発行

編著者　有　森　直　子
発行者　白　石　泰　夫

発行所　医歯薬出版株式会社

〒113-8612　東京都文京区本駒込1-7-10
TEL.(03)5395-7618(編集)・7616(販売)
FAX.(03)5395-7609(編集)・8563(販売)
https://www.ishiyaku.co.jp/
郵便振替番号 00190-5-13816

乱丁，落丁の際はお取り替えいたします　　印刷・あづま堂印刷／製本・皆川製本所本書に関する「正誤表 / 補足情報 / 更新情報」は下記 URL・二次元コードよりご確認いただくことができます.

https://www.ishiyaku.co.jp/corrigenda/details.aspx?bookcode=237360